全国中医药行业高等教育"十四五"规划教材

全国高等中医药院校规划教材（第十一版）

# 中药产品与开发

（供中药学、中药资源与开发、

中药制药、药学、制药工程等专业用）

主　编　孟宪生

中国中医药出版社

·北　京·

**图书在版编目（CIP）数据**

中药产品与开发 / 孟宪生主编 . —北京：中国中
医药出版社，2021.6 （2025.1重印）
全国中医药行业高等教育"十四五"规划教材
ISBN 978-7-5132-6794-6

Ⅰ . ①中… Ⅱ . ①孟… Ⅲ . ①中药学—中医学院—
教材 Ⅳ . ① R28

中国版本图书馆 CIP 数据核字（2021）第 052714 号

**融合出版数字化资源服务说明**

全国中医药行业高等教育"十四五"规划教材为融合教材，各教材相关数字化资源（电子教材、PPT 课件、
视频、复习思考题等）在全国中医药行业教育云平台"医开讲"发布。

**资源访问说明**

扫描右方二维码下载"医开讲 APP"或到"医开讲网站"（网址：www.e-lesson.cn）注
册登录，输入封底"序列号"进行账号绑定后即可访问相关数字化资源（注意：序列号
只可绑定一个账号，为避免不必要的损失，请您刮开序列号立即进行账号绑定激活）。

**资源下载说明**

本书有配套 PPT 课件，供教师下载使用，请到"医开讲网站"（网址：www.e-lesson.cn）认证教师身份后，
搜索书名进入具体图书页面实现下载。

**中国中医药出版社出版**

北京经济技术开发区科创十三街 31 号院二区 8 号楼
邮政编码　100176
传真　010-64405721
鑫艺佳利（天津）印刷有限公司印刷
各地新华书店经销

开本 889×1194　1/16　印张 14.5　字数 388 千字
2021 年 6 月第 1 版　2025 年 1 月第 3 次印刷
书号　ISBN 978-7-5132-6794-6

定价　56.00 元
网址　www.cptcm.com

服 务 热 线　010-64405510　　微信服务号　zgzyycbs
购 书 热 线　010-89535836　　微商城网址　https://kdt.im/LIdUGr
维 权 打 假　010-64405753　　天猫旗舰店网址　https://zgzyycbs.tmall.com

如有印装质量问题请与本社出版部联系（010-64405510）

全国中医药行业高等教育"十四五"规划教材
全国高等中医药院校规划教材（第十一版）

《中药产品与开发》
# 编 委 会

全国中医药行业高等教育"十四五"规划教材
全国高等中医药院校规划教材（第十一版）

# 专家指导委员会

**名誉主任委员**

余艳红（国家卫生健康委员会党组成员，国家中医药管理局党组书记、局长）

王永炎（中国中医科学院名誉院长、中国工程院院士）

陈可冀（中国中医科学院研究员、中国科学院院士、国医大师）

**主任委员**

张伯礼（天津中医药大学教授、中国工程院院士、国医大师）

秦怀金（国家中医药管理局副局长、党组成员）

**副主任委员**

王　琦（北京中医药大学教授、中国工程院院士、国医大师）

黄璐琦（中国中医科学院院长、中国工程院院士）

严世芸（上海中医药大学教授、国医大师）

高　斌（教育部高等教育司副司长）

陆建伟（国家中医药管理局人事教育司司长）

**委　员**（以姓氏笔画为序）

丁中涛（云南中医药大学校长）

王　伟（广州中医药大学校长）

王东生（中南大学中西医结合研究所所长）

王维民（北京大学医学部副主任、教育部临床医学专业认证工作委员会主任委员）

王耀献（河南中医药大学校长）

牛　阳（宁夏医科大学党委副书记）

方祝元（江苏省中医院党委书记）

石学敏（天津中医药大学教授、中国工程院院士）

田金洲（北京中医药大学教授、中国工程院院士）

仝小林（中国中医科学院研究员、中国科学院院士）

宁　光（上海交通大学医学院附属瑞金医院院长、中国工程院院士）

匡海学（黑龙江中医药大学教授、教育部高等学校中药学类专业教学指导委员会主任委员）

吕志平（南方医科大学教授、全国名中医）

吕晓东（辽宁中医药大学党委书记）

朱卫丰（江西中医药大学校长）

朱兆云（云南中医药大学教授、中国工程院院士）

刘　良（广州中医药大学教授、中国工程院院士）

刘松林（湖北中医药大学校长）

刘叔文（南方医科大学副校长）

刘清泉（首都医科大学附属北京中医医院院长）

李可建（山东中医药大学校长）

李灿东（福建中医药大学校长）

杨　柱（贵州中医药大学党委书记）

杨晓航（陕西中医药大学校长）

肖　伟（南京中医药大学教授、中国工程院院士）

吴以岭（河北中医药大学名誉校长、中国工程院院士）

余曙光（成都中医药大学校长）

谷晓红（北京中医药大学教授、教育部高等学校中医学类专业教学指导委员会主任委员）

冷向阳（长春中医药大学校长）

张忠德（广东省中医院院长）

陆付耳（华中科技大学同济医学院教授）

阿吉艾克拜尔·艾萨（新疆医科大学校长）

陈　忠（浙江中医药大学校长）

陈凯先（中国科学院上海药物研究所研究员、中国科学院院士）

陈香美（解放军总医院教授、中国工程院院士）

易刚强（湖南中医药大学校长）

季　光（上海中医药大学校长）

周建军（重庆中医药学院院长）

赵继荣（甘肃中医药大学校长）

郝慧琴（山西中医药大学党委书记）

胡　刚（江苏省政协副主席、南京中医药大学教授）

侯卫伟（中国中医药出版社有限公司董事长）

姚　春（广西中医药大学校长）

徐安龙（北京中医药大学校长、教育部高等学校中西医结合类专业教学指导委员会主任委员）

高秀梅（天津中医药大学校长）

高维娟（河北中医药大学校长）

郭宏伟（黑龙江中医药大学校长）

唐志书（中国中医科学院副院长、研究生院院长）

彭代银（安徽中医药大学校长）

董竞成（复旦大学中西医结合研究院院长）

韩晶岩（北京大学医学部基础医学院中西医结合教研室主任）

程海波（南京中医药大学校长）

鲁海文（内蒙古医科大学副校长）

翟理祥（广东药科大学校长）

## 秘书长（兼）

陆建伟（国家中医药管理局人事教育司司长）

侯卫伟（中国中医药出版社有限公司董事长）

## 办公室主任

周景玉（国家中医药管理局人事教育司副司长）

李秀明（中国中医药出版社有限公司总编辑）

## 办公室成员

陈令轩（国家中医药管理局人事教育司综合协调处处长）

李占永（中国中医药出版社有限公司副总编辑）

张峘宇（中国中医药出版社有限公司副总经理）

芮立新（中国中医药出版社有限公司副总编辑）

沈承玲（中国中医药出版社有限公司教材中心主任）

# 编审专家组

全国中医药行业高等教育"十四五"规划教材
全国高等中医药院校规划教材（第十一版）

**组　长**

余艳红（国家卫生健康委员会党组成员，国家中医药管理局党组书记、局长）

**副组长**

张伯礼（天津中医药大学教授、中国工程院院士、国医大师）

秦怀金（国家中医药管理局副局长、党组成员）

**组　员**

陆建伟（国家中医药管理局人事教育司司长）

严世芸（上海中医药大学教授、国医大师）

吴勉华（南京中医药大学教授）

匡海学（黑龙江中医药大学教授）

刘红宁（江西中医药大学教授）

翟双庆（北京中医药大学教授）

胡鸿毅（上海中医药大学教授）

余曙光（成都中医药大学教授）

周桂桐（天津中医药大学教授）

石　岩（辽宁中医药大学教授）

黄必胜（湖北中医药大学教授）

# 前　言

为全面贯彻《中共中央 国务院关于促进中医药传承创新发展的意见》和全国中医药大会精神，落实《国务院办公厅关于加快医学教育创新发展的指导意见》《教育部 国家卫生健康委 国家中医药管理局关于深化医教协同进一步推动中医药教育改革与高质量发展的实施意见》，紧密对接新医科建设对中医药教育改革的新要求和中医药传承创新发展对人才培养的新需求，国家中医药管理局教材办公室（以下简称"教材办"）、中国中医药出版社在国家中医药管理局领导下，在教育部高等学校中医学类、中药学类、中西医结合类专业教学指导委员会及全国中医药行业高等教育规划教材专家指导委员会指导下，对全国中医药行业高等教育"十三五"规划教材进行综合评价，研究制定《全国中医药行业高等教育"十四五"规划教材建设方案》，并全面组织实施。鉴于全国中医药行业主管部门主持编写的全国高等中医药院校规划教材目前已出版十版，为体现其系统性和传承性，本套教材称为第十一版。

本套教材建设，坚持问题导向、目标导向、需求导向，结合"十三五"规划教材综合评价中发现的问题和收集的意见建议，对教材建设知识体系、结构安排等进行系统整体优化，进一步加强顶层设计和组织管理，坚持立德树人根本任务，力求构建适应中医药教育教学改革需求的教材体系，更好地服务院校人才培养和学科专业建设，促进中医药教育创新发展。

本套教材建设过程中，教材办聘请中医学、中药学、针灸推拿学三个专业的权威专家组成编审专家组，参与主编确定，提出指导意见，审查编写质量。特别是对核心示范教材建设加强了组织管理，成立了专门评价专家组，全程指导教材建设，确保教材质量。

本套教材具有以下特点：

**1.坚持立德树人，融入课程思政内容**

将党的二十大精神进教材，把立德树人贯穿教材建设全过程、各方面，体现课程思政建设新要求，发挥中医药文化育人优势，促进中医药人文教育与专业教育有机融合，指导学生树立正确世界观、人生观、价值观，帮助学生立大志、明大德、成大才、担大任，坚定信念信心，努力成为堪当民族复兴重任的时代新人。

**2.优化知识结构，强化中医思维培养**

在"十三五"规划教材知识架构基础上，进一步整合优化学科知识结构体系，减少不同学科教材间相同知识内容交叉重复，增强教材知识结构的系统性、完整性。强化中医思维培养，突出中医思维在教材编写中的主导作用，注重中医经典内容编写，在《内经》《伤寒论》等经典课程中更加突出重点，同时更加强化经典与临床的融合，增强中医经典的临床运用，帮助学生筑牢中医经典基础，逐步形成中医思维。

**3.突出"三基五性"，注重内容严谨准确**

坚持"以本为本"，更加突出教材的"三基五性"，即基本知识、基本理论、基本技能，思想性、科学性、先进性、启发性、适用性。注重名词术语统一，概念准确，表述科学严谨，知识点结合完备，内容精炼完整。教材编写综合考虑学科的分化、交叉，既充分体现不同学科自身特点，又注意各学科之间的有机衔接；注重理论与临床实践结合，与医师规范化培训、医师资格考试接轨。

**4.强化精品意识，建设行业示范教材**

遴选行业权威专家，吸纳一线优秀教师，组建经验丰富、专业精湛、治学严谨、作风扎实的高水平编写团队，将精品意识和质量意识贯穿教材建设始终，严格编审把关，确保教材编写质量。特别是对32门核心示范教材建设，更加强调知识体系架构建设，紧密结合国家精品课程、一流学科、一流专业建设，提高编写标准和要求，着力推出一批高质量的核心示范教材。

**5.加强数字化建设，丰富拓展教材内容**

为适应新型出版业态，充分借助现代信息技术，在纸质教材基础上，强化数字化教材开发建设，对全国中医药行业教育云平台"医开讲"进行了升级改造，融入了更多更实用的数字化教学素材，如精品视频、复习思考题、AR/VR等，对纸质教材内容进行拓展和延伸，更好地服务教师线上教学和学生线下自主学习，满足中医药教育教学需要。

本套教材的建设，凝聚了全国中医药行业高等教育工作者的集体智慧，体现了中医药行业齐心协力、求真务实、精益求精的工作作风，谨此向有关单位和个人致以衷心的感谢！

尽管所有组织者与编写者竭尽心智，精益求精，本套教材仍有进一步提升空间，敬请广大师生提出宝贵意见和建议，以便不断修订完善。

国家中医药管理局教材办公室
中国中医药出版社有限公司
2023 年 6 月

# 编写说明

《中药产品与开发》作为全国中医药行业高等教育"十四五"规划教材之一，由来自全国 16 个高等院校、科研院所，在中药产品开发领域从事教学和科研一线的专家、教师共同编写而成，主要适用于中药学、中药资源与开发、中药制药、药学、制药工程及相关专业本科教学使用，也为广大从事中药新产品开发工作的科研技术人员提供参考。

近年来，党中央、国务院高度重视中医药工作，将中医药传承创新发展上升为国家战略，国家各有关部门也大力推进中药现代化进程，坚持以新时代中国特色社会主义思想为指导，遵循中医药发展规律，传承精华，守正创新，大力推动中医药人才培养、科技创新和药品研发，出台了一系列支持中医药发展的政策法规与指导原则，为中药产品的研究与开发带来了前所未有的支持与机遇。本教材将中药新药、中药保健品、中药化妆品开发的新政策、新技术、新方法与相关专业学生培养目标相结合，以专业知识为基础，以审批要求为导向，以顺利进行中药产品研究与开发为目的，以实际应用为重点，以通俗实用为特色，将中药产品研究与开发所适用的专业知识与管理知识有机结合。学生通过本课程的学习，能够了解中药新药开发的现状与发展方向、相关政策法规、申报与审批程序及相关知识产权保护内容，掌握中药新药选题与立题、实验设计、药学研究、临床前药理毒理研究、临床研究等基本理论与方法；掌握中药保健食品申报与审批程序、研发流程与工艺、质量评价、安全性与功能性评价等研究方法；了解中药化妆品研究与开发的程序与相关要求。在职业中能够运用科研思维能力进行选题与立题，设计实验方案，处理实验数据，熟悉中药新药、含中药保健食品及化妆品开发的申报与审批流程，能够进行中药新药和含中药保健食品、化妆品的研制开发。

本教材编写分工如下：第一章由孟宪生、国大亮编写；第二章由包永睿、谢果珍编写；第三章由曹岚编写；第四章由李鹏跃编写；第五章由王锦玉编写；第六章由昝俊峰编写；第七章由梁洁编写；第八章由马宏跃编写；第九章由付钰编写；第十章由廖婉编写；第十一章由王利胜编写；第十二章由吴素香编写；第十三章由冯果编写；第十四章由王满元编写；第十五章由丁常宏编写；国大亮与谢果珍负责教材数字化资源编写工作；学术秘书王帅协助主编完成教材的统稿工作。

　　本教材内容涉及中医学、中药学、方剂学、中药药剂学、中药分析、中药药理学、中药化学、中药鉴定学、中药炮制学、药事管理学、食品卫生学、食品化学、食品工艺学、食品安全与质量控制技术等学科专业，具有知识面广泛、知识点繁多、多学科交叉等特点。限于编者编写水平，以及知识、法规的更新等原因，本书难免有不完善之处，欢迎广大师生在使用学习过程中提出宝贵意见，以便修订时改进提高。

《中药产品与开发》编委会

2021 年 5 月 1 日

# 目　录

扫一扫，查阅
本书数字资源

# 第一节　中药新药开发学的性质与任务

中药新药开发学是专门研究如何根据临床疾病治疗和市场需要，按照国家相关政策法规要求，以中医药理论为指导，以中药为原料，研究开发剂型适宜、药效明确、作用机理清楚、质量稳定可控的中药新制剂。它是一门涉及方剂学、药用植物学、中药药剂学、中药分析学、中药药理学、临床中药学等多学科交叉的综合性学科。中药新药研究与开发集传统中医药理论、科学研究、临床医疗、生产经营于一体，研发过程中应综合考虑理论、药物、临床、政策等诸多方面因素，以顺应时代发展需要，满足医疗卫生需求。

## 一、中药新药开发学的性质、特点与任务

### （一）中药新药开发学的概念、性质与特点

中药新药是指未曾在中国境内、外上市销售的，在中医药理论指导下使用的药用物质及其制剂。中药新药必须按照国家有关规定，经过严谨的研究、制备，并经过国家药品监督管理局药品审评中心审评认可，由国家药品监督管理局批准发给新药证书及生产批准文号，才可以投放市场销售使用。

中药新药开发学是以中医药理论为指导，应用现代科学技术与方法，参照国家药品注册管理相关法规与技术指导原则，研究和开发中药新药的学科。它是以中药药剂学及其他相关学科理论与技术为基础，研究中药新药的处方、制剂工艺、质量标准、稳定性、药理毒理及临床应用等整体设计的应用学科。

中药新药开发学在一定程度上集中体现了整个中医药行业的技术水平和发展概况，是推动中医药事业发展和中药现代化的重要学科。其学科性质主要包含以下几点：

1. 中药新药开发学是在中医药理论指导下进行研制与开发，中药制剂的处方必须符合中医药理论，方剂组成要遵循"君、臣、佐、使"的组方规律，剂型选择要考虑"理、法、方、药"的基本理念；在中药新药研发的整个过程中，应符合《药品注册管理办法》的相关要求，通过制备工艺、质量标准等药学研究，确保工艺合理可行，并尽可能体现原方的功能主治；通过药理毒理、临床等一系列研究，确保产品质量的安全性与有效性。

2. 中药新药研发学是中药学的重要分支学科，需要学生在系统掌握中药学各基础课、专业课的基础上，融会贯通、综合运用多学科知识与技能；中药新药的研制与开发实践过程，是对学生

理论知识掌握与实践应用综合能力的全面检验。

3.中药新药研发已成为世界范围内新药研究的重要方向；随着现代科学技术的发展，采用新方法、新技术、新设备、新辅料、新工艺，力争研究开发物质基础明确、机理基本清楚、工艺与剂型合理、质量标准可控、临床安全有效的现代中药新药。中药新药研发在一定程度上集中体现了整个中医药行业和现代科学技术的水平和发展概况，是推动中药走向世界的重要途径。

根据最新版《药品注册管理办法》，中药新药注册分为中药创新药、中药改良型新药、古代经典名方中药复方制剂、同名同方药4类。中药新药研发与化学药、生物制品相比有着自身的特点：

1.中药新药研究与开发要以中医药理论为指导，这是中药新药研制最基本，也是最重要的特征。

2.中药经过上千年的使用，大多拥有丰富的文献资料和宝贵的临床经验，应加以合理利用。

3.中药大多以复方配伍为主，所含化学成分复杂，其疗效会受原药材质量、制剂工艺等直接影响，而原药材的质量又会受到品种、产地、采收时间、加工炮制等诸多因素的影响，为保障药品安全、有效、稳定，研发过程中应体现药品质量全生命、全周期管理的理念。

## （二）中药新药开发学的任务

中药新药开发学的基本任务是研制和开发有效、安全、稳定、可控的中药新药制剂，以满足临床治疗疾病的需要。具体任务包括：

**1.研制临床急需的中药新药，满足医疗卫生的需要**　众所周知，新冠肺炎、埃博拉病毒等急性传染性疾病，肿瘤、心脑血管疾病、糖尿病、退行性疾病等慢性疾病是目前威胁人类生命健康的主要疾病。中药有别于西药，拥有着丰富的历史文化积淀与人用经验，在防治疾病方面具有整体性、系统性、多靶点、多途径等特点，中药新药的研究与开发具有重大的社会意义。例如，中国药学家屠呦呦凭借创制新型抗疟药青蒿素获得诺贝尔医学奖，被授予"共和国勋章"，为全世界几亿疟疾患者研制出新一代安全、有效的创新药，使防疟、抗疟工作有了划时代的进展。在新冠肺炎临床救治过程中，我国中医药工作者基于古代经典名方，秉承边救治、边总结的工作理念，创新性研发出清肺排毒颗粒、化湿败毒颗粒、宣肺败毒颗粒（"三方"），并将上述三方成功申报国家药监局批准上市。中国"中医药力量"在全球抗疫中得到普遍认可的同时，也为人类健康命运共同体的建设做出了积极的贡献。

**2.研制市场广阔的中药新药，契合经济社会发展的需要**　据统计，目前全国中药工业总产值约9000亿元，约占我国生物医药工业总产值的1/3，带动形成约2.5万亿元规模的中药大健康产业。随着中国人口老龄化不断加深和《"健康中国2030"规划纲要》的制定，中医药大健康产业将成为21世纪最具发展潜力的产业。而新药是医药行业的核心主导，新药的研发对推动医药产业蓬勃健康发展起着至关重要的作用，每一个新药成功投放市场给医药行业带来无可估量的利润。目前我国年销售额过亿元的中成药大品种超过500个。加大新药研发的力度，提高新药研发能力，是我国实施中药发展战略的重要措施。

**3.挖掘传统中医药宝库，实现振兴民族产业的需要**　中医药是中华民族在与疾病长期斗争过程中积累的宝贵财富，其有效的实践和丰富的知识蕴含着深厚的科学内涵，是中华民族优秀文化的重要组成部分，为中华民族的繁衍昌盛和人类健康做出了不可磨灭的贡献，在世界医学史发展的道路上增添了浓墨重彩的一笔。我国是中医药的发源地，药用植物资源富饶，中药制药理论、技术与经验丰富。然而国际市场每年药用植物及制品（包括保健品等）的交易额超过300亿美元，而日本、韩国所占比例超过70%，中国的中药产品在世界天然药物市场上所占份额较小。近年来，随着《药品管理法》《药品注册管理办法》《中医药法》等一系列政策法规与指导原则的修订与出台，为中药新药研究与开发带来了前所未有的机遇。我们要利用好中医药宝库的优势，在总结经验的同时充分吸收和应用现代理论知识和研究成果，积极研究和开发中药新药，促进中药制药行业的快速发展，逐步实现振兴民族医药产业的目标。

### 二、中药新药研究与开发的基本内容

中药新药研究与开发一般包括立题与设计、临床前研究、临床研究、申报与审批、正式生产几部分内容。

### （一）立题与设计

中药新药研究是一项涉及药学、药理毒理、临床等多学科研究的系统工程，其中选题是新药研究的关键所在。中药新药研究选题时，应重点解决好选题的思路和研究开发，选题时应考虑疾病谱的变化、临床需求、技术、政策、风险等因素，应当提供处方来源和选题依据，国内外研究现状或生产、使用情况的综述，以及对该品种创新性、可行性等分析，包括已有国家标准的同类品种比较。对于中药还应提供有关传统医药的理论依据及古籍文献资料综述等，尤其是申请古代经典名方中药复方制剂，应充分总结古代经典名方的处方、药材基原、药用部位、炮制方法、剂量、用法用量、功能主治等信息。

### （二）临床前研究

**1. 药学研究**　药学研究主要包括处方药味及其质量、剂型、生产工艺、质量研究及质量标准、稳定性等研究内容。中药新药研究应在中医药理论指导下，根据中药特点、新药研发的一般规律及不同研究阶段的主要目的，开展针对性研究，落实药品全生命周期管理，促进中药传承与创新，保证药品安全、有效、质量可控。

（1）处方药味及其质量　中药新药的处方药味（包括中药饮片、提取物等）应固定。明确药材的基原、药用部位、质量要求、饮片的炮制方法及质量标准等。应关注所用药材的产地、采收期、质量及其资源可持续利用等情况，以保障中药新药的质量稳定。

（2）剂型及制备工艺　制剂工艺研究关系到中药制剂的安全、有效与可控，应在中医药理论指导下，结合人用经验、各药味所含化学成分的理化性质和药理作用等，开展中药新药制备工艺研究。应进行剂型选择和制备工艺研究，明确前处理、提取、纯化、浓缩、干燥等方法及主要工艺参数；进行制剂成型工艺研究，明确所用辅料、成型工艺及主要工艺参数；进行中试和生产工艺验证，考虑商业规模生产设备的可行性和适应性。

（3）质量标准研究　药品质量的可控性是药品安全性和有效性的基础，任何药品均应建立相应的质量标准。中药新药药学研究应体现全生命周期管理，加强药材、饮片、中间体、制剂等全过程的质量控制研究，建立和完善符合中药特点的全过程质量控制体系。中药新药质量标准的内容一般包括：药品名称、处方、制法、性状、鉴别、检查、浸出物、指纹 / 特征图谱、含量测定、功能与主治、用法与用量、注意、规格、贮藏等。

（4）稳定性研究　药品的稳定性是指原料药及制剂保持其物理、化学、生物学和微生物学性质的能力。稳定性研究目的是考察原料药或制剂性质在温度、湿度、光线等条件影响下随时间变化的规律，为药品生产、包装、储存、运输条件和有效期的确定提供科学依据，以保障临床用药安全有效。稳定性研究是药品质量控制研究的主要内容之一，贯穿药品研究与开发的全过程，一

般始于药品的临床前研究，在药品临床研究期间和上市后还应继续进行稳定性试验。根据研究目的和条件不同，稳定性研究内容可分为影响因素试验、加速试验和长期试验。

**2. 药理毒理研究**

（1）药理学研究　药理学研究是通过动物或体外、离体试验，来获得药效学作用及其特点、药物作用机制等非临床有效性信息，包括主要药效学、次要药效学、安全药理学、药效学药物相互作用。对于具有人用经验、支持药物有效性，工艺路线、临床定位、用法用量等与既往临床应用基本一致的药物，注册时可适当减免或不提供药效学试验资料。

（2）药代动力学研究　非临床药代动力学研究是通过体外和动物体内的研究方法，揭示药物在体内的动态变化规律，获得药物的基本药代动力学参数，阐明药物吸收、分布、代谢和排泄的过程和特征；研究目的是为设计和优化临床试验的给药方案提供参考。

（3）毒理学研究　包括单次给药毒性试验，重复给药毒性试验，遗传毒性试验，生殖毒性试验，致癌性试验，依赖性试验，刺激性、过敏性、溶血性等与局部、全身给药相关的制剂安全性试验，其他毒性试验等。对于采用非传统工艺，且无人用经验的制剂，一般应进行全面的毒理学试验。对于采用传统工艺，具有人用经验的制剂，要求会有所区别。

非临床安全性评价包括安全药理学和毒理学研究内容，目的是发现中毒剂量、发现毒性反应、确定安全剂量范围、寻找毒性靶器官、判断毒性的可逆性。研究应当在《药物非临床研究质量管理规范》（GLP）认证的机构开展。

## （三）临床研究

药学研究，临床前药理、毒理研究等完成后，即可申报进行临床研究。中药新药的临床研究包括临床试验和生物等效性试验，应按照《药物临床试验质量管理规范》（GCP）的有关规定，开展Ⅰ、Ⅱ、Ⅲ、Ⅳ期临床研究。值得注意的是，目前的中药新药开发进一步重视人用经验对中药安全性、有效性的支持作用，强调构建中医药理论、人用经验和临床试验"三结合"的审评证据体系。

## （四）申报与审批

在完成新药临床前研究后，药品注册申请人可依照法定程序和相关要求提出药物临床试验、药品上市许可、再注册等申请及补充申请，药品监督管理部门基于法律法规和现有科学认知进行安全性、有效性和质量可控性等审查，决定是否同意其申请。中药按照中药创新药、中药改良型新药、古代经典名方中药复方制剂、同名同方药等进行分类注册。

国家药品监督管理局建立了药品加快上市注册制度，支持以临床价值为导向的药物创新；对符合条件的药品注册申请，申请人可以申请适用突破性治疗药物、附条件批准、优先审评审批及特别审批程序。在药品研制和注册过程中，药品监督管理部门及专业技术机构也会给予必要的技术指导、沟通交流、优先配置资源、缩短审评时限等政策和技术支持。

# 第二节　中药新药开发现状与发展方向

中医药凝聚着中华民族博大精深的智慧，在促进人民健康、防治重大疾病中具有独特且不可或缺的作用。开发现代中药新药是推动中医药走向世界的重要途径，并在一定程度上集中体现了整个中医药行业和现代科学技术的水平和发展概况。我国的中药新药研发起步虽然较晚，但党中央、国务院高度重视中医药工作，将中医药传承创新发展上升为国家战略，国家各有关部门也大力推进中药现代化进程，在中药新药开发方面出台了一系列政策法规与指导原则，加快中药新药开发的步伐。

## 一、中药新药开发现状

长期以来，中药新药研发存在周期长、投入大、风险高、获批难及方法局限等问题，导致企业研发创新药物积极性不强，更倾向于对已有产品进行二次开发，或更新剂型、规格等以获得增值空间。

据统计，目前我国获批国产中药批文共 59474 个，包括制剂批文 59270 条，共涉及中成药品种 9629 个，生产企业 2856 家，有 20 个品种批文数占比高达 76.93%。其中批文数最多的 1 个品种，共有 1019 条批文，695 家企业生产，中成药品种同质化低，水平重复现象严重。另外，目前业内还存在企业拿到批文却未进行生产的现象，即"僵尸批文"，这不仅加大政府审评的工作量，也造成批文、品种、技术资源的浪费，导致有效批文少。

综观 2012—2019 年中药新药注册申请与审批情况，中药新药上市量呈现快速递减趋势，特别是 2015 年《国家食品药品监督管理总局关于开展药物临床试验数据自查核查工作的公告》发布后，中药申报生产数量降至冰点，批准数量更是达到个位数。究其原因，一方面，国家对新药的技术要求越来越高，提高了审评审批标准，使得获得批准通过的门槛越来越高；另一方面，医药企业对国家中药新药研发的审评理念、政策导向和相关技术要求了解不够，申报资料未能达到国家要求的审评标准，存在盲目、低水平重复申报的情况。我国中药新药研究与开发急需政策的改革和专业人才培养。

研发模式方面，我国现代中药开发往往借鉴西药的研发模式，即从实验开始，发现先导化合物，再逐步发展到临床，而忽略了作为传统中医药的临床经验优势。《伤寒论》《金匮要略》《千金方》等诸多古代经典名方是我国古代医家临床经验的总结，我国对其开发利用却显不足。然而在日本，其汉方药中将近一半的方剂来自我国名医典籍中的古方，日本汉方的销售额占世界中成药销售总额的 90%。具体的研究实践过程中，我们也存在"重基础，轻临床"的问题，基础研究与开发应用相脱节、上游的基础研究成果不能有效向生产应用转化，已成为中药新药研发领域的突出问题。我国中药新药研究与开发应立足根本，发挥利用好临床经验、人用经验优势，开创具有中医药特色的新药研发之路。

质量控制方面，中药有别于单一成分的化学药，是一个复杂的物质体系，具有化学成分种类繁多、结构多样、含量差异大的特点，化学成分的种类及其组合比例又容易受到种质资源、生长环境、栽培、加工方式、生产过程等多种因素的影响而发生变化，并且中药药理作用广泛、大部分药效物质基础尚不十分清楚、大部分作用机制尚不明确。虽然，近年来我国中药科技工作者在中药质量控制方面做了大量的工作，中药质量研究水平也有了长足的进步，但仍未能满足日益提高的质量控制要求。市场上不同生产厂家同类中成药品种质量参差不齐现象仍普遍存在。完善的质量控制体系是中药新药安全、有效的有力保障。我国中药新药研究与开发应加强药材、饮片、中间体、制剂等全过程的质量控制研究，建立和完善符合中药特点的全过程质量控制体系。

## 二、中药新药开发的机遇与发展方向

### （一）国家高度重视中医药发展，为中药新药开发带来良好机遇

国务院于 2016 年 2 月发布《中医药发展战略规划纲要（2016—2030 年）》，提出大力扶持中

医药发展，首次把发展中医药上升到国家战略地位；2017 年 7 月《中医药法》从法律层面明确了中医药的重要地位、发展方针和扶持措施，对解决多年来制约中医药发展的问题做出了制度安排，具有跨时代意义；2019 年 10 月国务院提出《关于促进中医药传承创新发展的意见》，针对中医药发展中存在的问题，提出行之有效的举措，强调传承创新发展中医药的重要性；2020 年12 月国家药监局《关于促进中药传承创新发展的实施意见》，结合药品监管工作实际，从促进中药守正创新、健全符合中药特点的审评审批体系、强化中药质量安全监管等方面提出具体实施意见，深入落实党中央的决策部署。党中央在十九大做出了"坚持中西医并重，传承发展中医药事业"的重要部署，充分体现了以习近平同志为核心的党中央对中医药发展的高度重视，为新时代推动中医药振兴发展指明了方向。

此外，涉及中药材生产、中药饮片炮制、制剂工艺、质量标准、药学研究等一系列中药新药研究与开发相关的政策法规与指导原则也正在或已完成修订 / 制定，为中药新药开发提供了良好政策支持。

### （二）促进大健康产业发展，满足医疗卫生需求

中医药作为我国独特的卫生资源、潜力巨大的经济资源、具有原创优势的科技资源、优秀的文化资源和重要的生态资源，在经济社会发展中发挥着重要作用。随着人口老龄化、疾病谱变化、生态环境及人们生活方式的改变、人们对健康质量认识的提高等，传统的医疗健康产业已经无法满足人们对于健康服务的需求。迫切需要继承、发展、利用好中医药，充分发挥中医药在深化医药卫生体制改革中的作用。据统计，目前全国中药工业总产值约 9000 亿元，约占我国生物医药工业总产值的 1/3，带动形成约 2.5 万亿元规模的中药大健康产业，预计到 2025 年有望达到7.5 万亿元。中药在心脑血管疾病、消化代谢疾病和妇儿领域以及针对其他慢性疾病和复杂疾病治疗等方面具有优势地位。尤其在抗击新冠疫情方面表现突出，在中国有 90% 以上的病人使用过中药，临床疗效观察显示，中医药总有效率达到了 90% 以上。另外，中医药走向世界的步伐日益稳健，中医药服务遍及全球 180 多个国家和地区，推动了中医药国际化发展。

### （三）中药审评审批制度改革，加快中药新药开发步伐

**1. 改革中药注册分类**　国家药品监督管理局根据中药注册产品特性、创新程度和研制实践情况，改革中药注册分类，不再仅以物质基础作为划分注册类别的依据，开辟具有中医药特色的注册申报路径。将原来的 9 类简化为中药创新药、中药改良型新药、古代经典名方中药复方制剂、同名同方药 4 类。改革中药注册分类，一是为了尊重中药研发规律，突出中药特色，充分考虑中药注册药品的产品特性、创新程度和审评管理需要；二是为了坚持以临床价值为导向，注重满足尚未满足的临床需求，充分体现临床应用优势和特点，不再仅强调原注册分类管理中"有效成分"和"有效部位"的含量要求；三是为了加强古典医籍精华的梳理和挖掘，促进古代经典名方向中药新药的转化，发挥中医药原创优势，促进中药传承发展；四是完善全生命周期管理，拓宽改良型新药范畴，鼓励药品上市许可持有人对已上市中药开展研究，推动已上市中药的改良与质量提升，促进中药产业高质量发展。

**2. 构建"三结合"审评证据体系**　进一步重视人用经验对中药安全性、有效性的支持作用，按照中药特点、研发规律和实际，构建中医药理论、人用经验和临床试验相结合（"三结合"）的审评证据体系。

**3. 改革完善中药审评审批制度**　对临床定位清晰且具有明显临床价值，用于重大疾病、罕见病防治、临床急需而市场短缺，或属于儿童用药的中药新药申请实行优先审评审批；对治疗严重危及生命且尚无有效治疗手段的疾病以及国务院卫生健康或中医药主管部门认定为急需的中药，药物临床试验已有数据或高质量中药人用经验证据显示疗效并能预测其临床价值的，可以附条件批准；对突发重大公共卫生事件中应急所需的已上市中药增加功能主治实施特别审批；建立与古代经典名方中药复方制剂特点相适应的审评模式，成立古代经典名方中药复方制剂专家审评委员会，实施简化审批。

### （四）吸纳现代科学技术，促进中药创新发展

中药新药研究与开发过程中，既要坚持中医药理论的指导地位，又要充分合理地吸纳现代科学技术。在药物剂型方面，传统中药剂型多以汤剂、丸剂、散剂等居多，为了减少服用剂量、便于携带、改善口感、提高临床疗效等；常见的改制剂型有颗粒剂、片剂、口服液、糖浆剂等，不乏粉针剂、注射乳剂、微囊片、栓剂等中药新剂型的应用。制药技术方面，超微粉碎、超低温粉碎等粉碎技术，可大大提高药物的溶解速度和生物利用度；超临界流体萃取、动态循环阶段连续逆流提取、超声提取、大孔树脂分离、膜分离等提取分离技术，可提高产品纯度，降低服用剂量；新兴的冷冻干燥、喷雾干燥、沸腾干燥、真空干燥等干燥技术，具有效率高、速度快、节约能源、避免高温对热敏物质破快等优点；薄膜包衣、环糊精包合、固体分散、微囊化、靶向给药，原位凝胶、纳米囊泡及脂质体等新技术及相关设备，也处在生产应用或研发过程中。国家药品监督管理局明确提出，支持运用符合产品特点的新技术、新工艺及体现临床应用优势和特点的新剂型改进已上市中药品种，鼓励中药品种二次开发。此外，还提出探索引入新工具、新方法、新技术、新标准用于中药疗效评价。

总之，在中医药发展的新时代、新征程中，中药新药研究与开发一定要遵循相关政策法规，坚持以临床价值为导向，充分合理利用现代科学技术方法，促进中药守正创新，开发出具有现代科学内涵，能够合法进入国际医药主流市场的现代化中药新药。

## 第三节　中药新药研究与开发的依据

中药新药研究与开发工作是科研、生产、经营与医疗的结合体，关乎国民健康、医疗事业和产业发展，因此受到临床、药物和有关政策法规的约束。国家的政策法规是保障中药新药制剂安全、有效、稳定、可控的依据，从事中药新药研究与开发工作应遵循国家、行业主管部门制定的管理办法和技术指导原则。党中央、国务院高度重视中医药工作，尤其是近几年首部《中医药法》的出台，《药品管理法》《药品注册管理办法》等政策的修订与中药新药研发相关指导原则的制定，对中药新药研究与开发工作提出了新的要求，也展示了新的发展机遇。

### 一、中药新药研究相关政策法规

#### （一）《中华人民共和国药品管理法》

《中华人民共和国药品管理法》（以下简称《药品管理法》）在加强药品管理，保证药品质量，保障公众用药安全和合法权益，保护和促进公众健康方面发挥了重要作用。该法适用于在中华人民共和国境内从事药品研制、生产、经营、使用和监督管理活动，是中药新药研发必须遵循

的基本大法。我国第一部《药品管理法》自 1985 年 7 月 1 日起施行。2001 年 2 月 28 日第九届全国人民代表大会常务委员会第二十次会议对其进行了第一次修订，分别于 2013 年 12 月 28 日、2015 年 4 月 2 日进行了 2 次修正。现行版《药品管理法》为第十二届全国人民代表大会常务委员会第十四次会议进行的第二次修订版，于 2019 年 12 月 1 日起施行。

### （二）《中华人民共和国药品管理法实施条例》

《中华人民共和国药品管理法实施条例》（以下简称《实施条例》）是《药品管理法》的配套法规，遵循《药品管理法》的立法宗旨和原则，体例、章节与《药品管理法》相对应，是对其进一步的明确和细化，更有效地规范药品的研制、生产、经营、使用和监督管理，为行政性法规。《实施条例》由国务院于 2002 年 9 月 15 日起颁布施行，分别于 2016 年 2 月 6 日、2019 年 3 月 2 日进行了 2 次修订。

### （三）《药品注册管理办法》

药品注册是指国家食品药品监督管理总局（2018 年改为国家市场监督管理总局，下同）根据药品注册申请人的申请，依照法定程序，对拟上市销售药品的安全性、有效性、质量可控性等进行系统评价，并决定是否同意其申请的审批过程。《药品注册管理办法》是为规范药品注册行为，保证药品的安全、有效和质量可控而制定的管理办法，在我国境内以药品上市为目的，从事药品研制、注册及监督管理活动，适用本法。

2002 年 12 月 1 日国家药品监督管理局颁布实施了《药品注册管理办法（试行）》，分别于 2005 年 5 月 1 日、2007 年 10 月 1 日进行了 2 次修订。现行版《药品注册管理办法》是由国家市场监督管理总局颁布的第 3 次修订版，于 2020 年 7 月 1 日起实施。新版《药品注册管理办法》充分总结药品注册分类改革的经验，对中药、化学药和生物制品注册分类进行改革。其中中药注册分类由 2007 版的 9 类简化为中药创新药、中药改良型新药、古代经典名方中药复方制剂、同名同方药等 4 类。新版《药品注册管理办法》更明确了中药研发的政策方向：建立和完善符合中药特点的注册管理制度和技术评价体系，鼓励运用现代科学技术和传统研究方法研制中药，加强中药质量控制。

### （四）《中华人民共和国中医药法》

《中华人民共和国中医药法》（以下简称《中医药法》）由全国人民代表大会常务委员会于 2016 年 12 月 25 日发布，于 2017 年 7 月 1 日起施行。该法是我国首部为继承和弘扬中医药，保障和促进中医药事业发展，保护人民健康，遵循中医药发展规律，依据中医药特点而制定的有关中医药的国家法律。《中医药法》分为"中医药服务""中药保护与发展""中医药人才培养""中医药科学研究""中医药传承与文化传播""保障措施""法律责任"等 9 章，在"中药保护与发展"中提出：国家保护传统中药加工技术和工艺，支持传统剂型中成药的生产，鼓励运用现代科学技术研究开发传统中成药；来源于古代经典名方的中药复方制剂，在申请药品批准文号时，可以仅提供非临床安全性研究资料；国家支持以医疗机构中药制剂为基础研制中药新药。该法体现出国家对中药新药研制开发的鼓励和支持，为中药新药研究与开发提供了直接法律依据。

### （五）其他

《药品生产质量管理规范》（Good Manufacturing Practice，简称 GMP）是药品生产和质量管理的基本准则，是制药行业在生产过程中必须遵循的规章制度。现行版药品 GMP 为 2010 年版。

该规范要求对药品生产中原辅料采购和检验、生产投料、制剂加工、质量检验、仓储保存及产品出厂放行等生产全过程的条件和方法都进行科学、合理、规范的管理，以确保药品生产企业可以持续稳定地生产出合格药品。随着最新版《药品管理法》的出台，药品 GMP 认证制度取消，给医药企业带来更加常态化和严苛的检查。

《药物非临床研究质量管理规范》（Good Laboratory Practice，简称 GLP）是为保证药物非临床安全性评价研究的质量，保障公众用药安全而制定，适用于为申请药品注册而进行的药物非临床安全性评价研究。现行版 GLP 为国家食品药品监督管理总局颁布实施，于 2017 年 9 月 1 日起施行。

《药物临床试验质量管理规范》（Good Clinical Practice，简称 GCP）是为保证药物临床试验过程规范，数据和结果的科学、真实、可靠，保护受试者的权益和安全而制定，适用于为申请药品注册而进行的药物临床试验。最新版 GCP 由国家药品监督管理局会同国家卫生健康委员会组织修订，自 2020 年 7 月 1 日起施行。

《中药材生产质量管理规范》（Good Agricultural Practice for Chinese Crude Drugs，简称 GAP）是为规范中药材生产，保证中药材质量，促进中药材生产标准化、规范化而制定的管理规范，是中药材生产和质量管理的基本要求，适用于中药材生产企业种植、养殖或野生抚育中药材的全过程。GAP 于 2002 年 6 月 1 日起施行，2017 年 10 月国家食品药品监督管理总局组织起草了《中药材生产质量管理规范（修订稿）》，向社会公开征求意见。2020 年 12 月，国家药品监督管理局在《国家药监局关于促进中药传承创新发展的实施意见》中再次强调加强中药质量源头管理，修订 GAP。新版 GAP 的实施指日可待。

## 二、中药新药研究相关国家标准和地方标准

### （一）《中华人民共和国药典》

《中华人民共和国药典》（简称《中国药典》）是我国记载药品规格、制剂工艺、检验标准的法典，由国家药典委员会组织编纂，并由政府颁布施行，具有法律约束力，是药物生产、供应、使用、监督等部门检验质量的法定依据。一般来说，一个国家的药典只收录那些防治疾病必需、疗效确切、副作用小、质量稳定的药物及其制剂，如《中国药典》一部对中药的来源、处方、制法、性状、鉴别、检查、浸出物、特征图谱或指纹图谱、含量测定、炮制、性味与归经、功能与主治、用法与用量等做出的规定。

中华人民共和国成立以来，《中国药典》至今已经颁发十一版，包括 1953 年版、1963 年版、1977 年版、1985 年版、1990 年版、1995 年版、2000 年版、2005 年版、2010 年版、2015 年版、2020 年版（现行版）。自 1985 年后每 5 年修订 1 次，随着现代分析技术手段的进步，药典在品种数量、检测方法、指导原则等方面不断完善发展。

2020 年版《中国药典》由凡例、正文、附录和索引组成，分为四部，一部中药收载药材和饮片、植物油和提取物、成方制剂和单味制剂等，共计 2711 种。二部为化学药、三部为生物制品，四部收载通用技术要求 361 个，其中制剂通则 38 个、检测方法及其他通则 281 个、指导原则 42 个、药用辅料收载 335 种。

### （二）部颁（局颁）标准

我国在国家食品药品监督管理局成立前，由卫生部（现国家卫生健康委员会，下同）颁布药品标准，称为《中华人民共和国卫生部药品标准》（简称《部颁药品标准》），包括中药材分册、

中药成方制剂分册共 20 册，共收载 4052 个品种。由国家食品药品监督管理局颁布实施的药品标准，称为《国家食品药品监督管理局国家药品标准》（简称《局颁药品标准》），按病种分册，如内科分册、妇科分册、外科分册等，局颁标准中无中药材标准。部颁（局颁）标准的收载范围：国家药品监督管理部门批准的新药；疗效肯定，但质量标准仍需进一步改进的药品；上版药典收载，而新版药典未收入，疗效肯定，国内仍然生产使用，需要统一标准的品种。部颁（局颁）标准的性质与作用同《中国药典》类似，均属于国家标准，具有法律约束力。

### （三）地方药材标准

地方药材标准是由省、自治区、直辖市标准化行政主管部门制定，在国务院有关行政主管部门备案的药材标准。其收载《中国药典》及部颁（局颁）标准中未收载的中药材或民族药材。由于同一名称的药材品种，在不同区域制定的地方药材标准中，部分品种存在来源、药用部位、检测指标与要求、性味归经、功能主治等内容不统一的现象，地方药材标准只能在本地区使用，具有地区性的约束力。国家标准高于地方标准，地方标准中的药材若在新的国家标准中公布，该品种地方标准则废止。

### 三、与中药新药研究相关的其他法律法规

随着最新版《药品管理法》《实施条例》《药品注册管理办法》等法规的颁布实施，2020 年国家药品监督管理局药品审评中心先后发布了《中药注册分类及申报资料要求》《中药新药用药材质量控制研究技术指导原则（试行）》《中药新药用饮片炮制研究技术指导原则（试行）》《中药新药质量标准研究技术指导原则（试行）》《中药新药研究各阶段药学研究技术指导原则（试行）》《中药复方制剂生产工艺研究技术指导原则（试行）》等法规文件，为中药新药的研究与开发提供不断完善的法律保障。

## 第四节　根植中医药文化，培育中医药事业合格传承人

党中央、国务院为大力发展中医药事业，从遵循中医药发展规律出发，紧扣中医药发展特色，对中医药事业的发展制定了全面的制度设计，自 2016 年起先后颁布了《中医药发展战略规划纲要（2016—2030 年）》《中医药法》《中共中央国务院关于促进中医药传承创新发展的意见》《关于加快中医药特色发展的若干政策措施》等若干法律、规定；同时针对中医药事业发展中存在的问题，制定一系列行之有效的措施，保障了中医药事业的顺利发展。

党中央对中医药工作做出过重要指示，中医药学包含着中华民族几千年的健康养生理念及其实践经验，是中华文明的一个瑰宝，凝聚着中国人民和中华民族的博大智慧。中华人民共和国成立以来，中医药事业取得显著成就，为增进人民健康作出了重要贡献。党中央强调，要遵循中医药发展规律，传承精华，守正创新，加快推进中医药现代化、产业化，坚持中西医并重，推动中医药和西医药相互补充、协调发展，推动中医药事业和产业高质量发展，推动中医药走向世界，充分发挥中医药防病治病的独特优势和作用，为建设健康中国、实现中华民族伟大复兴的中国梦贡献力量。

### 一、坚守药者初心，传承精华不泥古

中国传统医学历史悠久、底蕴深厚，担负着除病济世、造福百姓的重任，凝聚着中国人民和

中华民族的博大智慧，为中华民族健康繁衍生息和文化传承作出了重要贡献。遵循中医药发展规律，立足根基，挖掘精华，保持特色，中医药才能根深叶茂、生生不息。"传承"不是要求全面的继承，更重要的是去粗存精、取长补短，并进一步实事求是、与时俱进地发掘和光大其"精华"，中医药学传承精华主要包含科学精神、哲学思想、医学理论、临床经验以及人文德育5个部分内容。如何从博大精深的中医药典籍中达到取其精华、去其糟粕的目的，是每一个中医药人应该思考的重大科学问题。

近年来，感染性疾病频发，已成为对人类健康的重大威胁，特别是2020年突如其来的新冠肺炎疫情，以张伯礼、黄璐琦、仝小林3位院士为代表的中医药人，从古典医籍中挖掘精华，在传统方剂中寻找灵感，在现代科技中攻关突破，创造性、高效率地筛选出"三药三方"，面对新冠肺炎疫情肆虐全球的大考，中医药交出一份出色答卷，为我国乃至全世界抗击疫情做出了重要贡献。以屠呦呦教授领衔的科研团队，通过整理中医药典籍、走访名老中医，从东晋时期葛洪著的《肘后备急方》中找到了青蒿截疟的记载，"青蒿一握，以水二升渍，绞取汁，尽服之"，并通过改用低沸点溶剂的提取方法，富集了青蒿的抗疟组分，最终于1972年发现了青蒿素。据世卫组织不完全统计，在过去的20年里，青蒿素作为一线抗疟药物，在全世界已挽救数百万人生命，每年治疗患者数亿人。众所周知，白血病被称为"血癌"，是一种造血系统的恶性肿瘤。2020年最新全球癌症数据报告显示，白血病位居癌症死亡人数第十。而中药"砒霜"（三氧化二砷）是白血病的"劲敌"。张亭栋是最先发现"砒霜"与白血病关系的人，王振义在张亭栋的发现上，又进一步提出了"全反式维甲酸联合三氧化二砷"这个治疗白血病的方法，成功地将白血病患者在5年内的存活率提升到了97%以上，而在这之前，5年内的存活率只有10%。二人荣获2020未来科学大奖"生命科学"奖。

中医药在国家和人民需要的每个关键时刻，都彰显自身独特的作用和价值。如1956年的流行性乙型脑炎、2003年的非典、2009年的禽流感，每一次都体现了中医药丰富的临床经验和实践价值。国家为加快推进中医药传承保护，先后建成1482个全国名老中医药专家传承工作室，127个传统医药类项目入选国家级非物质文化遗产代表性项目；深入开展第四次全国中药资源普查，基本构建起中药资源动态保护和监测机制；布局建设40个国家中医临床研究基地，探索中医药临床科研一体化新模式。

中医药蕴含着深邃的哲学智慧，是传承中华文化的重要载体。中医药学是中国古代科学的瑰宝，也是打开中华文明宝库的钥匙。中医药学有着悠久的历史，凝聚着深邃哲学智慧和中华民族几千年健康养生的理念和实践。中医理论体系的独特性体现在其建立的哲学基础，即阴阳学说、五行学说以及"天人合一"观；中医思维方法体系的独特性主要体现在"比类取象""司外揣内""整体观念"几个方面；中医诊断治疗体系的独特性主要是强调个体化诊疗，强调在实践中积累的"四诊合参""辨证施治""三因制宜""固本培元""大医精诚"等医学理念及养生方法，这些既根植于中华传统文化，又丰富了中华传统文化。从这个意义上讲，大力发展中医药，就是弘扬中华优秀传统文化。我国正处于实现中华民族伟大复兴的关键时期，比任何时候都更加需要文化的引领、精神的支撑。在新的历史起点上，大力发展中医药事业，发挥其独特文化价值，将中医理念外化于行、传统文化内化于心，对于增强民族自信、坚定文化自信具有深远的战略意义。正是人民群众日益增长的健康需求，让古老的中医药焕发勃勃生机；同时中医独特的健康观，也正在为人们提供全方位全周期的健康保障。

## 二、牢记健康使命，守正创新不离宗

中医药发展不但要重视传承，而且更要重视创新。"守正"是创新之正道。中医药创新之"守正"在于坚定中医药文化与理论的自信，具有开放包容的心态和注重创新目标的现实意义。对于中药研究开发和产业持续发展来说，不论是产业拓展、药材种植与培育、新药或新产品研发、专业人才培养，以医疗服务、健康需求、解决实际病患问题为第一出发点，必须顺应时代潮流、社会需求以及社会经济发展贡献的现实意义。发展中医药事业始终是中医药各学科的创新之根，也是中医药事业创新的守正指归。

中国中医科学院中药研究所所长陈士林团队，于 2009 年提出"本草基因组学"概念，将基因组学技术运用到中药学研究领域，首创中草药 DNA 条形码鉴定技术体系，解决物种真伪鉴定难题。基于本草基因组学学科理论，团队已起草完成《中药材 DNA 条形码分子鉴定法指导原则》和《DNA 测序技术指导原则》，纳入 2020 年版《中国药典》，为解决中草药混用和掺假等行业问题提供了强有力工具，为中药市场监控提供重要支撑。目前中药材 DNA 条形码鉴定方法已列入最新版《英国药典》和《美国药典》。

中国工程院院士刘昌孝，针对中药药效物质基础研究薄弱、质量控制指标与中药的有效性关联性不强、质量控制指标专属性差等中药质量控制中存在的问题，首次提出"中药质量标志物（Q-marker）"概念，为从根本上解决中药质量评价的共性问题，直接从中药质量属性的本质内涵及其有效性完整表达、特有性和专属性要求，以及质量的传递与溯源角度统领中药质量研究，这种从药材到成药生产全过程质量管理的思路与模式的提升具有实践应用价值。

2020 年 11 月，我国首家中药智慧工厂——正大青春宝智慧药厂正式启用。该工厂采用了中国工程院院士、天津中医药大学张伯礼和浙江大学教授程翼宇团队合作开发的中药智能制造成套技术，建立了中药智能制造平台，主要包括全程质量智能管控、设备智能管理、精益制药智能看板、制药知识图谱等功能，实现了中药制药技术从"感知智能"向"认知智能"发展的关键性突破。据悉，该工厂试运行以来，产品运营成本同比降低 64%，生产效率提升 148%，实现了提质增效、节能减排的目标。

另外，中医药"走出去"步伐加快。中医药传播到 183 个国家和地区；实施中医药"一带一路"发展规划，建设一批中医药海外中心和国际合作基地；主办金砖国家卫生部长会暨传统医药高级别会议，促进传统医学互学互鉴；举办 2020 上合组织传统医学会议，分享中医药抗疫经验；推动成立其秘书处设于我国的"国际标准化组织中医药技术委员会"；世界卫生组织首次将起源于中国的传统医学纳入第十一版国际疾病分类（ICD11），发布中医药国际标准 63 项。

传承不泥古，创新不离宗。传承是立身之本，但传承并非自我封闭，更非墨守成规；创新是发展之根，但创新并非异化传统，更非以西律中，削足适履。若丢掉中医思维，丧失中医特色，违背中医规律，纵然融合再多高科技，不过徒有其表而已。而遵循中医规律，保持中医特色，借助现代科技，推动中医药创造性转化、创新性发展则势在必行。在"传承精华、守正创新"的旗帜下发展中医药事业，走出一条具有中医药发展特点的健康中国道路，是中医药人的共同使命。

扫一扫，查阅本章数字资源，含PPT、音视频、图片等

# 第一节  中药新药的注册与申报资料

为深入贯彻落实党中央、国务院决策部署，解决中药创新研发动力明显不足等关键问题，国家药监局着力构建、完善符合中药特点的审评审批机制，依据《药品管理法》《中医药法》以及《药品注册管理办法》，于2019年9月30日公开征求，2020年7月1日起实施新修订的《中药注册分类及申报资料要求》。此次中药注册分类的修订是在深刻总结中药审评审批实践经验，充分吸纳药品审评审批制度改革成果的基础上，结合中药特点和研发实际情况而进行的。主要遵循以下理念：

尊重中药研发规律，突出中药特色：充分考虑中药注册药品的产品特性、创新程度和审评管理需要，不再仅以物质基础作为划分注册类别的依据，而是遵循中医药发展规律，突出中药特色，对中药注册分类进行优化。

坚持以临床价值为导向，鼓励中药创新研制：中药创新药注重满足尚未满足的临床需求，中药改良型新药需体现临床应用优势和特点。不再仅强调原注册分类管理中"有效成分"和"有效部位"的含量要求。

加强古典医籍精华的梳理和挖掘，促进中药传承发展：新增"古代经典名方中药复方制剂"注册分类，发挥中医药原创优势，促进古代经典名方向中药新药的转化。丰富古代经典名方中药复方制剂范围，明确按《古代经典名方目录》管理的中药复方制剂和其他来源于古代经典名方的中药复方制剂的注册申报路径。

完善全生命周期管理，鼓励中药二次开发：拓宽改良型新药范畴，鼓励药品上市许可持有人对已上市中药开展研究，推动已上市中药的改良与质量提升，促进中药产业高质量发展。

## 一、中药新药的注册分类

### （一）药品注册管理机构

#### 1. 国家药品监督管理局

国家药品监督管理局主管全国药品注册管理工作，负责建立药品注册管理工作体系和制度，制定药品注册管理规范，依法组织药品注册审评审批以及相关的监督管理工作。国家药品监督管理局药品审评中心负责药物临床试验申请、药品上市许可申请、补充申请和境外生产药品再注册申请等的审评。中国食品药品检定研究院、国家药典委员会、国家药品监督管理局食品药品审核查验中

心、国家药品监督管理局药品评价中心、国家药品监督管理局行政事项受理服务和投诉举报中心、国家药品监督管理局信息中心等药品专业技术机构，承担依法实施药品注册管理所需的药品注册检验、通用名称核准、核查、监测与评价、制证送达以及相应的信息化建设与管理等相关工作。

**2. 省、自治区、直辖市药品监督管理部门**

省、自治区、直辖市药品监督管理部门负责本行政区域内以下药品注册相关管理工作：

（1）境内生产药品再注册申请的受理、审查和审批。

（2）药品上市后变更的备案、报告事项管理。

（3）组织对药物非临床安全性评价研究机构、药物临床试验机构的日常监管及违法行为的查处。

（4）参与国家药品监督管理局组织的药品注册核查、检验等工作。

（5）国家药品监督管理局委托实施的药品注册相关事项。

省、自治区、直辖市药品监督管理部门设置或者指定的药品专业技术机构，承担依法实施药品监督管理所需的审评、检验、核查、监测与评价等工作。

## （二）药品注册的概念

药品注册是指药品注册申请人依照法定程序和相关要求提出药物临床试验、药品上市许可、再注册等申请以及补充申请，药品监督管理部门基于法律法规和现有科学认知进行安全性、有效性和质量可控性等审查，决定是否同意其申请的活动。

## （三）药品注册申请人

药品注册申请人应当为能够承担相应法律责任的企业或者药品研制机构等。境外申请人应当指定中国境内的企业法人办理相关药品注册事项。

## （四）药品注册的原则

药品注册管理遵循公开、公平、公正原则，以临床价值为导向，鼓励研究和创制新药，积极推动仿制药发展。

国家药品监督管理局持续推进审评审批制度改革，优化审评审批程序，提高审评审批效率，建立以审评为主导，检验、核查、监测与评价等为支撑的药品注册管理体系。

## （五）中药、天然药物注册分类

**1. 中药**　是指在我国中医药理论指导下使用的药用物质及其制剂。

（1）**中药创新药**　指处方未在国家药品标准、药品注册标准及国家中医药主管部门发布的《古代经典名方目录》中收载，具有临床价值，且未在境外上市的中药新处方制剂。一般包含以下情形：

①中药复方制剂，系指由多味饮片、提取物等在中医药理论指导下组方而成的制剂。

②从单一植物、动物、矿物等物质中提取得到的提取物及其制剂。

③新药材及其制剂，即未被国家药品标准、药品注册标准以及省、自治区、直辖市药材标准收载的药材及其制剂，以及具有上述标准药材的原动、植物新的药用部位及其制剂。

（2）**中药改良型新药**　指改变已上市中药的给药途径、剂型，且具有临床应用优势和特点，或增加功能主治等的制剂。一般包含以下情形：

①改变已上市中药给药途径的制剂，即不同给药途径或不同吸收部位之间相互改变的制剂。

②改变已上市中药剂型的制剂，即在给药途径不变的情况下改变剂型的制剂。

③中药增加功能主治。

④已上市中药生产工艺或辅料等改变引起药用物质基础或药物吸收、利用明显改变的。

（3）古代经典名方中药复方制剂 古代经典名方是指符合《中华人民共和国中医药法》规定的，至今仍广泛应用、疗效确切、具有明显特色与优势的古代中医典籍所记载的方剂。古代经典名方中药复方制剂是指来源于古代经典名方的中药复方制剂。包含以下情形：

①按《古代经典名方目录》管理的中药复方制剂。

②其他来源于古代经典名方的中药复方制剂。包括未按《古代经典名方目录》管理的古代经典名方中药复方制剂和基于古代经典名方加减化裁的中药复方制剂。

（4）同名同方药 指通用名称、处方、剂型、功能主治、用法及日用饮片量与已上市中药相同，且在安全性、有效性、质量可控性方面不低于该已上市中药的制剂。

**2. 天然药物** 是指在现代医药理论指导下使用的天然药用物质及其制剂。天然药物参照中药注册分类。

**3. 其他情形** 主要指境外已上市境内未上市的中药、天然药物制剂。

### 二、中药注册申报资料要求

本申报资料项目及要求适用于中药创新药、改良型新药、古代经典名方中药复方制剂以及同名同方药。申请人需要基于不同注册分类、不同申报阶段以及《中药注册受理审查指南》的要求提供相应资料。申报资料应按照项目编号提供，对应项目无相关信息或研究资料，项目编号和名称也应保留，可在项下注明"无相关研究内容"或"不适用"。如果申请人要求减免资料，应当充分说明理由。申报资料的撰写还应参考相关法规、技术要求及技术指导原则的相关规定。境外生产药品提供的境外药品管理机构证明文件及全部技术资料应当是中文翻译文本并附原文。

天然药物制剂申报资料项目按照本文件要求，技术要求按照天然药物研究技术要求。天然药物的用途以适应证表述。

境外已上市境内未上市的中药、天然药物制剂参照中药创新药提供相关研究资料。

下面的申报资料文件来自国家药品监督管理局 2020 年 9 月 27 日发布的《中药注册分类及申报资料要求》的通告（2020 年第 68 号）的附件：中药注册分类及申报资料要求。由于申请时须按照项目编号提供资料，故本节保留原文件原始编号和格式、内容，方便读者使用。

### （一）行政文件和药品信息

**1.0 说明函（详见附：说明函）**

主要对于本次申请关键信息的概括与说明。

**1.1 目录**

按照不同章节分别提交申报资料目录。

**1.2 申请表**

主要包括产品名称、剂型、规格、注册类别、申请事项等产品基本信息。

**1.3 产品信息相关材料**

1.3.1 说明书

1.3.1.1 研究药物说明书及修订说明（适用于临床试验申请）

1.3.1.2 上市药品说明书及修订说明（适用于上市许可申请）

应按照有关规定起草药品说明书样稿，撰写说明书各项内容的起草说明，并提供有关安全性和有效性等方面的最新文献。

境外已上市药品尚需提供境外上市国家或地区药品管理机构核准的原文说明书，并附中文译文。

1.3.2 包装标签

1.3.2.1 研究药物包装标签（适用于临床试验申请）

1.3.2.2 上市药品包装标签（适用于上市许可申请）

境外已上市药品尚需提供境外上市国家或地区使用的包装标签实样。

1.3.3 产品质量标准和生产工艺

产品质量标准参照《中国药典》格式和内容撰写。

生产工艺资料（适用于上市许可申请）参照相关格式和内容撰写要求撰写。

1.3.4 古代经典名方关键信息

古代经典名方中药复方制剂应提供古代经典名方的处方、药材基原、药用部位、炮制方法、剂量、用法用量、功能主治等关键信息。按《古代经典名方目录》管理的中药复方制剂应与国家发布的相关信息一致。

1.3.5 药品通用名称核准申请材料

未列入国家药品标准或者药品注册标准的，申请上市许可时应提交药品通用名称核准申请材料。

1.3.6 检查相关信息（适用于上市许可申请）

包括药品研制情况信息表、药品生产情况信息表、现场主文件清单、药品注册临床试验研究信息表、临床试验信息表以及检验报告。

1.3.7 产品相关证明性文件

1.3.7.1 药材 / 饮片、提取物等处方药味，药用辅料及药包材证明文件

药材 / 饮片、提取物等处方药味来源证明文件。

药用辅料及药包材合法来源证明文件，包括供货协议、发票等（适用于制剂未选用已登记原辅包情形）。

药用辅料及药包材的授权使用书（适用于制剂选用已登记原辅包情形）。

1.3.7.2 专利信息及证明文件

申请的药物或者使用的处方、工艺、用途等专利情况及其权属状态说明，以及对他人的专利不构成侵权的声明，并提供相关证明性资料和文件。

1.3.7.3 特殊药品研制立项批准文件

麻醉药品和精神药品需提供研制立项批复文件复印件。

1.3.7.4 对照药来源证明文件

1.3.7.5 药物临床试验相关证明文件（适用于上市许可申请）

《药物临床试验批件》/ 临床试验通知书、临床试验用药质量标准及临床试验登记号（内部核查）。

1.3.7.6 研究机构资质证明文件

非临床研究安全性评价机构应提供药品监督管理部门出具的符合《药物非临床研究质量管理规范》（简称 GLP）的批准证明或检查报告等证明性文件。临床研究机构应提供备案证明。

1.3.7.7 允许药品上市销售证明文件（适用于境外已上市的药品）

境外药品管理机构出具的允许药品上市销售证明文件、公证认证文书及中文译文。出口国或

地区物种主管当局同意出口的证明。

1.3.8 其他产品信息相关材料

**1.4 申请状态（如适用）**

1.4.1 既往批准情况

提供该品种相关的历次申请情况说明及批准／未批准证明文件（内部核查）。

1.4.2 申请调整临床试验方案、暂停或者终止临床试验

1.4.3 暂停后申请恢复临床试验

1.4.4 终止后重新申请临床试验

1.4.5 申请撤回尚未批准的药物临床试验申请、上市注册许可申请

1.4.6 申请上市注册审评期间变更仅包括申请人更名、变更注册地址名称等不涉及技术审评内容的变更

1.4.7 申请注销药品注册证书

**1.5 加快上市注册程序申请（如适用）**

1.5.1 加快上市注册程序申请

包括突破性治疗药物程序、附条件批准程序、优先审评审批程序及特别审批程序

1.5.2 加快上市注册程序终止申请

1.5.3 其他加快注册程序申请

**1.6 沟通交流会议（如适用）**

1.6.1 会议申请

1.6.2 会议背景资料

1.6.3 会议相关信函、会议纪要以及答复

**1.7 临床试验过程管理信息（如适用）**

1.7.1 临床试验期间增加功能主治

1.7.2 临床试验方案变更、非临床或者药学的变化或者新发现等可能增加受试者安全性风险的

1.7.3 要求申办者调整临床试验方案、暂停或终止药物临床试验

**1.8 药物警戒与风险管理（如适用）**

1.8.1 研发期间安全性更新报告及附件

1.8.1.1 研发期间安全性更新报告

1.8.1.2 严重不良反应累计汇总表

1.8.1.3 报告周期内境内死亡受试者列表

1.8.1.4 报告周期内境内因任何不良事件而退出临床试验的受试者列表

1.8.1.5 报告周期内发生的药物临床试验方案变更或者临床方面的新发现、非临床或者药学的变化或者新发现总结表

1.8.1.6 下一报告周期内总体研究计划概要

1.8.2 其他潜在的严重安全性风险信息

1.8.3 风险管理计划

包括药物警戒活动计划和风险最小化措施等。

**1.9 上市后研究（如适用）**

包括Ⅳ期和有特定研究目的的研究等。

**1.10 申请人 / 生产企业证明性文件**

1.10.1 境内生产药品申请人 / 生产企业资质证明文件

申请人 / 生产企业机构合法登记证明文件（营业执照等）。申请上市许可时，申请人和生产企业应当已取得相应的《药品生产许可证》及变更记录页（内部核查）。

申请临床试验的，应提供临床试验用药物在符合药品生产质量管理规范的条件下制备的情况说明。

1.10.2 境外生产药品申请人 / 生产企业资质证明文件

生产厂和包装厂符合药品生产质量管理规范的证明文件、公证认证文书及中文译文。

申请临床试验的，应提供临床试验用药物在符合药品生产质量管理规范的条件下制备的情况说明。

1.10.3 注册代理机构证明文件

境外申请人指定中国境内的企业法人办理相关药品注册事项的，应当提供委托文书、公证文书及其中文译文，以及注册代理机构的营业执照复印件。

**1.11 小微企业证明文件（如适用）**

说明：1. 标注"如适用"的文件是申请人按照所申报药品特点、所申报的申请事项并结合药品全生命周期管理要求选择适用的文件提交。2. 标注"内部核查"的文件是指监管部门需要审核的文件，不强制申请人提交。3. 境外生产的药品所提交的境外药品监督管理机构或地区出具的证明文件（包括允许药品上市销售证明文件、GMP 证明文件以及允许药品变更证明文件等）符合世界卫生组织推荐的统一格式原件的，可不经所在国公证机构公证及驻所在国中国使领馆认证。

附：说明函

关于 ×× 公司申报的 ×× 产品的 ×× 申请

1. 简要说明

包括但不限于：产品名称（拟定）、功能主治、用法用量、剂型、规格。

2. 背景信息

简要说明该产品注册分类及依据、申请事项及相关支持性研究。

加快上市注册程序申请（包括突破性治疗药物程序、附条件批准程序、优先审评审批程序及特别审批程序等）及其依据（如适用）。

附加申请事项，如减免临床、非处方药或儿童用药等（如适用）。

3. 其他重要需特别说明的相关信息

**（二）概要**

**2.1 品种概况**

简述药品名称和注册分类，申请阶段。

简述处方、辅料、制成总量、规格、申请的功能主治、拟定用法用量（包括剂量和持续用药时间信息），人日用量（需明确制剂量、饮片量）。

简述立题依据、处方来源、人用经验等。改良型新药应提供原制剂的相关信息（如上市许可持有人、药品批准文号、执行标准等），简述与原制剂在处方、工艺以及质量标准等方面的异同。同名同方药应提供同名同方的已上市中药的相关信息（如上市许可持有人、药品批准文号、执行标准等）以及选择依据，简述与同名同方的已上市中药在处方、工艺以及质量控制等方面的对比情况，并说明是否一致。

申请临床试验时，应简要介绍申请临床试验前沟通交流情况。

申请上市许可时，应简要介绍与国家药品监督管理局药品审评中心的沟通交流情况；说明临床试验批件／临床试验通知书情况，并简述临床试验批件／临床试验通知书中要求完成的研究内容及相关工作完成情况；临床试验期间发生改变的，应说明改变的情况，是否按照有关法规要求进行了申报及批准情况。

申请古代经典名方中药复方制剂，应简述古代经典名方的处方、药材基原、药用部位、炮制方法、剂量、用法用量、功能主治等关键信息。按《古代经典名方目录》管理的中药复方制剂，应说明与国家发布信息的一致性。

**2.2 药学研究资料总结报告**

药学研究资料总结报告是申请人对所进行的药学研究结果的总结、分析与评价，各项内容和数据应与相应的药学研究资料保持一致，并基于不同申报阶段撰写相应的药学研究资料总结报告。

2.2.1 药学主要研究结果总结

（1）临床试验期间补充完善的药学研究（适用于上市许可申请）

简述临床试验期间补充完善的药学研究情况及结果。

（2）处方药味及药材资源评估

说明处方药味质量标准出处。简述处方药味新建立的质量控制方法及限度。未被国家药品标准、药品注册标准以及省、自治区、直辖市药材标准收载的处方药味，应说明是否按照相关技术要求进行了研究或申报，简述结果。

简述药材资源评估情况。

（3）饮片炮制

简述饮片炮制方法。申请上市许可时，应明确药物研发各阶段饮片炮制方法的一致性。若有改变，应说明相关情况。

（4）生产工艺

简述处方和制法。若为改良型新药或同名同方药，还需简述工艺的变化情况。

简述剂型选择及规格确定的依据。

简述制备工艺路线、工艺参数及确定依据。说明是否建立了中间体的相关质量控制方法，简述检测结果。

申请临床试验时，应简述中试研究结果和质量检测结果，评价工艺的合理性，分析工艺的可行性。申请上市许可时，应简述放大生产样品及商业化生产的批次、规模、质量检测结果等，说明工艺是否稳定、可行。

说明辅料执行标准情况。申请上市许可时，还应说明辅料与药品关联审评审批情况。

（5）质量标准

简述质量标准的主要内容及其制定依据、对照品来源、样品的自检结果。

申请上市许可时，简述质量标准变化情况。

（6）稳定性研究

简述稳定性考察条件及结果，评价样品的稳定性，拟定有效期及贮藏条件。

明确直接接触药品的包装材料和容器及其执行标准情况。申请上市许可时，还应说明包材与药品关联审评审批情况。

2.2.2 药学研究结果分析与评价

对处方药味研究、药材资源评估、剂型选择、工艺研究、质量控制研究、稳定性考察的结果进行总结，综合分析、评价产品质量控制情况。申请临床试验时，应结合临床应用背景、药理毒理研究结果及相关文献等，分析药学研究结果与药品的安全性、有效性之间的相关性，评价工艺合理性、质量可控性，初步判断稳定性。申请上市许可时，应结合临床试验结果等，分析药学研究结果与药品的安全性、有效性之间的相关性，评价工艺可行性、质量可控性和药品稳定性。

按《古代经典名方目录》管理的中药复方制剂应说明药材、饮片、按照国家发布的古代经典名方关键信息及古籍记载制备的样品、中间体、制剂之间质量的相关性。

2.2.3 参考文献

提供有关的参考文献，必要时应提供全文。

**2.3 药理毒理研究资料总结报告**

药理毒理研究资料总结报告应是对药理学、药代动力学、毒理学研究的综合性和关键性评价。应对药理毒理试验策略进行讨论并说明理由。应说明所提交试验的 GLP 依从性。

对于申请临床试验的药物，需综合现有药理毒理研究资料，分析说明是否支持所申请进行的临床试验。在临床试验过程中，若为支持相应临床试验阶段或开发进程进行了药理毒理研究，需及时更新药理毒理研究资料，提供相关研究试验报告。临床试验期间若进行了变更（如工艺变更），需根据变更情况确定所需要进行的药理毒理研究，并提供相关试验报告。对于申请上市许可的药物，需说明临床试验期间进行的药理毒理研究，并综合分析现有药理毒理研究资料是否支持本品上市申请。

撰写按照以下顺序：药理毒理试验策略概述、药理学研究总结、药代动力学研究总结、毒理学研究总结、综合评估和结论、参考文献。

对于申请上市许可的药物，说明书样稿中【药理毒理】项应根据所进行的药理毒理研究资料进行撰写，并提供撰写说明及支持依据。

2.3.1 药理毒理试验策略概述

结合申请类别、处方来源或人用经验资料、所申请的功能主治等，介绍药理毒理试验的研究思路及策略。

2.3.2 药理学研究总结

简要概括药理学研究内容。按以下顺序进行撰写：概要、主要药效学、次要药效学、安全药理学、药效学药物相互作用、讨论和结论，并附列表总结。

应对主要药效学试验进行总结和评价。如果进行了次要药效学研究，应按照器官系统 / 试验类型进行总结并评价。应对安全药理学试验进行总结和评价。如果进行了药效学药物相互作用研究，则在此部分进行简要总结。

2.3.3 药代动力学研究总结

简要概括药代动力学研究内容，按以下顺序进行撰写：概要、分析方法、吸收、分布、代谢、排泄、药代动力学药物相互作用、其他药代动力学试验、讨论和结论，并附列表总结。

2.3.4 毒理学研究总结

简要概括毒理学试验结果，并说明试验的 GLP 依从性，说明毒理学试验受试物情况。

按以下顺序进行撰写：概要、单次给药毒性试验、重复给药毒性试验、遗传毒性试验、致癌性试验、生殖毒性试验、制剂安全性试验（刺激性、溶血性、过敏性试验等）、其他毒性试验、讨论和结论，并附列表总结。

2.3.5 综合分析与评价

对药理学、药代动力学、毒理学研究进行综合分析与评价。

分析主要药效学试验的量效关系（如起效剂量、有效剂量范围等）及时效关系（如起效时间、药效持续时间或最佳作用时间等），并对药理作用特点及其与拟定功能主治的相关性和支持程度进行综合评价。

安全药理学试验属于非临床安全性评价的一部分，可结合毒理学部分的毒理学试验结果进行综合评价。

综合各项药代动力学试验，分析其吸收、分布、代谢、排泄、药物相互作用特征。包括受试物和/或其活性代谢物的药代动力学特征，如吸收程度和速率、动力学参数、分布的主要组织、与血浆蛋白的结合程度、代谢产物和可能的代谢途径、排泄途径和程度等。需关注药代研究结果是否支持毒理学试验动物种属的选择。分析各项毒理学试验结果，综合分析及评价各项试验结果之间的相关性，种属和性别之间的差异性等。

分析药理学、药代动力学与毒理学结果之间的相关性。

结合药学、临床资料进行综合分析与评价。

2.3.6 参考文献

提供有关的参考文献，必要时应提供全文。

**2.4 临床研究资料总结报告**

2.4.1 中医药理论或研究背景

根据注册分类提供相应的简要中医药理论或研究背景。如为古代经典名方中药复方制剂的，还应简要说明处方来源、功能主治、用法用量等关键信息及其依据等。

2.4.2 人用经验

如有人用经验的，需提供简要人用经验概述，并分析说明人用经验对于拟定功能主治或后续所需开展临床试验的支持情况。

2.4.3 临床试验资料综述

可参照《中药、天然药物综述资料撰写的格式和内容的技术指导原则——临床试验资料综述》的相关要求撰写。

2.4.4 临床价值评估

基于风险获益评估，结合注册分类，对临床价值进行简要评估。

2.4.5 参考文献

提供有关的参考文献，必要时应提供全文。

**2.5 综合分析与评价**

根据研究结果，结合立题依据，对安全性、有效性、质量可控性及研究工作的科学性、规范性和完整性进行综合分析与评价。

申请临床试验时，应根据研究结果评估申报品种对拟选适应病症的有效性和临床应用的安全性，综合分析研究结果之间的相互关联，权衡临床试验的风险/获益情况，为是否或如何进行临床试验提供支持和依据。

申请上市许可时，应在完整地了解药品研究结果的基础上，对所选适用人群的获益情况及临床应用后可能存在的问题或风险作出综合评估。

## （三）药学研究资料

申请人应基于不同申报阶段的要求提供相应药学研究资料。相应技术要求见相关中药药学研究技术指导原则。

### 3.1 处方药味及药材资源评估

3.1.1 处方药味

中药处方药味包括饮片、提取物等。

3.1.1.1 处方药味的相关信息

提供处方中各药味的来源（包括生产商 / 供货商等）、执行标准以及相关证明性信息。

饮片：应提供药材的基原（包括科名、中文名、拉丁学名）、药用部位（矿物药注明类、族、矿石名或岩石名、主要成分）、药材产地、采收期、饮片炮制方法、药材是否种植养殖（人工生产）或来源于野生资源等信息。对于药材基原易混淆品种，需提供药材基原鉴定报告。多基原的药材除必须符合质量标准的要求外，必须固定基原，并提供基原选用的依据。药材应固定产地。涉及濒危物种的药材应符合国家的有关规定，应保证可持续利用，并特别注意来源的合法性。

按《古代经典名方目录》管理的中药复方制剂所用饮片的药材基原、药用部位、炮制方法等应与国家发布的古代经典名方关键信息一致。应提供产地选择的依据，尽可能选择道地药材和 /或主产区的药材。

提取物：外购提取物应提供其相关批准（备案）情况、制备方法及生产商 / 供应商等信息。自制提取物应提供所用饮片的相关信息，提供详细制备工艺及其工艺研究资料（具体要求同"3.3 制备工艺"部分）。

3.1.1.2 处方药味的质量研究

提供处方药味的检验报告。

自拟质量标准或在原质量标准基础上进行完善的，应提供相关研究资料（相关要求参照"3.4 制剂质量与质量标准研究"），提供质量标准草案及起草说明、药品标准物质及有关资料等。

按《古代经典名方目录》管理的中药复方制剂还应提供多批药材 / 饮片的质量研究资料。

3.1.1.3 药材生态环境、形态描述、生长特征、种植养殖（人工生产）技术等

申报新药材的需提供。

3.1.1.4 植物、动物、矿物标本，植物标本应当包括全部器官，如花、果实、种子等

申报新药材的需提供。

3.1.2 药材资源评估

药材资源评估内容及其评估结论的有关要求见相关技术指导原则。

3.1.3 参考文献

提供有关的参考文献，必要时应提供全文。

### 3.2 饮片炮制

3.2.1 饮片炮制方法

明确饮片炮制方法，提供饮片炮制加工依据及详细工艺参数。按《古代经典名方目录》管理的中药复方制剂所用饮片的炮制方法应与国家发布的古代经典名方关键信息一致。

申请上市许可时，应说明药物研发各阶段饮片炮制方法的一致性，必要时提供相关研究资料。

3.2.2 参考文献

提供有关的参考文献，必要时应提供全文。

**3.3 制备工艺**

3.3.1 处方

提供 1000 个制剂单位的处方组成。

3.3.2 制法

3.3.2.1 制备工艺流程图

按照制备工艺步骤提供完整、直观、简洁的工艺流程图，应涵盖所有的工艺步骤，标明主要工艺参数和所用提取溶剂等。

3.3.2.2 详细描述制备方法

对工艺过程进行规范描述（包括包装步骤），明确操作流程、工艺参数和范围。

3.3.3 剂型及原辅料情况

| 药味及辅料 | 用量 | 作用 | 执行标准 |
|---|---|---|---|
|  |  |  |  |
|  |  |  |  |
|  |  |  |  |
| 制剂工艺中使用到并最终去除的溶剂 |  |  |  |

（1）说明具体的剂型和规格。以表格的方式列出单位剂量产品的处方组成，列明各药味（如饮片、提取物）及辅料在处方中的作用，执行的标准。对于制剂工艺中使用到但最终去除的溶剂也应列出。

（2）说明产品所使用的包装材料及容器。

3.3.4 制备工艺研究资料

3.3.4.1 制备工艺路线筛选

提供制备工艺路线筛选研究资料，说明制备工艺路线选择的合理性。处方来源于医院制剂、临床验方或具有人用经验的，应详细说明在临床应用时的具体使用情况（如工艺、剂型、用量、规格等）。

改良型新药还应说明与原制剂生产工艺的异同及参数的变化情况。

按《古代经典名方目录》管理的中药复方制剂应提供按照国家发布的古代经典名方关键信息及古籍记载进行研究的工艺资料。

同名同方药还应说明与同名同方的已上市中药生产工艺的对比情况，并说明是否一致。

3.3.4.2 剂型选择

提供剂型选择依据。

按《古代经典名方目录》管理的中药复方制剂应提供剂型（汤剂可制成颗粒剂）与古籍记载一致性的说明资料。

3.3.4.3 处方药味前处理工艺

提供处方药味的前处理工艺及具体工艺参数。申请上市许可时，还应明确关键工艺参数控制点。

3.3.4.4 提取、纯化工艺研究

描述提取纯化工艺流程、主要工艺参数及范围等。

提供提取纯化工艺方法、主要工艺参数的确定依据。生产工艺参数范围的确定应有相关研究数据支持。申请上市许可时，还应明确关键工艺参数控制点。

### 3.3.4.5 浓缩工艺

描述浓缩工艺方法、主要工艺参数及范围、生产设备等。

提供浓缩工艺方法、主要工艺参数的确定依据。生产工艺参数范围的确定应有相关研究数据支持。申请上市许可时，还应明确关键工艺参数控制点。

### 3.3.4.6 干燥工艺

描述干燥工艺方法、主要工艺参数及范围、生产设备等。

提供干燥工艺方法以及主要工艺参数的确定依据。生产工艺参数范围的确定应有相关研究数据支持。申请上市许可时，还应明确关键工艺参数控制点。

### 3.3.4.7 制剂成型工艺

描述制剂成型工艺流程、主要工艺参数及范围等。

提供中间体、辅料研究以及制剂处方筛选研究资料，明确所用辅料的种类、级别、用量等。

提供成型工艺方法、主要工艺参数的确定依据。生产工艺参数范围的确定应有相关研究数据支持。对与制剂性能相关的理化性质进行分析。申请上市许可时，还应明确关键工艺参数控制点。

### 3.3.5 中试和生产工艺验证

### 3.3.5.1 样品生产企业信息

申请临床试验时，根据实际情况填写。如不适用，可不填。

申请上市许可时，需提供样品生产企业的名称、生产场所的地址等。提供样品生产企业合法登记证明文件、《药品生产许可证》复印件。

### 3.3.5.2 批处方

以表格的方式列出（申请临床试验时，以中试放大规模；申请上市许可时，以商业规模）产品的批处方组成，列明各药味（如饮片、提取物）及辅料执行的标准，对于制剂工艺中使用到但最终去除的溶剂也应列出。

| 药味及辅料 | 用量 | 执行标准 |
|---|---|---|
|  |  |  |
|  |  |  |
|  |  |  |
| 制剂工艺中使用到并最终去除的溶剂 |  |  |

### 3.3.5.3 工艺描述

按单元操作过程描述（申请临床试验时，以中试批次；申请上市许可时，以商业规模生产工艺验证批次）样品的工艺（包括包装步骤），明确操作流程、工艺参数和范围。

### 3.3.5.4 辅料、生产过程中所用材料

提供所用辅料、生产过程中所用材料的级别、生产商/供应商、执行的标准以及相关证明文件等。如对辅料建立了内控标准，应提供。提供辅料、生产过程中所用材料的检验报告。

如所用辅料需要精制的，提供精制工艺研究资料、内控标准及其起草说明。

申请上市许可时，应说明辅料与药品关联审评审批情况。

3.3.5.5 主要生产设备

提供中试（适用临床试验申请）或工艺验证（适用上市许可申请）过程中所用主要生产设备的信息。申请上市许可时，需关注生产设备的选择应符合生产工艺的要求。

3.3.5.6 关键步骤和中间体的控制

列出所有关键步骤及其工艺参数控制范围。提供研究结果支持关键步骤确定的合理性以及工艺参数控制范围的合理性。申请上市许可时，还应明确关键工艺参数控制点。

列出中间体的质量控制标准，包括项目、方法和限度，必要时提供方法学验证资料。明确中间体（如浸膏等）的得率范围。

3.3.5.7 生产数据和工艺验证资料

提供研发过程中代表性批次（申请临床试验时，包括但不限于中试放大批等；申请上市许可时，应包括但不限于中试放大批、临床试验批、商业规模生产工艺验证批等）的样品情况汇总资料，包括：批号、生产时间及地点、生产数据、批规模、用途（如用于稳定性试验等）、质量检测结果（例如含量及其他主要质量指标）。申请上市许可时，提供商业规模生产工艺验证资料，包括工艺验证方案和验证报告，工艺必须在预定的参数范围内进行。

生产工艺研究应注意实验室条件与中试和生产的衔接，考虑大生产设备的可行性、适应性。生产工艺进行优化的，应重点描述工艺研究的主要变更（包括批量、设备、工艺参数等的变化）及相关的支持性验证研究。

按《古代经典名方目录》管理的中药复方制剂应提供按照国家发布的古代经典名方关键信息及古籍记载制备的样品、中试样品和商业规模样品的相关性研究资料。

临床试验期间，如药品规格、制备工艺等发生改变的，应根据实际变化情况，参照相关技术指导原则开展研究工作，属重大变更以及引起药用物质或制剂吸收、利用明显改变的，应提出补充申请。申请上市许可时，应详细描述改变情况（包括设备、工艺参数等的变化）、改变原因、改变时间以及相关改变是否获得国家药品监督管理部门的批准等内容，并提供相关研究资料。

3.3.6 试验用样品制备情况

3.3.6.1 毒理试验用样品

应提供毒理试验用样品制备信息。一般应包括：

（1）毒理试验用样品的生产数据汇总，包括批号、投料量、样品得量、用途等。毒理学试验样品应采用中试及中试以上规模的样品。

（2）制备毒理试验用样品所用处方药味的来源、批号以及自检报告等。

（3）制备毒理试验用样品用主要生产设备的信息。

（4）毒理试验用样品的质量标准、自检报告及相关图谱等。

3.3.6.2 临床试验用药品（适用于上市许可申请）

申请上市许可时，应提供用于临床试验的试验药物和安慰剂（如适用）的制备信息。

（1）用于临床试验的试验药物

提供用于临床试验的试验药物的批生产记录复印件。批生产记录中需明确生产厂房/车间和生产线。

提供用于临床试验的试验药物所用处方药味的基原、产地信息及自检报告。

提供生产过程中使用的主要设备等情况。

提供用于临床试验的试验药物的自检报告及相关图谱。

（2）安慰剂

提供临床试验用安慰剂的审批生产记录复印件。

提供临床试验用安慰剂的配方，以及配方组成成分的来源、执行标准等信息。

提供安慰剂与试验样品的性味对比研究资料，说明安慰剂与试验样品在外观、大小、色泽、重量、味道和气味等方面的一致性情况。

### 3.3.7 "生产工艺"资料（适用于上市许可申请）

申请上市许可的药物，应参照中药相关生产工艺格式和内容撰写要求提供"生产工艺"资料。

### 3.3.8 参考文献

提供有关的参考文献，必要时应提供全文。

## 3.4 制剂质量与质量标准研究

### 3.4.1 化学成分研究

提供化学成分研究的文献资料或试验资料。

### 3.4.2 质量研究

提供质量研究工作的试验资料及文献资料。

按《古代经典名方目录》管理的中药复方制剂应提供药材、饮片按照国家发布的古代经典名方关键信息及古籍记载制备的样品、中间体、制剂的质量相关性研究资料。

同名同方药应提供与同名同方的已上市中药的质量对比研究结果。

### 3.4.3 质量标准

提供药品质量标准草案及起草说明，并提供药品标准物质及有关资料。对于药品研制过程中使用的对照品，应说明其来源并提供说明书和批号。对于非法定来源的对照品，申请临床试验时，应说明是否按照相关技术要求进行研究，提供相关研究资料；申请上市许可时，应说明非法定来源的对照品是否经法定部门进行标定，提供相关证明性文件。

境外生产药品提供的质量标准的中文本须按照中国国家药品标准或药品注册标准的格式整理报送。

### 3.4.4 样品检验报告

申请临床试验时，提供至少1批样品的自检报告。

申请上市许可时，提供连续3批样品的自检及复核检验报告。

### 3.4.5 参考文献

提供有关的参考文献，必要时应提供全文。

## 3.5 稳定性

### 3.5.1 稳定性总结

总结稳定性研究的样品情况、考察条件、考察指标和考察结果，并拟定贮存条件和有效期。

### 3.5.2 稳定性研究数据

提供稳定性研究数据及图谱。

### 3.5.3 直接接触药品的包装材料和容器的选择

阐述选择依据。提供包装材料和容器执行标准、检验报告、生产商/供货商及相关证明文件等。提供针对所选用包装材料和容器进行的相容性等研究资料（如适用）。

申请上市许可时，应说明包装材料和容器与药品关联审评审批情况。

### 3.5.4 上市后的稳定性研究方案及承诺（适用于上市许可申请）

申请药品上市许可时，应承诺对上市后生产的前三批产品进行长期稳定性考察，并对每年生产的至少一批产品进行长期稳定性考察，如有异常情况应及时通知药品监督管理部门。

提供后续稳定性研究方案。

3.5.5 参考文献

提供有关的参考文献，必要时应提供全文。

## （四）药理毒理研究资料

申请人应基于不同申报阶段的要求提供相应药理毒理研究资料。相应要求详见相关技术指导原则。

非临床安全性评价研究应当在经过 GLP 认证的机构开展。

天然药物的药理毒理研究参考相应研究技术要求进行。

### 4.1 药理学研究资料

药理学研究是通过动物或体外、离体试验来获得非临床有效性信息，包括药效学作用及其特点、药物作用机制等。药理学申报资料应列出试验设计思路、试验实施过程、试验结果及评价。

中药创新药，应提供主要药效学试验资料，为进入临床试验提供试验证据。药物进入临床试验的有效性证据包括中医药理论、临床人用经验和药效学研究。根据处方来源及制备工艺等不同，以上证据所占有权重不同，进行试验时应予综合考虑。

药效学试验设计时应考虑中医药特点，根据受试物拟定的功能主治，选择合适的试验项目。

提取物及其制剂，提取物纯化的程度应经筛选研究确定，筛选试验应与拟定的功能主治具有相关性，筛选过程中所进行的药理毒理研究应体现在药理毒理申报资料中。如有同类成分的提取物及其制剂上市，则应当与其进行药效学及其他方面的比较，以证明其优势和特点。

中药复方制剂，根据处方来源和组成、临床人用经验及制备工艺情况等可适当减免药效学试验。

具有人用经验的中药复方制剂，可根据人用经验对药物有效性的支持程度，适当减免药效学试验；若人用经验对有效性具有一定支撑作用，处方组成、工艺路线、临床定位、用法用量等与既往临床应用基本一致的，则可不提供药效学试验资料。

依据现代药理研究组方的中药复方制剂，需采用试验研究的方式来说明组方的合理性，并通过药效学试验来提供非临床有效性信息。

中药改良型新药，应根据其改良目的、变更的具体内容来确定药效学资料的要求。若改良目的在于或包含提高有效性，应提供相应的对比性药效学研究资料，以说明改良的优势。中药增加功能主治，应提供支持新功能主治的药效学试验资料，可根据人用经验对药物有效性的支持程度，适当减免药效学试验。

安全药理学试验属于非临床安全性评价的一部分，其要求见"4.3 毒理学研究资料"。

药理学研究报告应按照以下顺序提交：

4.1.1 主要药效学

4.1.2 次要药效学

4.1.3 安全药理学

4.1.4 药效学药物相互作用

### 4.2 药代动力学研究资料

非临床药代动力学研究是通过体外和动物体内的研究方法，揭示药物在体内的动态变化规律，获得药物的基本药代动力学参数，阐明药物的吸收、分布、代谢和排泄的过程和特征。

对于提取的单一成分制剂，参考化学药物非临床药代动力学研究要求。

其他制剂，视情况（如安全性风险程度）进行药代动力学研究或药代动力学探索性研究。

缓、控释制剂，临床前应进行非临床药代动力学研究，以说明其缓、控释特征；若为改剂型品种，还应与原剂型进行药代动力学比较研究；若为同名同方药的缓、控释制剂，应进行非临床药代动力学比较研究。

在进行中药非临床药代动力学研究时，应充分考虑其成分的复杂性，结合其特点选择适宜的方法开展体内过程或活性代谢产物的研究，为后续研发提供参考。

若拟进行的临床试验中涉及与其他药物（特别是化学药）联合应用，应考虑通过体外、体内试验来考察可能的药物相互作用。

药代动力学研究报告应按照以下顺序提交：

4.2.1 分析方法及验证报告

4.2.2 吸收

4.2.3 分布（血浆蛋白结合率、组织分布等）

4.2.4 代谢（体外代谢、体内代谢、可能的代谢途径、药物代谢酶的诱导或抑制等）

4.2.5 排泄

4.2.6 药代动力学药物相互作用（非临床）

4.2.7 其他药代试验

**4.3 毒理学研究资料**

毒理学研究包括：单次给药毒性试验，重复给药毒性试验，遗传毒性试验，生殖毒性试验，致癌性试验，依赖性试验，刺激性、过敏性、溶血性等与局部、全身给药相关的制剂安全性试验，其他毒性试验等。

中药创新药，应尽可能获取更多的安全性信息，以便于对其安全性风险进行评价。根据其品种特点，对其安全性的认知不同，毒理学试验要求会有所差异。

新药材及其制剂，应进行全面的毒理学研究，包括安全药理学试验、单次给药毒性试验、重复给药毒性试验、遗传毒性试验、生殖毒性试验等，根据给药途径、制剂情况可能需要进行相应的制剂安全性试验，其余试验根据品种具体情况确定。

提取物及其制剂，根据其临床应用情况，以及可获取的安全性信息情况，确定其毒理学试验要求。如提取物立题来自于试验研究，缺乏对其安全性的认知，应进行全面的毒理学试验。如提取物立题来自于传统应用，生产工艺与传统应用基本一致，一般应进行安全药理学试验、单次给药毒性试验、重复给药毒性试验，以及必要时其他可能需要进行的试验。

中药复方制剂，根据其处方来源及组成、人用安全性经验、安全性风险程度的不同，提供相应的毒理学试验资料，若减免部分试验项目，应提供充分的理由。

对于采用传统工艺，具有人用经验的，一般应提供单次给药毒性试验、重复给药毒性试验资料。

对于采用非传统工艺，但具有可参考的临床应用资料的，一般应提供安全药理学、单次给药毒性试验、重复给药毒性试验资料。

对于采用非传统工艺，且无人用经验的，一般应进行全面的毒理学试验。

临床试验中发现非预期不良反应时，或毒理学试验中发现非预期毒性时，应考虑进行追加试验。

中药改良型新药，根据变更情况提供相应的毒理学试验资料。若改良目的在于或包含提高安全性的，应进行毒理学对比研究，设置原剂型 / 原给药途径 / 原工艺进行对比，以说明改良的优势。

中药增加功能主治，需延长用药周期或者增加剂量者，应说明原毒理学试验资料是否可以支持延长周期或增加剂量，否则应提供支持用药周期延长或剂量增加的毒理学研究资料。

一般情况下，安全药理学、单次给药毒性、支持相应临床试验周期的重复给药毒性、遗传毒性试验资料、过敏性、刺激性、溶血性试验资料或文献资料应在申请临床试验时提供。后续需根据临床试验进程提供支持不同临床试验给药期限或支持上市的重复给药毒性试验。生殖毒性试验根据风险程度在不同的临床试验开发阶段提供。致癌性试验资料一般可在申请上市时提供。

药物研发的过程中，若受试物的工艺发生可能影响其安全性的变化，应进行相应的毒理学研究。

毒理学研究资料应列出试验设计思路、试验实施过程、试验结果及评价。

毒理学研究报告应按照以下顺序提交：

4.3.1 单次给药毒性试验

4.3.2 重复给药毒性试验

4.3.3 遗传毒性试验

4.3.4 致癌性试验

4.3.5 生殖毒性试验

4.3.6 制剂安全性试验（刺激性、溶血性、过敏性试验等）

4.3.7 其他毒性试验

## （五）临床研究资料

### 5.1 中药创新药

5.1.1 处方组成符合中医药理论、具有人用经验的创新药

5.1.1.1 中医药理论

5.1.1.1.1 处方组成，功能、主治病证

5.1.1.1.2 中医药理论对主治病证的基本认识

5.1.1.1.3 拟定处方的中医药理论

5.1.1.1.4 处方合理性评价

5.1.1.1.5 处方安全性分析

5.1.1.1.6 和已有国家标准或药品注册标准的同类品种的比较

5.1.1.2 人用经验

5.1.1.2.1 证明性文件

5.1.1.2.2 既往临床应用情况概述

5.1.1.2.3 文献综述

5.1.1.2.4 既往临床应用总结报告

5.1.1.2.5 拟定主治概要、现有治疗手段、未解决的临床需求

5.1.1.2.6 人用经验对拟定功能主治的支持情况评价

中医药理论和人用经验部分的具体撰写要求，可参考相关技术要求、技术指导原则。

5.1.1.3 临床试验

需开展临床试验的，应提交以下资料：

5.1.1.3.1 临床试验计划与方案及其附件

5.1.1.3.1.1 临床试验计划和方案

5.1.1.3.1.2 知情同意书样稿

5.1.1.3.1.3 研究者手册

5.1.1.3.1.4 统计分析计划

5.1.1.3.2 临床试验报告及其附件（完成临床试验后提交）

5.1.1.3.2.1 临床试验报告

5.1.1.3.2.2 病例报告表样稿、患者日志等

5.1.1.3.2.3 与临床试验主要有效性、安全性数据相关的关键标准操作规程

5.1.1.3.2.4 临床试验方案变更情况说明

5.1.1.3.2.5 伦理委员会批准件

5.1.1.3.2.6 统计分析计划

5.1.1.3.2.7 临床试验数据库电子文件

申请人在完成临床试验提出药品上市许可申请时，应以光盘形式提交临床试验数据库。数据库格式以及相关文件等具体要求见临床试验数据递交相关技术指导原则。

5.1.1.3.3 参考文献

提供有关的参考文献全文，外文文献还应同时提供摘要和引用部分的中文译文。

5.1.1.4 临床价值评估

基于风险获益评估，结合中医药理论、人用经验和临床试验，评估本品的临床价值及申报资料对于拟定功能主治的支持情况。

说明：

申请人可基于中医药理论和人用经验，在提交临床试验申请前，就临床试验要求与药审中心进行沟通交流。

5.1.2 其他来源的创新药

5.1.2.1 研究背景

5.1.2.1.1 拟定功能主治及临床定位

应根据研发情况和处方所依据的理论，说明拟定功能主治及临床定位的确定依据，包括但不限于文献分析、药理研究等。

5.1.2.1.2 疾病概要、现有治疗手段、未解决的临床需求

说明拟定适应病证的基本情况、国内外现有治疗手段研究和相关药物上市情况，现有治疗存在的主要问题和未被满足的临床需求，以及说明本品预期的安全性、有效性特点和拟解决的问题。

5.1.2.2 临床试验

应按照"5.1.1.3 临床试验"项下的相关要求提交资料。

5.1.2.3 临床价值评估

基于风险获益评估，结合研究背景和临床试验，评估本品的临床价值及申报资料对于拟定功能主治的支持情况。

说明：

申请人可基于处方组成、给药途径和非临床安全性评价结果等，在提交临床试验申请前，就临床试验要求与药审中心进行沟通交流。

#### 5.2 中药改良型新药

5.2.1 研究背景

应说明改变的目的和依据。如有人用经验，可参照"5.1.1.2 人用经验"项下的相关要求提交资料。

5.2.2 临床试验

应按照"5.1.1.3 临床试验"项下的相关要求提交资料。

5.2.3 临床价值评估

结合改变的目的和临床试验，评估本品的临床价值及申报资料对于拟定改变的支持情况。

说明：

申请人可参照中药创新药的相关要求，在提交临床试验申请前，就临床试验要求与药审中心进行沟通交流。

#### 5.3 古代经典名方中药复方制剂

5.3.1 按《古代经典名方目录》管理的中药复方制剂

提供药品说明书起草说明及依据，说明药品说明书中临床相关项草拟的内容及其依据。

5.3.2 其他来源于古代经典名方的中药复方制剂

5.3.2.1 古代经典名方的处方来源及历史沿革、处方组成、功能主治、用法用量、中医药理论论述

5.3.2.2 基于古代经典名方加减化裁的中药复方制剂，还应提供加减化裁的理由及依据、处方合理性评价、处方安全性分析

5.3.2.3 人用经验

5.3.2.3.1 证明性文件

5.3.2.3.2 既往临床实践情况概述

5.3.2.3.3 文献综述

5.3.2.3.4 既往临床实践总结报告

5.3.2.3.5 人用经验对拟定功能主治的支持情况评价

5.3.2.4 临床价值评估

基于风险获益评估，结合中医药理论、处方来源及其加减化裁、人用经验，评估本品的临床价值及申报资料对于拟定功能主治的支持情况。

5.3.2.5 药品说明书起草说明及依据

说明药品说明书中临床相关项草拟的内容及其依据。

中医药理论、人用经验部分以及药品说明书的具体撰写要求，可参考相关技术要求、技术指导原则。

说明：

此类中药的注册申请、审评审批、上市监管等实施细则和技术要求另行制定。

#### 5.4 同名同方药

5.4.1 研究背景

提供对照同名同方药选择的合理性依据。

5.4.2 临床试验

需开展临床试验的，应按照"5.1.1.3 临床试验"项下的相关要求提交资料。

**5.5 临床试验期间的变更（如适用）**

获准开展临床试验的药物拟增加适用人群范围（如增加儿童人群）、变更用法用量（如增加剂量或延长疗程）等，应根据变更事项提供相应的立题目的和依据、临床试验计划与方案及其附件；药物临床试验期间，发生药物临床试验方案变更、非临床或者药学的变化或者有新发现，需按照补充申请申报的，临床方面应提供方案变更的详细对比与说明，以及变更的理由和依据。

同时，还需要对已有人用经验和临床试验数据进行分析整理，为变更提供依据，重点关注变更对受试者有效性及安全性风险的影响。

# 第二节　中药新药注册程序与审批

中药新药注册程序与审批分为四个阶段，第一阶段是药物临床试验注册申请，第二阶段是药品上市许可注册申请，第三阶段是关联审评审批申请，第四阶段是药品注册核查申请。省级药品监督管理部门负责初审，其内容是对申报资料进行形式审查，组织对研制情况及条件进行现场考察，抽取检验用样品，向指定的药检所发出注册检验通知。然后将审查意见、考察报告、申报材料上报国家药品监督管理局。指定的药检所负责样品检验和申报的药品标准复核。国家药品监督管理局负责对新药进行技术审批和所有资料的全面审定，对符合要求的予以批准，发给新药证书、药品批准文号，并发布该药品的注册标准和说明书。

## 一、中药新药注册程序与审批内容

### （一）中药新药临床研究注册和审批流程

药品注册申请人完成支持药物临床试验的药学、药理毒理学等研究后，根据中药制剂不同类别，按照申报资料要求提交相关研究资料，提出药物临床试验申请。经形式审查，申报资料符合要求的，予以受理。药品审评中心应当组织药学、医学和其他技术人员对已受理的药物临床试验申请进行审评。对药物临床试验申请应当自受理之日起六十日内决定是否同意开展，并通过药品审评中心网站通知申请人审批结果；逾期未通知的，视为同意，申请人可以按照提交的方案开展药物临床试验。申办者应当定期在药品审评中心网站提交研发期间安全性更新报告。研发期间安全性更新报告应当每年提交一次，于药物临床试验获准后每满一年后的两个月内提交。药物临床试验期间，申办者应当持续更新登记信息，并在药物临床试验结束后登记药物临床试验结果等信息。

《药品注册管理办法》第五十九条规定：药物临床试验期间，用于防治严重危及生命或者严重影响生存质量的疾病，且尚无有效防治手段或者与现有治疗手段相比有足够证据表明具有明显临床优势的创新药或者改良型新药等，申请人可以申请适用突破性治疗药物程序。第六十三条规定：符合治疗严重危及生命且尚无有效治疗手段的疾病的药品，药物临床试验已有数据证实疗效并能预测其临床价值的；公共卫生方面急需的药品，药物临床试验已有数据显示疗效并能预测其临床价值的；应对重大突发公共卫生事件急需的疫苗或者国家卫生健康委员会认定急需的其他疫苗，经评估获益大于风险的，申请人可以申请附条件批准。第六十八条规定：符合临床急需的短缺药品、防治重大传染病和罕见病等疾病的创新药和改良型新药；符合儿童生理特征的儿童用药品新品种、剂型和规格；疾病预防、控制急需的疫苗和创新疫苗；纳入突破性治疗药物程序的药品；符合附条件批准的药品；国家药品监督管理局规定其他优先审评审批的情形，申请人可以申请适用优先审评审批程序。第七十二条规定：在发生突发公共卫生事件的威胁时以及突发公共卫生事件发生后，国家药品监督管理局可以依法决定对突发公共卫生事件应急所需防治药品实行特别审批。

### （二）中药上市许可注册和审批流程

申请人在完成支持药品上市注册的药学、药理毒理学和药物临床试验等研究，确定质量标准，完成商业规模生产工艺验证，并做好接受药品注册核查检验的准备后，提出药品上市许可申请，按照申报资料要求提交相关研究资料。经对申报资料进行形式审查，符合要求的，予以受理。药品上市许可申请受理后，通用名称核准相关资料转药典委，药典委核准后反馈药品审评中心。药品审评中心还应当组织药学、医学和其他技术人员，按要求对已受理的药品上市许可申请进行审评。综合审评结论通过的，批准药品上市，发给药品注册证书。

《药品注册管理办法》第三十六条规定：符合境内已有相同活性成分、适应症（或者功能主治）、剂型、规格的非处方药上市的药品；经国家药品监督管理局确定的非处方药改变剂型或者规格，但不改变适应症（或者功能主治）、给药剂量以及给药途径的药品；使用国家药品监督管理局确定的非处方药的活性成分组成的新的复方制剂；其他直接申报非处方药上市许可的情形，申请人可以直接提出非处方药上市许可申请。

### （三）关联审评审批注册流程

药品审评中心在审评药品制剂注册申请时，对药品制剂选用的化学原料药、辅料及直接接触药品的包装材料和容器进行关联审评。生产企业应当按照关联审评审批制度要求，在登记平台登记产品信息和研究资料。药品审评中心向社会公示登记号、产品名称、企业名称、生产地址等基本信息，供药品制剂注册申请人选择。药品制剂申请人提出药品注册申请，可以直接选用已登记的化学原料药、辅料及直接接触药品的包装材料和容器；选用未登记的化学原料药、辅料及直接接触药品的包装材料和容器的，相关研究资料应当随药品制剂注册申请一并申报。药品审评中心在审评药品制剂注册申请时，对药品制剂选用的包装材料和容器进行关联审评。化学原料药、辅料及直接接触药品的包装材料和容器关联审评通过的，药品审评中心在化学原料药、辅料及直接接触药品的包装材料和容器登记平台更新登记状态标识，向社会公示相关信息。

### （四）药品注册核查流程

药品注册申请受理后，药品审评中心应当在受理后四十日内进行初步审查，需要药品注册生产现场核查的，通知药品核查中心组织核查，提供核查所需的相关材料，同时告知申请人以及申请人或者生产企业所在地省、自治区、直辖市药品监督管理部门。药品核查中心原则上应当在审评时限届满四十日前完成核查工作，并将核查情况、核查结果等相关材料反馈至药品审评中心进行综合审评。

### （五）中药新药注册审批工作时限

药品监督管理部门收到药品注册申请后进行形式审查，应当在五日内作出受理、补正或者不予受理决定。

药品注册审评时限，按照以下规定执行：

1.药物临床试验申请、药物临床试验期间补充申请的审评审批时限为六十日。

2. 药品上市许可申请审评时限为二百日，其中优先审评审批程序的审评时限为一百三十日，临床急需境外已上市罕见病用药优先审评审批程序的审评时限为七十日。

3. 单独申报仿制境内已上市化学原料药的审评时限为二百日。

4. 审批类变更的补充申请审评时限为六十日，补充申请合并申报事项的，审评时限为八十日，其中涉及临床试验研究数据审查、药品注册核查检验的审评时限为二百日。

5. 药品通用名称核准时限为三十日。

6. 非处方药适宜性审核时限为三十日。

关联审评时限与其关联药品制剂的审评时限一致。

药品注册核查时限，按照以下规定执行：

1. 药品审评中心应当在药品注册申请受理后四十日内通知药品核查中心启动核查，并同时通知申请人。

2. 药品核查中心原则上在审评时限届满四十日前完成药品注册生产现场核查，并将核查情况、核查结果等相关材料反馈至药品审评中心。

药品注册检验时限，按照以下规定执行：

1. 样品检验时限为六十日，样品检验和标准复核同时进行的时限为九十日。

2. 药品注册检验过程中补充资料时限为三十日。

3. 药品检验机构原则上在审评时限届满四十日前完成药品注册检验相关工作，并将药品标准复核意见和检验报告反馈至药品审评中心。

行政审批决定应当在二十日内作出。

药品监督管理部门应当自作出药品注册审批决定之日起十日内颁发、送达有关行政许可证件。

## 二、中药新药现场核查

新药注册现场核查包括研制现场核查和生产现场检查 2 个方面。根据国家食品药品监督管理局制定的《药品注册现场核查管理规定》，主要对其所受理药品注册的药学、药理毒理、临床试验、样品试制情况，及上市申请的样品批量生产过程与核定或申报的生产工艺符合性进行核查，以确保申报资料的真实性、准确性和完整性。

### （一）研制现场核查要点

#### 1. 药学方面

（1）工艺及处方研究

①研制人员是否从事过该项研制工作，并与申报资料的记载一致。

②工艺及处方研究是否具有与研究项目相适应的场所、设备和仪器。

③工艺及处方研究记录是否有筛选、摸索等试验过程的具体内容，工艺研究及其确定工艺的试验数据、时间是否与申报资料一致。

（2）样品试制

①样品试制现场是否具有与试制该样品相适应的场所、设备，并能满足样品生产的要求，临床试验用样品和申报生产样品的生产条件是否符合《药品生产质量管理规范》的要求。申报生产所需样品的试制是否在本企业生产车间内进行。

②样品试制所需的原辅料、药材和提取物、直接接触药品的包装材料等是否具有合法来源

（如供货协议、发票、药品批准证明性文件复印件等）。

③原辅料、药材和提取物、直接接触药品的包装材料等购入时间或供货时间与样品试制时间是否对应，购入量是否满足样品试制的需求。

④样品试制用的原辅料及直接接触药品的包装材料是否有检验报告书。

⑤样品试制是否具有制备记录或原始批生产记录，样品制备记录项目及其内容应齐全，如试制时间、试制过程及相关关键工艺参数、中间体检验记录等。

⑥样品试制量、剩余量与使用量之间的关系是否对应一致。

⑦尚在进行的长期稳定性研究是否有留样，该样品所用直接接触药品的包装材料是否与申报资料一致。

⑧申报生产所需样品的原始生产记录是否与申报工艺对应。

（3）质量、稳定性研究及样品检验

①研究人员是否从事过该项研究工作，并与申报资料的记载一致。

②质量、稳定性研究及检验现场是否具有与研究项目相适应的场所、设备和仪器。

③研究期间的仪器设备是否校验合格，是否具有使用记录，记录时间与研究时间是否对应一致，记录内容是否与申报资料一致。

④用于质量、稳定性研究的样品批号、研究时间与样品试制时间的关系是否相对应。

⑤对照研究所用对照药品是否具有来源证明。

⑥所用的对照品／标准品是否具有合法来源，如为工作对照品，是否有完整的标化记录。

⑦质量研究各项目以及方法学考察内容是否完整，各检验项目中是否记录了所有的原始数据，数据格式是否与所用的仪器设备匹配，质量研究各项目（鉴别、检查、含量测定等）是否有实验记录、实验图谱及实验方法学考察内容。

⑧质量研究及稳定性研究实验图谱是否可溯源，IR、UV、HPLC、GC 等具有数字信号处理系统打印的图谱是否具有可追溯的关键信息（如带有存盘路径的图谱原始数据文件名和数据采集时间），各图谱的电子版是否保存完好；需目视检查的项目（如薄层色谱、纸色谱、电泳等）是否有照片或数码照相所得的电子文件。

⑨质量研究及稳定性研究原始实验图谱是否真实可信，是否存在篡改图谱信息（如采集时间）、一图多用等现象。

⑩稳定性研究过程中各时间点的实验数据是否合乎常规，原始记录数据与申报资料是否一致。

（4）委托研究　其他部门或单位进行的研究、试制、检测等工作，是否有委托证明材料。委托证明材料反映的委托单位、时间、项目及方案等是否与申报资料记载一致。被委托机构出具的报告书或图谱是否为加盖其公章的原件。必要时，可对被委托机构进行现场核查，以确证其研究条件和研究情况。

**2. 药理毒理方面**

（1）研究条件

①是否建立实验研究相关的管理制度，并在研究中予以执行。

②研究人员是否从事过该项研究工作，并与申报资料的记载一致。

③研究现场是否具有与研究项目相适应的场所、设备和仪器。

④研究期间的仪器设备是否校验合格，是否具有使用记录，记录时间与研究时间是否对应一致，记录内容是否与申报资料一致。

（2）实验动物

①是否具有购置实验所用动物的确切凭证。

②实验动物购置时间和数量是否与申报资料对应一致。

③购置实验动物的种系、等级、合格证号、个体特征等是否与申报资料对应一致。

④实验动物的饲养单位应具备相应的资质，实验动物为本单位饲养繁殖的，是否能提供本单位具有饲养动物的资质证明及动物饲养繁殖的记录。

（3）原始记录

①各项实验原始记录是否真实、准确、完整，是否与申报资料一致。

②原始记录中的实验单位、人员、日期、数据以及实验结果等是否与申报资料一致。

③原始资料中供试品、对照品的配制、储存等记录是否完整，是否和申报资料中反映的情况相对应。

④原始图表（包括电子图表）和照片是否保存完整，与申报资料一致。

⑤组织病理切片、病理报告及病理试验记录是否保存完整并与申报资料一致；若病理照片为电子版，是否保存完好。

（4）委托研究　其他部门或单位进行的研究、试制、检测等工作，是否有委托证明材料。委托证明材料反映的委托单位、时间、项目及方案等是否与申报资料记载一致。被委托机构出具的报告书或图谱是否为加盖其公章的原件。必要时，可对被委托机构进行现场核查，以确证其研究条件和研究情况。

**3. 临床方面**

（1）临床试验条件

①临床试验单位及相关专业是否具备承担药物临床试验的资格，是否具有《药物临床试验批件》及伦理委员会批件。

②临床试验管理制度的制定与执行情况是否一致。

③试验人员是否从事过该项研究工作，其承担的相应工作、研究时间是否与原始记录和申报资料的记载一致。

④临床试验设备、仪器是否与试验项目相适应，其设备型号、性能、使用记录等是否与申报资料一致。

（2）临床试验记录

①知情同意书的签署：知情同意书是否由受试者或其法定代理人签署。必要时对受试者进行多方核实，以了解其是否在试验期间参加过该项临床试验，是否知情等情况。

②临床试验用药物的接收和使用：A. 试验用药品的批号是否与质量检验报告、临床试验总结报告、申报资料对应一致；B. 试验用药品的接受、使用和回收是否有原始记录，发放者是否均有签名，药物的接受数量、使用数量及剩余数量之间的关系是否对应一致；C. 试验用药品的用法用量及使用总量是否与受试者用药原始记录、临床试验报告对应一致。

③临床试验数据的溯源：A. 病例报告表（CRF）与原始资料（如：原始病历、实验室检查、影像学检查、ECG、Holter、胃镜、肠镜等检查的原始记录等）以及申报资料是否对应一致；B. 原始资料中的临床检查数据是否能够溯源，必要时对临床检验部门（如临床检验科、影像室、各种检查室等）进行核查，以核实临床检查数据的真实性；C. 临床试验过程中是否对发生严重不良事件（SAE）、合并用药情况进行记录，是否与临床总结报告一致；D. 申报资料临床试验总结报告中完成临床试验的病例数与实际临床试验病例数应对应一致。

④药代动力学与生物等效性试验中原始图谱是否能够溯源：A.纸质图谱是否包含完整的信息，并与数据库中电子图谱一致；B.原始图谱及数据是否与临床试验总结报告对应一致；C.进样时间（或采集时间）是否与试验时间、仪器使用时间对应一致；D.图谱记录的测试样品编号是否与相应受试者血标本编号的记录对应一致。

⑤统计报告是否与临床试验总结报告一致。

（3）委托研究　其他部门或单位进行的研究、检测等工作，是否有委托证明材料。委托证明材料反映的委托单位、时间、项目及方案等是否与申报资料记载一致。被委托机构出具的报告书或图谱是否为加盖其公章的原件。必要时，可对被委托机构进行现场核查，以确证其研究条件和研究情况。

## （二）生产现场检查要点

### 1. 机构和人员

（1）企业建立的药品生产和质量管理组织机构是否能够确保各级部门和人员正确履行职责。

（2）参与样品批量生产的各级人员，包括物料管理、样品生产、质量检验、质量保证等人员是否具备履行其职责的实际能力。

（3）样品批量生产前上述人员是否进行过与本产品生产和质量控制有关的培训及药品 GMP 培训，并有培训记录。

### 2. 厂房与设施、设备

（1）生产厂房及其设施、生产设备、仓储条件等是否满足样品批量生产要求。

（2）生产批量与其实际生产条件和能力是否匹配。

（3）如不是专用生产线，样品与原有产品安全生产带来的风险是否被充分评估，并能有效防止交叉污染。

（4）为增加该产品生产，原有厂房与设施、设备是否作相应的变更，变更是否经批准并经验证。如为新建企业或车间，批量生产前与产品生产相关的厂房与设施、关键设备是否经确认（IQ/OQ/PQ）。

### 3. 原辅料和包装材料

（1）对生产过程所需的原辅料和包装材料购入、储存、发放、使用等是否制定管理制度并遵照执行。

（2）上述物料是否具有合法来源并与注册申报一致，如有变更，是否经批准。

（3）是否对购入的原辅料、直接接触药品的包装材料等取样检验并符合质量标准要求。

（4）是否对关键原辅料、直接接触药品的包装材料供货商进行审计并经质量管理部门批准。

### 4. 样品批量生产过程

（1）是否制定样品生产工艺规程，工艺规程的内容与核定的处方、工艺以及批生产记录的内容是否一致。

（2）是否进行工艺验证，验证数据是否支持批量生产的关键工艺参数。

（3）清洁方法是否经验证。

（4）生产现场操作人员是否遵照工艺规程进行操作。

（5）批记录内容是否真实、完整，至少包括以下内容：①产品名称、规格、生产批号；②生产以及重要中间工序开始、结束的日期和时间；每一生产工序的负责人签名；③重要生产工序操作人员的签名；必要时，还应有操作（如称量）复核人员的签名；④每一原辅料的批号和（或）

检验控制号以及实际称量的数量（包括投入的回收或返工处理产品的批号及数量）；⑤所有相关生产操作或活动，以及所用主要生产设备的编号；⑥中间控制和所得结果的记录以及操作人员的签名；⑦不同生产工序所得产量及必要的物料平衡计算；⑧特殊问题的记录，包括对偏离生产工艺规程偏差情况的详细说明，并经签字批准；⑨批检验报告单。

（6）关键生产设备使用记录时间与批量生产时间是否一致。

（7）已生产批次样品的使用量、库存量与实际生产量是否吻合。

（8）样品生产使用物料量、库存量与总量是否吻合。

**5. 质量控制实验室**

（1）是否具有样品及相关原辅料检验所需的各种仪器设备、标准物质。

（2）检验仪器、设备是否经检定合格，各仪器是否有使用记录。

（3）是否有委托检验，如有委托是否符合相关规定。

（4）质量控制部门是否具有与样品相关的文件：①与核定标准一致的质量标准；②取样规程和记录；③检验操作规程和记录；④检验方法验证记录。

（5）是否按规定留样并进行稳定性考察。

## 第一节　中药新药选题、研究方案的设计与立题

中药新药研发是一项系统工程，涉及上游基础研究、应用基础研究和下游的应用研究，需要整合多学科的知识进行总体设计。同时，作为临床疾病预防和治疗的重要手段，中药新药研发需要遵循自身的规律和特点，体现临床优势和价值。因此，在进行中药新药选题时，必须充分考虑中药创新研发过程中存在的关键瓶颈问题，还必须考虑中药新药开发的前景、企业的经济效益和社会效益。

### 一、中药新药选题的原则

#### （一）以中医药理论为指导

按照2020年7月1日开始实行的中药药品注册分类，中药新药大多数为中药复方，而中药复方是针对特定病症多味中药的有机组合，处方组成应符合中医"理法方药"的原则，方中君、臣、佐、使关系应明确。中药处方中所用的每味中药都有它确切的性味、归经及主治病症，但每味药物所含成分众多，所呈现的作用是多向性的，不少药物还有明显的毒性作用和不良反应，药物配伍、用量等不当都会影响药物的疗效甚至加重病情。因此，中药新药选题就必须以中医药理论为指导，结合现代的病理学和药理学等，运用现代科学技术，以不同疾病的病症为研究对象，进行综合研究。

#### （二）面向国家重大战略需求的原则

中药新药研发关乎国民健康、医疗事业和产业发展，因此，中药新药研发首先要面向国家的重大战略需求，解决临床迫切问题，满足提高国民医疗健康水平的需要。可重点关注以下几个方面。

**1. 重大常见疾病**　重大常见疾病一直是国家新药创制支持和鼓励的重点方向，自"十一五"以来，国家"重大新药创制""重点研发计划"等重大科技项目中，分别将心血管疾病、恶性肿瘤、代谢类研究、呼吸系统疾病、免疫性疾病等重大病列为重点支持领域。中药新药研发应对这些领域给予更多的关注。

**2. 难治性疾病**　难治性疾病对人类健康的威胁亦很大，开发有效的治疗药物，解决难治性疾病的治疗问题，符合国家重大战略需求，是中药新药研发的重要方向。

**3. 重大健康事件**　重大健康事件的防控是举国体制疾病防控的重要内容。近年来，感染性疾病频发，已成为对人类健康的重大威胁，特别是 2020 年以来，新冠疫情的全球暴发，形成全球联合抗疫新模式，并且，抗疫期间中医药发挥的重要作用，也为未来中药新药的开发和"国内国际双循环"格局下的市场路径提供了新的机遇。

### （三）坚持以临床需求为核心的原则

作为祖国医学的重要组成部分，中药一直是源于临床并应用于临床，这是中药新药研发的重要特点。实施从源于临床的中药作为开发起点，经过药学和生物学研究形成中药新药，再经临床试验，以循证中药学研究，获得更优的临床证据，然后实现其临床价值。坚持以临床需求为核心的原则需具有以下几方面的含义：

**1. 满足临床需求**　中药新药研究的目的是满足临床用药需求，基于该目的的新药研究必须以临床需求为导向。临床需求主要反映在以下几个方面：①疾病的发病率及流行病学特点；②针对现行干预手段和临床方案存在的问题；③患者的临床获益诉求；④体现与同类药物的比较优势。通过中药新药研发，解决以上问题，为临床提供有效的治疗药物。

**2. 体现临床价值**　应用循证医学原则和方法肯定新药的核心价值是临床价值。药品是人类用于防病治病的主要工具，针对特定的疾病临床上采取不同的干预手段和治疗药物。从根本意义上讲，所有药物都是用于治疗疾病的，但不同药物会承担不同的角色，发挥不同的作用，联合用药也多见于临床。如中药在肿瘤的放化疗中的减毒增效、抗哮喘药物的糖皮质激素 + β - 受体激动剂的协同增效，以及我国抗击新冠疫情中的中医药方案等。不论何种新药，必须满足和体现在现有疗法和药物中新药的特有的临床价值。

**3. 针对用药习惯和方式**　不可否认，临床用药和临床方案存在固有认识和用药习惯，这些用药原则和方式体现在临床方案中，如肿瘤"三阶梯疗法"、放化疗与中药辅助用药、抗炎与 β 受体激动剂治疗咳喘等。事实上，针对特定的疾病，中药与化学药各具不同特点和优势，是发挥各自作用的不同角色。在一定程度上，基于临床经验，已形成固有的临床认知和用药习惯。因此，新药研发过程中应对现有的临床方案和用药习惯给予高度的重视。

**4. 凸显中药临床优势**　与化学药相比，中医药在某些方面存在独特的优势，同时，在另一些方面，也存在弱势和不足。中药新药研发要始终突出中医药特色，辨证论治、扬长避短、凸显优势是中药新药研发必须遵循的原则，首先要选择中医临床优势病种进行新药开发；其次，突出中医药的临床作用特点和比较优势；最后，基于中医理论对疾病的认识和药物干预原则（治则）进行临床定位、处方选择和科研设计。

**5. 注重临床证据**　中药新药基于中医理论，源于临床经验。新药研发中临床证据至关重要。特别是复方中药，其主要来源于经典古方、现代临床经验方（包括医院制剂）和民间验方。复方新药选择应考虑以下因素：①中医药临床优势病种；②处方来源的人种药理学经验及背景、医疗实践活动的背景，针对人群体质特点，处方沿革与应用源流；③医家的医学流派、倾向、特长；④处方所用药味的本草源流，一脉相承、沿革与变迁特点；⑤现代人群体质特点及其发病、转化及转归规律；⑥组方、药味的药理作用特点；⑦配伍原理；⑧现代临床应用资料。

### （四）以企业需求和市场为导向

中药新药在制药企业实现产业化生产，制药企业是新药选题立项、科研投入的主体，是新药研发价值驱动的原动力。中药新药研发要以企业需求和市场为导向，企业的规模、经营理念、产品结构、产品管线、市场品牌、商业渠道等都是决定新药选项的重要因素。研发机构应与企业形成研发理念的共识，同时，应落实上游研发成果向下游转化的顺利衔接，并做好上市后继续提供持续的技术支持。此外，新药研发一定要考虑药物经济学因素，从资源、成本等方面，与现有疗法、同类药物进行"性价比"的分析，为患者、企业双方获益提供保证。

### （五）创造性原则

在科学技术发展成为人类重要活动的今天，国际上的经济竞争，归根到底是科学技术发展的速度与水平的竞争。因此，选题是否具有竞争性是关系到出成果、出人才的关键问题。对中药新药选题来说，拟开展的中药新药研发是不是一种创造性的工作，是否具有自己的特色，这都是关系到中药新药竞争力的问题。因此，选题时对中药新药的处方设计、剂型、制备工艺、质量控制、基础实验以及临床观察等方面，都要在继承中医药传统理论和经验的基础上，结合现代科学技术加以考虑，否则就难以研发出有特色的中药新药，就没有竞争力。

### （六）可行性原则

坚持选题的可行性原则，即考虑完成课题的条件，选题时分析课题的价值、难易程度，预期达到课题目标所必须具备的客观条件，要从研究方案，课题的组织领导，研究人员的年龄、结构、素质、水平、专业组成，研究试验必需的仪器和设备，拟报批投产企业的技术设备条件，研究经费，主客观条件的相互结合与联系等方面进行综合评估。对中药新药的研究开发来说，科研人员必须有较坚实的中医中药知识，同时具有一定的现代科学知识和技能。只有将中医药传统理论、经验与现代科学知识、技术结合起来，才有可能研发出具有时代特点的中药新药。

### （七）效益性原则

效益主要包括科学效益、社会效益和经济效益。所谓科学效益就是选题对本学科从学术上、科学价值上的推动作用。科学效益是社会效益和经济效益的基础和保证。对基础研究领域来说，探索性强，消耗性大，可能完全没有经济效益。或者只有"潜在经济效益"，但科学价值很大，对这一类型的科研成果不宜评价经济效益。但对多数应用研究来说，一般多以经济效益作为指标来评价成果的价值性。如果科研成果达不到提高经济效益的目的，企业或使用部门就不愿推广应用，而无人推广应用的应用性研究成果对于国民经济的发展是毫无益处的。因此，研发的中药新产品只有被企业所采用，转化为直接的生产力，才会带来可见的、现实的经济效益，即"实在经济效益"。新药也只有投产后成为商品药，才能使广大患者得到治疗，恢复健康，才能"夺取全面建成小康社会决胜阶段的伟大胜利，实现'两个一百年'奋斗目标、实现中华民族伟大复兴的中国梦"，获得间接的科学技术经济效益，即"社会效益"。因此，中药新药的研发，应以社会效益和经济效益作为衡量和验证选题正确的尺度和标准。片面地强调经济效益，而忽视社会效益是不对的。如果中药新药的技术含量低，产品质量不高，无论怎样宣传，也只能是"一过性产品"，很快就会自我淘汰。因此，积极采用新技术、新辅料、新工艺、新剂型是十分重要的。此外，选题过程中还必须将人力、物力和时间等合理运用，考虑经济技术的合理性，如果远离客观条件允许的范围，生产工艺复杂，投资额大，耗能高，效益低，则新药也难以推广使用。

### 二、研究方案的设计

当研究人员根据信息，拟定了研究课题后，应该设计一个完整的研究方案，或结合课题计划任务书或合同书，按规定的目标要求将技术途径、方法和步骤以书面的形式表达出来，即研究方案的设计。

## （一）研究方案的设计方向

目前常从"以临床为导向""基于新药研发全过程和药品全生命周期"二个方面开展研究方案的设计：

**1. 以临床为导向的研究方案设计**

（1）基于临床功效的表达方式制备工艺设计　提取纯化及制剂工艺是中药新药研发的重要内容，其工艺设计应基于临床功效的表达方式，即处方的功效表达路径。目前中药新药研发存在许多误区，往往更多关注于药物的化学成分而忽视了处方的整体性；只看到药物的药效物质基础而忽视了"性、味"及其物质基础在处方配丛及临床功效中的作用，因而背离了中医理论及方 – 证对应治则的初衷。因此，中药新药研发的工艺设计应基于中医理论对疾病的认识，以"病 – 证 – 方 – 药 – 工 – 剂"递进关联思维，从处方有效性获取的角度，进行科学合理地提取纯化及制剂工艺设计、工艺路线筛选和工艺参数优化，最后确定合理的提取纯化和制剂工艺。

（2）基于临床病 – 证结合建立药效学模型和评价指标　"辨证论治"是中医理论的精髓和中药临床运用的特点，"病 – 证"结合是中药新药研发的临床定位方式，而"功能 + 主治"是中药作用的一般表述方式。因此，中药新药药效学评价方法应用反映以上三个方面的特点。基于中医对疾病的认识，在动物模型的建立上，既要符合疾病的特点，又要反映中医证候特点；在评价指标上，既要有治疗疾病的客观指标，又要有反映药物功能的客观指标；同时，从中药配伍理论出发，尽量挖掘中药多组分复杂体系在不同靶点、通路和功效网络的协同作用，以反映组方的作用特点和比较优势，提供新药研发的充分实验依据。

（3）基于中药有效性表达特点的质量控制方法的建立　中药质量控制方法的合理性主要取决于质控指标与其安全性、有效性的关联度。中药有效性的表达方式非常复杂，单一指标的质控方法显然差强人意。刘昌孝院士针对中药生物属性、制造过程及配伍理论等自身医药体系的特点，整合多学科知识，提出"中药质量标志物"的核心质量概念，以此统领中药质量研究，进一步密切中药有效性 – 物质基础 – 质量控制指标成分的关联度。中药质量标志物的提出，有利于建立中药全程质量控制及质量溯源体系。质量研究与质量标准的制订是中药新药研发的重要内容，中药质量标志物的理论和方法与中药新药质量标准制定的原则与目标一致，以中药质量标志物概念为统领，有利于科学有效地控制中药新药的安全性和有效性，提高质量控制水平，并有利于建立基于"一致性"的质量控制体系。

（4）基于中药临床干预方式和特点的临床试验方案设计　中药新药源于临床，最后还要回归临床，临床始终是中药新药研发的核心环节。同时，中药新药有别于化学药，从其自身特点出发，并以寻求比较优势为目的，中药新药的临床定位及其实验方案的设计就显得十分重要。循证中医药研究 20 年的发展，学习和借鉴已有的成功的中药新药临床研究设计理念和经验，肯定会有利于提高临床研究的质量和效率。因此，临床方案设计的入选病例标准、疗效判定标准和客观指标应尽量反映中医药的治疗特点。同时，基于新药的临床价值、作用特点以及临床应用的方式，实现临床经验 – 非临床药效学研究 – 临床方案设计和临床研发的联动，通过"转化"和"逆转化"研究，发现新药的临床特点，聚焦临床定位。

**2. 基于新药研发全过程和药品全生命周期进行研究方案设计**　中药新药研究是一项涉及多学科的理论知识和集成的共性关键技术的系统工程，是以药品生产和临床应用为最终目的的多学科结合的应用基础研究和应用研究，任何一个环节的缺失和不匹配都会导致整个项目的夭折和产业化失败，充分体现"木桶效应"的特点。

中药新药研发涉及选题定位 – 新药发现 – 成药性研究 – 临床前研究 – 临床评价 – 产业化转化 – 上市后临床价值的深入挖掘以及先进制造全过程的多个环节。中药新药研发要以整体视角、普遍联系的思维进行研究方案设计，关注各环节的关联关系和传递规律。临床前研究涉及选题定位、特点发现、成药性评价、非临床的有效性和安全性评价以及工艺质量等核心环节。由于其涉及多学科理论知识和关键技术，因此需要建立系统的创新体系，实现知识和技术的整合、贯通和传递。

从药品全生命周期的角度，中药新药的形成涉及中药基原植物 – 药材 – 饮片 – 提取物 – 制剂 – 药物传输与体内过程直至发挥临床疗效的递进过程。以整体视角认识药物形成过程，可将药物形成过程分为中药原料形成过程、药物制备过程以及药物体内过程，整个过程是一个中药有效性及其物质基础的传递过程；而按新药研发的流程认识，整个过程又是知识的贯通整合过程。中药原料形成过程，也是中药有效物质形成过程，应基于中药生物有机体在个体发育和系统发育过程中遗传和变异的特点和规律，以系统生物学进行统领和认识；中药的药物制备过程是复杂化学体系的复杂多样的变化过程，也是中药有效性及其物质基础组合、传递、变化过程，应以化学系统观认识和统领；药物体内过程是中药的物质基础传递、暴露及有效性的表达过程，应以中医理论和系统论的观点认识和统领。

## （二）研究方案的设计策略与技术路径

按照 2020 年 7 月 1 日起实施的《中药注册分类及申报资料要求》，中药新药分为中药创新药、中药改良型新药、古代经典名方中药复方制剂、同名同方药 4 类，根据不同类别新药临床价值特点、技术要求以及注册要求，不同研发和生产主体应针对性制定研究方案的设计策略。

**1. 中药创新药研究方案的设计策略**

（1）来源于天然植物、动物、矿物提取物的中药创新药　按照 2020 年 7 月 1 日起实施的《中药注册分类及申报资料要求》，该类新药属于中药新药 1.2 类，与以往注册分类比较，应属于原新药注册分类 1 类和 5 类，即通常所指有效成分和有效部位新药范畴。该类新药的研发，需要集中突出"创新性"的特点。

①课题来源：无论是源于中药、民族药还是民间药的天然产物，传统用药经验都是重要的线索和依据；其次，由于天然产物的生物合成具有特定的规律，植物种群及其亲缘关系、次生代谢产物的地理、生态依赖性等都是新药发现和选题的重要线索；当然，医学体系特长、流行病学和优势病种也是新药选题需要关注的因素。最后，由于该类创新药没有中药配伍的优势，所以必须直面化学药，体现比较优势和临床价值。该类新药研发周期长、投入大、创新程度要求高，企业应根据自身的发展要求合理定位。

②新药筛选：靶点与表型结合的筛选方法应该是该类新药的筛选方法。根据适应证的需要、纯度及不同的研发阶段，可以选择性地有所侧重。

③成药性评价：成药性评价是创新药研发的关键环节，一个好的候选药物必须满足成药性要求才有可能开发成一个中药新药。长期以来，由于对成药性评价重视不够，上游的基础研究不能向下游应用开发有效转化，致使大量新药研发阶段性成果夭折。因此，需要加强成药性研究，面向临床价值与产业化实施进行成药性评价。

④有效性与安全性：有效性与安全性方面成药性评价应针对临床价值和与现有药物进行比

较，通常需采取与疾病相关的整体动物模型，以"金指标"推断出其临床优势和作用特点。

⑤制备工艺的可实现性：制备工艺应针对工业过程，实现小试－中试－大生产全过程的物质传递的一致性和工艺参数放行。同时应考虑资源、成本、环保等因素，保证项目能够产业化实施。

⑥药剂学实现的可行性：根据药物的体内过程和拟定的药物传输途径，进行物理药剂学和生物药剂学研究，解决相关技术问题，落实制剂学的可实现性。

（2）复方中药新药　复方是中药临床应用的主要形式，最能体现中药的配伍理论和协同作用优势。因此，复方中药新药是中药创新药的主要内容。复方新药的研发应集中体现中医理论特点，凸显中药配伍优势。

在选题方面，应选择中医药临床优势病种，针对临床治疗需求、现有疗法和现有药物，提出临床治疗问题，聚焦治疗领域和选题方向。

复方中药新药的处方来源一般包括古方、临床经验方（包括院内制剂）、民间方。应体现以下优势和要求：①医家经验和临床特长；②临床证据；③成药性的可行性（如药味多少、处方剂量、原料合规、工艺实现可行性、产业化）等。

**2. 中药改良型新药研究方案的设计策略**　改良型新药是指改变上市后中药的给药途径、剂型，且具有临床优势和特点，或增加功能主治的制剂。

改良型新药应具有"必要"与"合理"性依据。现有很多药物存在或多或少的问题，需要从改变剂型、给药途径、改变制备工艺和增加新的适应证等方面进行改良，以提高疗效、降低毒性，提高临床价值。

**3. 经典名方新药研究方案的设计策略**　经典名方新药是中药新药注册分类的 3.1 类，按照新药注册要求，"一致性"是最重要的要求。即经典名方新药与古方用法物质基准的"一致"，实质上是经典名方制剂与古代经典名方汤剂有效性的一致。

经典名方制剂的开发应把握以下几个关键环节。

（1）古方关键信息的考证　传统医药经验是经典名方新药研发的依据与基石，是建立在经典名方的处方药味、炮制方法、用量、煎煮方法以及服用剂量的基础之上。古方关键信息的考证尤其要重视古方当时历史年代的药材基原品种、用药习惯、炮制方法以及度量衡的变化，并且反映医家从事医疗活动的地域特征以及疾病人群的体质特点。同时，也要从发展的视角厘清古方沿革应用的演变过程，明确新药研发的核心依据。

（2）关键质量属性的提炼　经典名方新药不同于创新型新药和改良型新药，其不强调"优效"，而是要求"一致"，即经典名方"新药制剂"与古代经典名方"汤剂"安全性、有效性的一致。而"关键质量属性"最能反映安全性与有效性的本质内涵，又是新药研发过程中"一致性"评价最有效的抓手。重视关键质量属性的提炼是保证"一致性"的关键。关键质量属性的提炼应基于中医理论，从疾病的病因病机出发，根据医家的遣药组方法理，分析组方各药味的功能作用，在此基础上，关联与功能作用相关的药理作用及其可能的物质基础，逐步聚焦到能反映关键质量属性的化学物质。

（3）基于一致性和制造全过程优质产品的生产　传统制法获得"汤剂"与现代工业大生产制备的颗粒剂存在天然的鸿沟，需要在工艺路线、工艺参数以及设备条件等方面，通过科学细致的研究，才能架起二者之间的桥梁，满足经典名方新药"一致性"要求。同时，经典名方新药要求生产出优质产品，因此需要建立全过程的优质产品生产制造和质量控制体系。

**4. 技术路径**

（1）基于传统药物经验和系统与进化植物学理论的中药新药先导化合物发现技术 中药和天然药物主要来源于植物的次生代谢产物，按照系统与进化植物学理论，植物药形成不但与其个体发育过程密切相关，其化学成分的类型还可追溯到其系统发育过程，如种系发生、起源与演化、分布与散播途径、共祖近度、进化速率、地质历程、生态历程等。并且存在以下规律：①单元发生的类群具有共同的祖先（祖种），大多数属是一个自然的类群。②属内各成员之间的差异无不打上地质历程和生态历程的烙印。③与祖种亲缘关系近的类群含有该属的原始化学成分，分布于属的起源中心或原始种保存地；与祖种亲缘关系较远的类群含有该属的新生（进化）化学成分，分布于属的进化中心或多样性中心或分布区边缘。④近缘类群随地理梯度和生态梯度具有各式各样的替代现象。例如，作为藏医药临床实践地和藏药材主产地的青藏高原，具有独特的地质特点和植物区系特色。在大陆漂移过程中，欧亚板块与印度板块撞击致使喜马拉雅山脉隆起和青藏高原抬升，因而青藏高原具有独特的地质特点和植物区系特色。藏医药经验基于藏族人群体质和病理特点，重点针对流行病学的地区和人群的多发病，基于疾病的认识和药物干预原则，其遣药组方又带有明显的医学体系色彩。该地区是南、北古陆和古地中海的交接处，既有东亚植物区系成分，又有不少古地中海和中亚成分，既有第三纪以前的孑遗成分，又不断出现新生类型，同时保留了演化过程的中间类型，新老兼备、各方交汇，垂直分布明显，有许多替代现象。青藏高原植物区系特点明显，在新药发现过程中具有重要的价值。在新药发现过程中结合亲缘关系学、植物区系地理学理论、生源途径假说以及民族民间药物学经验，可进一步明确新药的目标植物类群及其地理定位，最后聚焦活性成分和功效的地理定位，避免盲目性，提高新药发现效率。

（2）基于"全息指纹技术"的中药新药提取纯化技术 针对中药复杂体系特点，以"病－证－方－药－物－效"六位一体的递进性关联思维为依据，建立以全息指纹图谱技术为核心、整合中医理论与药效学评价的中药提取优化方法，开展中药新药提取纯化技术研究。

基于中医理论和复方中药复杂体系作用原理特点和多成分、多靶点的特性，针对目前中药复方提取方法局限性和技术瓶颈，刘昌孝院士的研究团队提出了源于临床疗效的中药复杂体系活性物质群的有效获取策略；构建了"病－证－方－药－物－效"六位一体的递进性关联思维及可溯源的中药复杂体系活性物质群分析评价方法，以及可追踪的中药制备工艺系统；并在国内率先开展以活性筛选为导向的工艺路线筛选策略，结合多指标成分和指纹图谱评价技术开展了超临界萃取、大孔树脂纯化、生物转化等现代提取制备技术在中药中的应用研究，并建立了相应的关键技术。

（3）基于临床需求和药物体内过程的制剂技术 中药制剂是中药有效成分的载体和进入体内的基本形式，是中医药理论、中药功效信息的具体表现形式。中药化学物质组体内暴露及其动力学行为是其发挥疗效的基础，刘昌孝院士的研究团队研发出基于"物质－药代－功效"为核心的中药创新研发理论与关键技术，为中药新药研发和中药大品种的二次开发提供了新的研究模式。

对于多组分中药现代制剂及释药技术，目前国际上均无实质性突破。中药现代制剂具有自身的特点，需要解决中药复杂化学体系的提取纯化制备、药物传输途径与体内暴露方式、多组分物质体内代谢、药物动力学及生物效应规律的研究和评价等技术难题。同时，中药多组分释药技术以及制剂工艺还要满足工业化生产的实际需要，以实现制剂的工程化产业化转化。此外，在中药的常规剂型上也存在一些共性关键技术问题，如软胶囊囊壳老化崩解迟缓问题、注射剂稳定性问题、挥发性成分的稳定性问题、中药制剂的吸湿性问题、水难溶性药物的溶解性问题等。这些共性技术问题已成为制约中药产业发展和技术创新的瓶颈。

鉴于中药产业的现实情况，迫切需要以中药制剂关键技术及产品创新为核心，建立公共技术平台和中药现代制剂研究与开发技术体系，开发一系列中药制剂共性关键技术，并使上游技术顺畅向下游应用转化，加快和推进具有自主知识产权的新药开发，提高我国中药行业的整体科研水平，不断增强行业的自主创新能力和国际竞争力，加速推进中药制剂的现代化国际化进程。

（4）基于中药质量标志物（Q-Marker）的质量评价技术　中药质量标志物是中药质量控制新概念，与中药的有效性高度关联，并且具有整体、多元质控的特点，着眼于中药生产全过程的质量传递和溯源，且专属性更强。这些特点反映质量控制的发展方向，符合中药新药研发的技术要求，应成为中药新药质量研究和质量标准建立的重要依据和技术方法。基于中药质量标志物的中药新药质量控制技术包括：质量标志物的发现和确定、多元质量控制方法的建立、高覆盖样品分析、质量标准建立和质量控制体系的建立。

（5）有效性与安全性评价技术　非临床有效性与安全性评价是新药临床前研究的重点，既为中药有效性评价提供重要的证据，也为发现新药临床作用特点提供重要的线索。大多数中药处方都具有一定的临床应用经验和有效性证据，这些证据是新药非临床有效性评价的重要依据，同时，在实验设计时应紧密结合中医药理论和处方特点，突显比较优势。

（6）产业化工程化技术　产业化转化研究是中药新药研发的重要环节，也是实现科研价值的重要体现，从理论→实验室→中试放大→产业转化是一项系统工程。

中药新药产业化是实现科研成果转化的最终标志，在临床和产业化的研究阶段，当剂型基本确定后，为了适应大生产的要求，还需要一个工程化的研究，是实验室小试走向规模化的关键步骤。通过新药品种的工程化转化关键技术研究，特别是针对参数传递、质量一致性以及制造过程的在线监测、过程控制等产业化的核心内容进行技术攻关，形成了小试 – 中试 – 大生产的工程化技术模式，建立了系统、完整的从新药研发到产业化实施的技术体系，从而实现中药新药产业化。

## （三）研究方案的内容

研究方案的内容主要包括以下几点：

**1. 研究内容与技术路线**　研究内容是研究方案的主体与核心，应阐明将采用的理论、技术方法及其理论依据、拟解决的技术关键。中药新药的研究内容应包括基础研究、申报临床与临床试验、申报生产等步骤，基础研究和临床试验是研究方案的重点。中药新药的基础研究应重点阐述在试验内容或方法方面的创新性和先进性。技术路线是指按照研究内容所要采用的技术措施和试验方法。

**2. 项目的科学依据和预期目的**　项目的科学依据包含两方面内容：一是该项目研究的必要性；二是该研究的理论依据。其中应该说明该研究领域现状、以往研究情况、已达到的水平及尚存在的问题等，提出该研究目的及将采用什么理论和方法，说明该理论和方法的新颖性、先进性和可行性。

预期目的系指预期项目完成后可达到的水平、预期产生的社会效益和经济效益。

项目的科学依据和预期目的，实际上是该课题设计者经过前期对文献资料的查阅、整理和综合利用，能简要综述该项目的以往进展和前沿研究水平，又要提出足够的科学论据，证明继续研究的必要性，提出研究方向和目标。

研究项目的科学依据及预期目的是研究方案能否成立的关键问题。这个问题明确了，项目才能成立。无论申报课题，还是合作项目，均应阐明该项研究的科学依据和预期目的。

**3. 人员分工与工作进度**　人员分工就是责任落实，它是项目落实的有效形式。工作进度体现工作的时限性，工作时限性有两层含义，一是反映工作的效率，确保工作在计划的时间内有序地进行；二是体现时间效益。人员分工和工作进度这两项内容，可用一张表格来描述。这张表格的表头可设计成：任务名称、主要工作内容、责任人、起止时间和考核人五个栏目。然后按研究内容的先后顺序一层一层展开。

**4. 经费预算**　项目的经费预算是对项目所需费用进行划分和安排。其项目一般包括：实验材料消耗费、动力消耗费、仪器设备及其折旧费、实验室改装费、项目协作费、评审费、差旅费、办公费和劳务费等。对经费安排要细致思考，不要漏项，并设不可预见费专项。

### （四）项目的论证

项目的论证就是要在众多的潜在项目中通过评价、对比、分析，做出取舍选择。通常称其为项目的可行性论证。新药选题的论证要紧紧围绕着科学性、创新性、效益性和可行性四个方面进行分析评价，对课题在科学上和技术上是否可行进行分析，调研国内外该项目的进展情况，对课题的经济、社会效益进行分析，对进行该项目的客观可能性进行分析。

## 三、中药新药的立题

在完成信息研究、资料调研、选题、预试验后设计的研究方案，经过可行性论证后，还必须经过申请（或申报）、审批后才算确立，即立题。

课题的来源是多样的，大型课题多数来自各级基金会，立题的方式略有不同。

### （一）科学基金简介

**1. 国家自然科学基金委员会**　20 世纪 80 年代初，中国科学院 89 位院士（学部委员）致函党中央、国务院，建议借鉴国际成功经验，设立面向全国的自然科学基金，得到党中央、国务院的首肯。随后，在邓小平同志的亲切关怀下，国务院于 1986 年 2 月 14 日正式批准成立国家自然科学基金委员会（简称自然科学基金委，英文名称为 National Natural Science Foundation of China，缩写为 NSFC）。国家自然科学基金委员会每年颁发《科学基金项目指南》（简称《项目指南》），指导申请基金，使科技工作者了解国家自然科学基金的资助方针、范围、学科政策、历年资助情况等。该《项目指南》还设基金申请项目分类目录，以便申请者填报项目所属学科及代码时查阅。《项目指南》附录还有国家自然科学基金委员会有关部门及联系电话。

**2. 教育部等部委系统博士学科点专项科研基金**　教育部高等学校博士点专项科研基金是教育部对高等学校所设的科学基金，另有博士后科学基金等，经费来自国家财政，以鼓励高校科学研究。此外，还有非教育部系统留学归国人员科学基金、国家自然科学基金委员会分设的青年科学基金、卫健委青年科学研究基金等。

**3. 国家中医药管理局科研基金**　国家中医药管理局采取科研基金和政策性拨款并行制度，实行分开招标，对于中医药科研计划课题予以资助，并根据中标课题的性质，采取无偿和有偿合同两种形式拨款，且对于青年研究人员也予以一定的拨款支持。

**4. 省、自治区、直辖市科学基金**　各省、自治区、直辖市设立资助的科学研究基金。

**5. 高等院校科研基金**　高等院校根据自身发展的需要，常设立校内科研基金，用以支持科学研究工作。

**6. 名（个）人基金及其他团体兴办的基金** 如中华癌症研究基金会、中华医学基金会等，经费来源于个人或团体的捐赠。

目前国家鼓励产学研结合，充分利用高校和科研机构的人才、技术、实验条件等资源优势，利用企业的经济实力，共同开发中药新药。

### （二）课题的申报

为了适应科学基金制、招标制，研究者应该掌握科研方向，提高标书质量。实践证明，认真进行立题论证、计划书写得好的课题更容易中标。立题论证是该单位同行专家初级论证，一般以开题报告或函审、评审会等形式进行，由单位筛选出具有先进性、科学性和可行性的课题统一申报。

**1. 开题报告的撰写** 开题报告是申报研究课题的形式之一。开题报告的主要内容包括：说明课题来源、其科学意义和应用价值；阐明国内外研究进展情况；论证该研究的先进性；提出总体设计方案；论证技术路线及技术、条件的可行性。

**2. 申请（申报）书的撰写** 填写申请（申报）书之前，应先查阅或查询有关规定，特别是参阅《项目指南》，按照规定的格式内容，逐条填写。

**3. 申报课题** 申报课题一般应注意以下问题。

（1）利用《项目指南》，正确选择研究项目。《项目指南》一般均指出了当前重点发展和资助的研究范围、领域和某些定向研究课题。申报时，应结合自己所从事的学科领域和涉及的科学范围，并根据《项目指南》所附的学科分类代码，填写学科代码。

（2）按申请（申报）书的要求，实事求是地逐条认真填写。表达要清楚、明确，文字严谨。

（3）研究项目学术思想应新颖，立论依据充分，研究内容和目标明确具体，研究方向和技术路线应先进、合理、可行，在近期内可望达到预期。

（4）申请者和合作者应具备相应的研究能力，研究工作有一定积累，基本工作条件和工作时间要有充分保证。

（5）经费预算实事求是，依据充分。

当项目申报后，经基金会评审、批准后，项目申请者应对研究项目全权负责，并按研究计划按时完成。每年应向基金会报告研究工作进展，项目完成后，按时交出科研成果和工作总结报告，并提供原始证明材料。

### （三）课题的确立

课题经过申请（或申报）、批准后才算确立，即立项。由于课题的来源不同，立题和方式略有不同，中药新药开发多为企业自选项目，论证通过后，企业主管部门批准并通过必要的行业管理程序，即立项。国家项目和基金项目，一般按项目招标、投标、议（评）标的程序，若中标，即立项。确立的项目都有规范的编号，纳入规范的课题管理程序，并实行课题负责人负责制。课题负责人应对研究项目全权负责，并按研究计划按时完成。应定时按期向单位或基金会报告研究工作进展，项目完成后，按时交出科研成果和工作总结报告。

## 第二节 中药新药立题目的与依据的撰写

根据《药品注册管理办法》的要求，立题目的与依据属于申报资料的三号资料。因此，必须撰写"立题目的与依据"，才能保证申报资料的完整性。此外，新药研发的立项都不是空穴来风的，都有一定的立题依据，同时也只有充分的立题依据才能确定研究的方向及立题的目的，从而设计出合理的试验方案，并最终研制出具有一定特色的新药。因此，撰写"立题目的与依据"还可以指导合理的新药研制方案的形成。

一般而言，在立题目的与依据中，对于中药材、天然药物应当提供有关古、现代文献资料综述；对于中药、天然药物制剂应当提供处方来源和选题依据，国内外研究现状或生产、使用情况的综述，以及对该品种创新性、可行性、剂型的合理性和临床使用的必要性等的分析，包括和已有国家标准的同类品种的比较。对于中药还应提供有关传统医药的理论依据及古籍文献资料综述等。根据所申报的注册分类不同，新药立题目的与依据撰写的侧重点也有所不同。

## 一、中药创新药

中药创新药系指处方未在国家药品标准、药品注册标准及国家中医药主管部门发布的《古代经典名方目录》中收载，具有临床价值，且未在境外上市的中药新处方制剂。中药创新药物为全新的药物品种，其制剂制备工艺、质量控制标准、临床有效性及安全性等方面均未有上市品种可供参考。由于创新药物开发的核心在于提供一种临床上治疗某种疾病（或病症）更加优良的药物，因此，对于中药创新药物而言，其立题目的与依据应在兼顾制剂成型技术的合理性、制剂质量的可控性等基础上，侧重对药物的有效性及安全性的综述与评估。

## 二、中药改良型新药

改良型新药主要包含改变已上市中药的给药途径、剂型，且具有临床应用优势和特点，或增加功能主治等的制剂。对于改良型新药而言，除增加功能主治外，其余类型的改良型新药所对应的功能主治应与改良前药物一致。

由于中药为多靶点、多系统的作用特点，加之对疾病认识水平增高、现代疾病在疾病病机及疾病谱上可能发生一定变化等因素，新的功能主治正在逐渐被发掘出来。如宋代创制的六味地黄丸，其临床主治病证已广泛扩大到心脑血管、内分泌、消化、泌尿生殖等临床各科领域；青蒿素类药物除传统的抗疟疾功效外，还被发现具有治疗红斑狼疮等疾病的效果。对已有中药品种增加其功能主治已成为中药新药申请的重要来源。对于此类申请，在立题目的与依据中应着重突出已有中药品种对拟新增功能主治的有效性及合理性，在充分调研其他类似药物或同靶点药物的结构特征、作用特点等基础上，推测已有中药品种拟增加的功能主治的合理性，并根据拟增加的功能主治设计适宜的立题目的，以便指导临床试验方案的设计。以拟增加的功能主治为冠心病心绞痛治疗为例，其立题目的及依据应考虑如下方面：

（1）治疗目标的选择：冠心病心绞痛治疗的主要目标包括预防心肌梗死和死亡，延长寿命；缓解心绞痛症状和发作频率，改善生活质量。

（2）试验目的的选择：根据药物处方特点以及疾病的类型、病情等不同，一般有以下情况：①对于某些可能具有速效特点的药物，可将试验目的定为缓解心绞痛急性发作，缩短心绞痛的缓解时间；②对于某些可能标本兼治的药物，可将试验目的定为减小心绞痛的发作频率，缓解心绞痛症状、改善中医证候和 / 或改善生活质量；③对于某些需要合并用药治疗的重症患者，可考虑验证中药在基础治疗下加载治疗的辅助治疗。

由于新药评审标准提高、制药工业水平提升、临床应用案例增加而对药物不良反应及疗效的认识更加深入等因素，已上市中药品种在临床使用中可能会出现不良反应较多、药物剂型选择不合理而影响疗效等问题。如部分中药注射剂中因加入增溶剂或有机溶剂导致发热、寒战等不良反应；酸降解药物未制成肠溶制剂而影响其疗效等。因此，对已有中药品种的剂型、给药途径等进行改良，也是目前中药新药申报中的中药组成部分。对于此类改良型新药，在"立题目的及依据"中应着重分析改良前药物在临床应用过程中的缺陷及针对这些缺陷所做的改良。

### 三、古代经典名方中药复方制剂

古代经典名方中药复方制剂是指来源于古代经典名方的中药复方制剂。包含按《古代经典名方目录》管理的中药复方制剂、未按《古代经典名方目录》管理的古代经典名方中药复方制剂和基于古代经典名方加减化裁的中药复方制剂几种。由于古代经典名方在临床上已有丰富的使用经验，因此不要求对其临床有效性进行研究。在"立题目的及依据"中主要对其临床应用历史沿革，临床适应证等进行文献综述，并着重对其制剂制备技术及质量标准进行研究。

### 四、同名同方药

同名同方药是指通用名称、处方、剂型、功能主治、用法及日用饮片量与已上市中药相同，且在安全性、有效性、质量可控性方面不低于该已上市中药的制剂。在其"立题目的及依据"中需着重对其制剂制备技术及质量标准进行研究，并根据法规要求进行安全性及有效性评价。

### 五、境外已上市境内未上市的中药、天然药物制剂

境外已上市境内未上市的中药、天然药物制剂属于进口药范畴。一般而言，其"立项目的及依据"的内容应是其在境外已上市的注册申请资料的翻译件。但根据具体品种的不同情况，如需地产化或存在人种差异的品种，需按照国内的相关指导文件进行相应的研究，如地产化产品与进口品种的质量对比，进口品种的国内临床有效性和安全性评价研究等。

扫一扫，查阅本章数字资源，含PPT、音视频、图片等

## 第一节　中药新药处方与剂型筛选

新药处方包括两个方面：一是药物处方，即针对病症特点，经过辨证论治，依组方配伍原则而得的中药处方，通常由多味中药饮片配伍组成；二是制剂处方，由制剂原料和辅料组成。

### 一、中药新药的处方

#### （一）药物处方

所有药物制剂的研发均应当遵循"以临床价值为导向"的原则，因此，在中药制剂研究工作中药物处方十分关键，在很大程度上决定了制剂后续的临床疗效。中药处方是医师基于疾病表现，审因辨证，据证立法，以法统方，以方遣药，随证加减而得。在制剂研发选方时，有时需对中药处方进行化裁，这种化裁必须在中医理论和临床经验的指导下进行。虽然减少组方药味更便于后续的工艺研究及质量控制，但不顾组方药味的配伍理论，忽视处方的整体调节作用，盲目的删繁就简，将难以保证最终制剂的临床疗效。另外，在处方设计过程中需克服唯成分论的倾向。建国以来，天然药物化学研究获得了飞速发展，特别是在近半个世纪以来，随着微量分析技术的迅速发展，大量化学成分被分离、鉴定，并对其药理作用、作用机制进行了大量的研究，但这也在一定程度上助长了"唯成分论"观点的发展。需要注意的是，目前同样有不少研究已经证实中药复方是以其多成分的物质基础作用于生物体多靶点从而发挥协同增效的。

因此，在药物处方设计、化裁时不应仅仅关注具有一定药理效应的某一味或少数几味药（或其成分），而将组方中的佐使药，甚至部分臣药悉数裁去。而应尊重临床的用药经验，重视组方的整体作用，必要时需要开展一定的大数据研究或实验研究，进一步对处方的合理性予以确认。

#### （二）制剂处方

中药制剂处方包括原料部分和辅料部分，辅料需根据原料的特性、疾病特点、临床需求、剂型要求等进行选择。

**1. 制剂原料的分类和特点**

（1）中药制剂原料的分类　中药制剂的原料主要包括中药饮片、植物油脂和提取物三类。

①中药饮片："饮片"一词首次出现于《武林旧事》，作者周密为宋末元初人，宋亡后追忆故国风貌而撰，其中"作坊"项下有关于"熟药圆散，生药饮片"的记载。而作为医药专著术语，

"饮片"首次出现于明代陶节庵所著《伤寒六书》中"杀车槌法卷之三"下制药法，"一用川大黄，需锦纹佳，剉成饮片，用酒拌匀干燥……"。在明代中后期，医药著作中多有记载，推测当时饮片已经被广泛应用。时至今日，饮片依然是中药汤剂及其他剂型的主要原料。

2020 年版《中国药典》一部对饮片的定义是：药材经过炮制后可直接用于中医临床或制剂生产使用的药品。中药材经洗、切、蒸、煮、炒、炙、煅、煨、发酵、制霜等炮制操作，或去除非药用部位，或增强其疗效，或降低其毒性，或改变其药性归经，或矫正其臭味，成为饮片，以便于贮藏、便于调剂。《中国药典》明确规定制剂处方中的药味，均指饮片。《中国药典》中中药饮片项下通常包含：品名、来源、制法、性状、鉴别、检查、浸出物、特征图谱或指纹图谱、含量测定、炮制、性味与归经、功能与主治、用法与用量、注意、贮藏、附注等。药典品种中，饮片除需单列者外，一般并列于药材的品种正文中，先列药材的项目，后列饮片的项目，中间用"饮片"分开，与药材相同的内容只列出项目名称，其要求以"同药材"表述；不同于药材的内容逐项列出，并规定相应的指标。药典品种正文中未列饮片和炮制项的，其名称与药材名相同，该正文同为药材和饮片标准。2020 年版《中国药典》一部收载药材和饮片 616 种。

②油脂：油脂是指从植物、动物中制得的挥发油、油脂。当前 2020 年版《中国药典》一部收载油脂 14 种，主要分为两大类，其中植物挥发油 10 种、植物脂肪油 4 种。

植物挥发油系存在于植物中的一类具有挥发性，可随水蒸气蒸馏的，但与水不相混溶的油状液体，通常具有特殊的臭味。如丁香罗勒油、八角茴香油、广藿香油、肉桂油、杜荆油等。

植物脂肪油系植物中存在的脂类成分，由脂肪酸和甘油化合而成，通常采用榨取的方式获得。如茶油、香果脂、麻油、蓖麻油。其中有些既可以作为制剂的原料也可以作为重要的辅料使用。

③提取物：提取物是指从植物、动物中制得的有效部位和有效成分，包括以水或醇为溶剂经提取制成的流浸膏、浸膏或干浸膏、含有一类或数类有效成分的有效部位和含量达到 90% 以上的单一有效成分。当前 2020 年版《中国药典》一部收载提取物 33 种，大致可分为三类，总提取物、有效部位、有效成分。

总提取物系指中药经提取、分离、浓缩、干燥等工艺而制得的各类成分的综合提取物，如大黄流浸膏、大黄浸膏、甘草流浸膏、甘草浸膏、北豆根提取物、当归流浸膏等。

有效部位系指从中药中提取的一类或数类有效成分，其有效部位含量应占提取物的 50% 以上。如人参茎叶总皂苷、人参总皂苷、三七三醇皂苷、三七总皂苷。通常这类提取物原料的物质基础和药理活性研究相对明确。

有效成分一般指从中药中分离、纯化而得的单体化合物，纯度应在 90% 以上。如灯盏花素、环维黄杨星 D、岩白菜素、薄荷脑等。一种中药饮片中往往含有多种有效成分。

另有个别品种制备工艺特殊，难以分类，如水牛角浓缩粉。

（2）中药制剂原料的特点　饮片类原料、植物油脂类原料、总提取物类原料、有效部位类原料主要有如下几个特点：

①来源的多样性。来源的多样性其一表现为基原的多样性。中药材由天然植物、动物、矿物经产地初加工而得，一药多基原的现象十分普遍。目前《中国药典》所收载的品种中，涉及多基原的品种达 100 余种，如甘草的基原有 3 种，钩藤的基原有 5 种，川贝母的基原多达 6 种。来源多样性其二表现在药用部位的多样性，这点在植物基原的中药材更为明显，如三七为五加科植物三七 *Panax notoginseng*（Burk.）F.H.Chen 的干燥根和根茎。按照药用部位分类，三七药材分

为主根、筋条（支根）和剪口（根茎），目前部分研究显示，其中总皂苷（人参皂苷 $Rg_1$、人参皂苷 $Rb_1$、三七皂苷 $R_1$）的含量以剪口最高，其次为主根，筋条中的含量最低。药材基原的多样性、药用部位的多样性将直接影响后续饮片的质量、总提物的质量、有效部位的质量。

②成分、功效的多样性。中药材、饮片中的成分（或活性成分）往往复杂、多样，每一味药都可以称之为一个小复方。比如大黄中的化学成分包含蒽醌类、蒽酮类、二苯乙烯类、鞣质类等。其中蒽酮类成分（如番泻苷）目前被认为是发挥泻下功效的主要成分，而鞣质类成分被认为是发挥化瘀止血的主要成分。需要注意的是中药饮片中的成分（或有效部位）与功效并不一定是一一对应的，与某一药效无直接相关的其他成分也可能作用于多靶点，经复杂的药理网络作用而表现出一定的药效。另外，中药材经不同方法炮制后，饮片中成分种类、含量、比例往往发生变化，在后续工艺研究及质量标准研究时需要予以关注。

③质量影响因素的多样性。古人认为中药禀受天地阴阳之气而生，故而"凡用药必须择州土所宜者"，已经意识到药材产地对中药质量的影响。除此之外，药材的基原、栽培条件、采收时间、加工方法、贮藏条件等均会对后续饮片、提取物的质量产生影响。固定基原，固定产地，采用标准化、规范化的种植方式、加工方式对于增加中药制剂原料批次间稳定性具有重要意义。

④与饮片类原料相比，总提取物类原料、有效部位类原料有助于改善制剂外观，有助于减小制剂体积，减少服用剂量，提高有效成分含量，增强疗效，同时更有利于提高制剂质量的标准化和质量一致性。

⑤有效成分类原料的优点是物质基础明确，其质量几乎不会受到上述多样性因素的影响，更便于对于后续制剂开发过程中的检测、评价。

**2. 制剂辅料分类及其特点**

辅料是指生产药品和调配处方时使用的赋形剂和附加剂；是除或新成分或前体以外，在安全性方面已进行合理的评估，一般包含在药物制剂中的物质。在作为非活性物质时，药用辅料除了发挥赋形作用外，还可能发挥增容、助溶、提高稳定性、调节释放、改变体内分布等重要作用，它是影响制剂质量稳定性，临床安全性、有效性的重要组成部分。

（1）中药制剂辅料的分类　药用辅料有多种分类方式，如按物态进行分类，按来源分类，按剂型分类，按给药途径分类，按功能分类。按照物态、来源进行分类过于粗放，实际应用意义有限。

①按剂型分类：制剂按照剂型可分类口服溶液剂、糖浆剂、乳剂、注射剂、软膏剂、片剂、丸剂、栓剂、气雾剂、喷雾剂、粉雾剂等数十种，相应的，辅料也可以分为溶液剂辅料、糖浆剂辅料、乳剂辅料、注射剂辅料、软膏剂辅料等数十类。这种分类方式的优点是各剂型所需的辅料一目了然，但不同剂型可能使用同种辅料，如口服溶液剂、注射剂、滴眼液都有可能用到其中某一辅料。故这种分类方式也不够理想。

②按给药途径分类：按照制剂的给药途径，可以将辅料分为外用制剂辅料、口服制剂辅料、注射制剂辅料、植入制剂辅料等等。这种分类方式的优点是在一定程度上凸显对辅料质量的要求，如注射制剂用辅料、植入制剂用辅料、吸入制剂用辅料、眼用制剂辅料相对于口服给药用辅料、外用制剂辅料质量要求更高。

③按功能分类：按照辅料在药剂学中的功能，辅料可分为液体分散介质、增溶剂、助溶剂、浸出辅助剂、乳化剂、助悬剂、润湿剂、絮凝剂与反絮凝剂、矫味与矫臭剂、着色剂、防腐剂、吸附剂、助滤剂、空气置换剂、抗氧化剂、pH调节剂、等渗等张调节剂、局部止疼剂、稀释剂

与吸收剂、黏合剂、崩解剂、润滑剂与助流剂、包衣材料、成膜材料、胶囊材料、增塑剂等三十余种辅料。这种分类方式既体现了功能，同时也在一定程度上反映了剂型、给药途径，相对较为理想。

同一种辅料可能具有不同功能，因此同一辅料在不同制剂中可能发挥不同作用，如乙醇，在某些溶液剂中可作为潜溶剂，达到一定浓度后能发挥抑菌剂的作用。

同一种制剂中往往需要多种辅料合用才能实现预期的效果，如多种防腐剂配伍使用才能最终保证制剂的稳定性。

（2）中药制剂辅料的特点　通常要求辅料具备良好的物理化学稳定性，不妨碍主药的作用，不影响制剂的含量测定；同时要求其具有良好的安全性，价廉易得。

除辅料的一般特点外，中药制剂的辅料还有一个独特的特点：药辅合一。即在制剂过程中可以以某些药物原料作为辅料，如在制备丸剂时，部分药物的提取物浸膏可作为黏合剂使用；在制备片剂时，某些药物原粉可作为崩解剂。同时，药物制剂中的某些辅料也可是药物或协助整个处方发挥作用，如蜜丸中的蜂蜜，既作为黏合剂，同时也具有润燥、补中的功效。

另外，饮片炮制用辅料不在此部分讨论，请参阅《中药炮制学》相关教材、著作。

### （三）新药研发过程中原料、辅料的技术要求

**1. 制剂用饮片的技术要求**　国家药监局药审中心于 2020 年 10 月 10 日发布了《中药新药用饮片炮制研究技术指导原则（试行）》的要求，新药用饮片需对炮制工艺、炮制用辅料、饮片标准进行研究。基本要求如下：

（1）炮制工艺研究　根据中医药理论、临床用药及中药新药研究设计需要，在继承传统工艺的基础上，对药材进行净制、切制、炮炙等炮制具体工艺研究，确定工艺参数、生产设备等，并进行工艺验证。炮制所用的生产设备应与炮制工艺、生产规模及饮片质量要求相适应。

①净制：常用的方法有挑选、风选、水选、筛选、剪切、刮、削、剔除、刷、擦、碾、撞等。应根据药材情况及中药制剂生产要求进行净制，通过研究选择合适的净制方法，达到规定的净度要求。饮片粉碎后以药粉直接入药的口服制剂，应在水洗等净制环节对药材（饮片）中微生物污染种类及污染水平进行研究，在保证饮片质量的前提下，采用合理的方法、设备、条件等，有效降低微生物污染水平。

②切制：除少数药材鲜切、干切外，一般需经过软化处理，使药材利于切制。常用的软化方法包括喷淋、淘洗、泡、漂、润等，应研究选择合适的软化方法，避免有效成分损失或破坏，明确软化的具体方法、设备、吸水量、温度、时间等工艺参数。鼓励开展新型切制技术研究，应以尊重传统加工炮制经验和保证饮片质量为前提，并符合药品生产质量管理规范的有关要求，研究制定工艺参数和质量标准。产地趁鲜切制品种未收载于国家药品标准或省、自治区、直辖市的药材（饮片）标准或炮制规范的，应与传统方法进行充分的对比研究。药材采用破碎等技术加工成适合提取的饮片形式的，应研究说明方法的合理性，并根据药材特性选择合适的方法及参数，使破碎后饮片的大小分布在合适的范围内。

③炮炙：常用的方法有炒、炙、煅、蒸、煮、复制、煨等。炮炙应充分考虑温度、时间、所用辅料的种类和用量等对饮片质量的影响，结合饮片特点及规格、生产设备及规模等，研究确定炮炙关键工艺参数。如炒制，一般应明确炒药设备（如型号、工作原理及关键技术参数等）、饮片规格、投料量、炒制温度（应结合设备情况明确炒制温度的测试点）、转速、炒制时间等工艺

参数。如需加辅料，应明确辅料种类、用量、加入方式等内容。炮炙程度（即终点控制）鼓励采用传统经验与现代技术相结合的方法进行判断，如可采用智能识别、图像对比等方法，根据性状对饮片炮炙程度进行判断，规定合理范围，保证批间质量的稳定。对于发酵法、发芽法、水飞法、制霜法等特殊炮炙方法，应充分尊重传统炮制工艺，明确关键工艺参数、生产设备等。

④干燥：炮制过程中需干燥的饮片应及时处理，避免因干燥不及时而引起微生物污染及变质、腐败等。常用的干燥方法包括晒干或阴干、烘干等。应根据具体饮片性质选择适宜的干燥方法和条件，应对干燥设备、温度、时间、物料厚度等进行研究，明确方法及工艺参数。在干燥过程中应采取有效措施防止饮片被污染和交叉污染，鼓励采用新型低温干燥技术。

（2）炮制用辅料

①炮制用辅料制备：炮制用辅料需外购的，一般应选用以传统工艺制备的产品。如醋，应为米、麦、高粱等酿制而成，不得添加着色剂、调味剂等。炮制用辅料需自行制备的，一般应按饮片炮制规范、药材/饮片标准收载的制备方法制备，加强过程控制，保证炮制用辅料质量稳定，必要时应进行制备方法的研究，明确制备方法及工艺参数。如甘草汁、姜汁等临用前配制的，应按炮制规范规定的方法制备，并研究细化工艺参数（如加水量、提取次数、煎煮时间等）。辅料制备方法未收载于国家药品标准或省、自治区、直辖市的药材/饮片标准或炮制规范的，应尊重传统经验，进行制备方法研究，明确适宜的制备方法及工艺参数。来源于动物的辅料，应对可能引发人畜共患病的病原微生物进行灭活研究和验证。

②炮制用辅料标准：炮制用辅料已有药用或食用标准的，一般可沿用原标准，必要时根据传统经验及炮制要求进行完善。无标准的，应结合其质量特点，研究建立符合药用要求的质量标准。特殊来源的辅料，应加强针对性研究。如来源于矿物的辅料，应对重金属及有害元素等进行研究，必要时在辅料标准中建立相应检测项；来源于动物的辅料，应对可能引发人畜共患病的病原微生物等进行研究，必要时建立相应检测方法。制备炮制用辅料所用原材料也应符合相关产品的质量要求。

③炮制用辅料的包装及贮藏：应根据辅料特点选择合适的包装材料/容器，必要时应进行辅料与包材的相容性研究。根据稳定性研究结果确定炮制用辅料的贮藏条件。

（3）饮片标准　饮片标准应突出中药炮制特色，注重对传统炮制经验进行总结，反映饮片的质量特点，体现饮片与药材、中药制剂质量标准的关联性，体现中药复杂体系整体质量控制的要求。制定合理的饮片标准，并对饮片炮制进行全过程质量控制，有利于保证饮片质量的稳定。采用特殊方法炮制或具有"生熟异治"特点的饮片应建立区别于对应生品的专属性质控方法。

饮片标准的内容一般包括：名称、基原、产地、炮制、性状、鉴别、检查、浸出物、含量测定、性味与归经、功能与主治、用法与用量、注意、贮藏等。另外，鼓励针对饮片特点和染色、增重、掺杂使假、易霉烂变质等常见问题加强研究，根据风险管理的需要，参照国家相关补充检验方法或研究增加针对性的检测项目，建立相应的检测方法，必要时列入标准。

饮片标准中主要项目的主要研究内容及一般要求如下：

【炮制】明确饮片的炮制方法、关键工艺参数、辅料种类及用量、炮制程度的要求等。

【性状】根据实际生产用饮片的特点描述其形状、大小、色泽、味道、气味、质地等；必要时附饮片彩色图片。

【鉴别】采用传统经验方法、显微鉴别法、化学反应法、色谱法、光谱法等手段建立饮片的专属性鉴别方法，尤其是存在伪品、易混淆品的饮片，应进行充分的对比研究说明其专属性。在鉴别方法的研究过程中，鼓励采用对照药材（饮片）、对照提取物、标准图谱等为对照，提高鉴别方法的专属性。为提高薄层色谱鉴别方法的专属性，应根据研究结果完善鉴别斑点个数、颜色、位置等内容的描述。

【检查】应对饮片中水分、总灰分、酸不溶性灰分、二氧化硫残留量等项目进行研究，必要时列入标准，并制定合理的限度。对于重金属及有害元素、农药残留、真菌毒素等安全性检查项目，应结合药材来源、生产加工过程等研究，必要时列入标准。毒性饮片或现代研究公认有毒性的饮片，标准中应建立毒性成分的限量检查项。饮片直接粉碎入药的，应根据中药制剂工艺情况，在质量标准中增加微生物检查项。动物类、矿物类、发酵类、树脂类等饮片，应根据其特点建立针对性的检查项。

【浸出物】应结合饮片中成分、中药制剂提取工艺等因素，选择合适的溶剂建立浸出物检测方法，并考察与药材、中药制剂的相关性，制定合理的限度。

【含量测定】根据饮片及中药制剂的质量特点，研究建立与安全性、有效性相关联的有效成分、指标成分或大类成分等的含量测定方法，考察与药材、中药制剂的相关性，并规定合理的含量限度。饮片中既是毒性成分又是有效成分的，应建立其含量测定方法，并规定合理的含量限度。

中药制剂质量标准中建立的质控项目与饮片质量相关的，应在饮片标准中建立相应质控项目，并根据研究结果确定合理的质量要求。

（4）包装与贮藏　饮片的包装、贮藏应便于保存和使用，根据饮片的特性，结合实际生产加工经验，确定合适的包装材料（容器）和贮藏条件。

①包装：应根据饮片特点、保存及使用要求，结合实际生产经验，选择合适的包装材料（容器）及包装规格。饮片的包装应不影响饮片的质量，且方便储存、运输、使用。直接接触饮片的包装材料和容器应符合国家药品、食品包装质量标准。关注易挥发、易污染、受潮易变质等特殊饮片的包装。饮片包装上应有明显的包装标识，并应符合国家相关规定。

②贮藏：结合传统经验及饮片特点，根据饮片的稳定性考察结果确定合适的贮藏条件和适宜的养护技术。贮藏期间需进行必要的养护管理，如需采取防虫防蛀等处理的，应对所用方法、参数等进行研究，养护处理应不影响饮片质量，并详细记录。

中药制剂所使用的饮片，均应符合现行版的药典规定。当前《中国药典》（2020 版 1 部）收载中药材和饮片 616 种。现行版药典未收载的药材和饮片，应符合国务院药品监督管理部门或省、自治区、直辖市的有关规定。如前述标准均未收载则需制定相应的标准。

**2. 制剂用植物油脂、提取物的技术要求**　对于中药制剂用植物油脂、提取物的基本要求如下：

（1）来源　应明确植物油脂和提取物所用原料的动植物来源，包括动植物名称、科名、学名及药用部位。植物油脂应明确提取方式和油脂的种类，提取物成分为某一类或多类组分时，应明确其化学成分类别的名称。当提取物的主要成分含量达到 90% 以上时，应明确其化学结构。

（2）制法　应明确生产工艺，包括所用原料的名称、前处理方法、提取方式、所用溶剂的名称、浓缩及干燥等步骤。

（3）性状　应明确其颜色、形状和气味。

（4）鉴别　提取物因为已经不具备原药材形态鉴别的特征，所以应明确适当的鉴别方法，如理化鉴别、光谱鉴别、色谱鉴别。

（5）检查　检查项下规定的各项内容系指提取物在生产、贮藏过程中可能含有并需要控制的物质，包括安全性、有效性、均一性与纯度要求。应根据原料药材中可能存在的有毒成分、生产过程中可能造成的污染情况、剂型要求、贮藏条件等建立检查项目，检查项目应能真实反映中药提取物质量，并确保安全与有效。

作为注射剂原料的提取物检查项除常规检查项外，还应对其安全性等的检查项进行研究，如蛋白质、鞣质、树脂、草酸盐、钾离子等。

提取物的检查项设置应视具体情况而定，对于有效成分提取物，应对主成分以外的其他成分进行系统研究，可参照化学药原料药设相关物质检查。

（6）指纹图谱　鼓励对中药提取物建立特征或指纹图谱，并对其中的有效成分、特征成分或主成分色谱峰进行指认，并对图谱色谱峰个数、相对保留时间、相对峰面积进行规定。

（7）含量测定　常用的含量测定方法有分光光度法、高效液相色谱法、气相色谱法等。对于有效部位需建立成分类别的含量测定，必要时对相关成分的含量制订上下限。

（8）稳定性研究　提取物属制剂中间体，应对光照、温度、湿度（包括含水量）等因素对其影响作稳定性考察研究，一般按照《中国药典》现行版附录"药物稳定性试验指导原则"进行。

（9）包装与贮藏　应对直接接触提取物的包装材料和贮藏条件进行考察。

现行 2020 年版《中国药典》一部中油脂类原料的质量标准通常包含如下项目：性状、溶解性、相对密度、旋光度、折光率、鉴别、颜色、酸值、皂化值、碘值、他种油类、乙醇不溶物、含量测定、特征图谱、加热试验、杂质、水分与挥发物等。或视品种具体情况而设置的特定检查项目。

2020 年版《中国药典》一部对于总提取物类原料目前主要控制项目如下：制法、性状、鉴别、检查、含量测定等，对于流浸膏与浸膏，还需符合药典制剂通则流浸膏剂与浸膏剂项下有关的各项规定。近年来多指标成分质量控制的理念逐渐受到关注，目前药典收载的提取物约有 50% 已经开始使用特征图谱、指纹图谱的方式进行质量控制。

2020 年版《中国药典》一部对于有效部位类原料，通常要求有效部位含量应占提取物的 50% 以上，对含量范围或下限进行限定。如"人参总皂苷"中要求含人参总皂苷以人参皂苷 Re（$C_{48}H_{82}O_{18}$）计，应为 65% ～ 85%；"三七三醇皂苷"要求含人参皂苷 Rg$_1$（$C_{42}H_{72}O_{14}$）不得少于 50.0%，含人参皂苷 Re（$C_{48}H_{82}O_{18}$）不得少于 6.0%，含三七皂苷 R$_1$（$C_{47}H_{80}O_{18}$）不得少于 11.0%。另外，对于有效部位原料通常都会采用特征图谱、指纹图谱的方式对其质量进行控制，规定特征峰的数量、S 峰、相对保留时间或相似度要求。如人参总皂苷标准项下要求"供试品特征图谱中应呈现 7 个特征峰，其中 3 个峰应分别与相应的参照物峰保留时间相同；与人参皂苷 Rd 参照物峰相应的峰为 S 峰，计算特征峰 3 ～ 7 的相对保留时间，其相对保留时间应在规定值的 ±5% 之内，规定值为：0.84（峰 3）、0.91（峰 4）、0.93（峰 5）、0.95（峰 6）、1.00（峰 7）"；三七三醇皂苷标准项下则要求"供试品指纹图谱与对照指纹图谱经相似度计算，相似度不得低于 0.90"。对于供注射用的原料还进一步对注射剂有关物质、重金属及有害元素进行了限定。

2020 年版《中国药典》一部对于有效成分类原料，其质量控制与化学原料药较为相似。

**3. 制剂辅料的技术要求**　药用辅料是制剂的重要组成部分，对于制剂的成型、稳定、安全具有重要影响，在制剂研究、生产过程需要根据原料、制剂的要求来选择相应的辅料。原则上，选用辅料应满足如下要求：

药用辅料的生产应符合《药用辅料生产质量管理规范》等相关管理规定，以保障其质量。

在特定的贮藏条件下、期限和使用途径下，药用辅料应化学性质稳定，不易受温度、pH 值、光线、保存时间等的影响。

药品研究和生产中研究者及上市许可持有人选用药用辅料应保证辅料能满足制剂安全性、有效性、适用性的要求。

适用性应充分考虑药用辅料的来源、工艺，及其制备制剂的特点、给药途径、使用人群和使用剂量等相关因素的影响。应选择功能性相关指标符合制剂要求的药用辅料，且尽可能用较小的用量发挥较大的作用。

药用辅料的质量标准既要考虑辅料自身的安全性，也要考虑影响制剂生产、质量、安全性和有效性的性质。药用辅料的标准主要包括两部分：与生产工艺及安全性有关的项目，如性状、鉴别、检查、含量测定等项目；影响制剂性能的功能性相关指标，如黏度、粒度等。药用辅料应满足所用制剂的要求，用于不同制剂时，需根据制剂要求进行相应的质量控制。药用辅料的残留溶剂、微生物限度应符合要求。

2020 年版《中国药典》四部所收载的品种是对其质量控制的基本标准。如研究过程中发现所收载的辅料标准不能适用于某一药品的安全性、有效性，或需要使用尚未收载的品种或规格，需制定相应的内控标准。

## 二、中药新药的剂型设计

### （一）中药剂型的分类

中药剂型有多种分类方式，如按物态分类、按制法分类、按给药途径分类、按分散系统分类等，各有优缺点。

目前药典兼顾上述分类方式的优点以及医疗、生产等方面长期沿用的习惯，采用综合分类法对剂型进行分类，共收载片剂、注射剂、胶囊剂、颗粒剂、眼用制剂、鼻用制剂、栓剂、丸剂、软膏剂、糊剂、吸入制剂、喷雾剂、气雾剂、凝胶剂、散剂、糖浆剂、搽剂、涂剂、涂膜剂、酊剂、贴剂、贴膏剂、口服溶液剂、口服混悬剂、口服乳剂、植入剂、膜剂、耳用制剂、洗剂、冲洗剂、灌肠剂、合剂、锭剂、煎膏剂、胶剂、酒剂、膏药、露剂、茶剂、流浸膏剂、浸膏剂等四十余种剂型。不同剂型的制备方法、给药途径、释药行为、起效快慢、体内过程均有所不同。

### （二）中药剂型的选择依据

剂型是药物应用于临床的最终形式。尽管制剂的疗效主要取决于药物本身，但由于辅料的不同、剂型的不同，也会在一定程度上影响药效的发挥。剂型的选择是中药新药研发的重要内容之一。通常应按照如下原则选择剂型。

**1. 根据防治疾病的需要选择剂型**　临床上病有轻重，势有缓急，证有表里，因此不同病证对于剂型的要求也各不相同。对于急症、急病应当采用起效迅速的剂型，如注射剂、吸入制剂、舌下片等；对于需要作用持久的病症，可选用混悬剂、片剂、丸剂、缓控释制剂；对于皮肤部位的疾病可选用软膏、膏药、凝胶剂等外用制剂；对于腔道部位疾患如痔疮、阴道炎，可选用栓剂、洗剂等局部递药的剂型；对于肿瘤，可选用靶向制剂，以提高药物在肿瘤部位的靶向性，降低对其他组织的损伤。

**2. 根据药物性质选择剂型** 药物性质主要指药理效应的强弱和药物的理化性质（如溶解特性、解离度、稳定性等）。对于药理效应较强、副作用较强、刺激性较大的药物，从临床用药的安全性出发，可以考虑制备缓释制剂，如糊丸；对于易水解的药物，可以考虑制备固体制剂；对于在胃肠道不稳定或对胃有刺激性的药物，可以考虑制备肠溶制剂；对于光不稳定的药物，可以考虑制备胶囊剂、包衣片剂。

**3. 根据生物药剂学与药物动力学特性选择剂型** 中药有效成分在体内的生物药剂学过程是影响其疗效的关键因素，应根据其生物药剂学与药物动力学特性（如吸收速率、生物利用度、半衰期、靶向性等）选择适宜的剂型，以期实现剂量小、毒性小、副作用小，高效、速效、长效的目的。

**4. 根据"五方便"的原则选择剂型** 在满足上述需求的前提下，根据便于生产、运输、贮藏、携带、服用方便的原则来选择适当的剂型。如合剂、糖浆剂等液体制剂，体积较大，不便出差携带，可以制备成颗粒剂、胶囊剂；幼儿吞服递药顺应性较差可以考虑制备成栓剂。

剂型是药物应用于临床的最终形式。虽然决定药物制剂疗效的主要因素是药物本身，但选择恰当的剂型能够为疗效的发挥起到促进作用。

# 第二节 中药新药制剂工艺的研究

制剂是根据《中国药典》《中华人民共和国卫生部药品标准》《国家食品药品监督管理局药品标准》《制剂规范》等标准规定的处方，将原料药物加工制成具有一定规格的药物制品称为制剂。新药的制剂工艺研究即是根据新药的处方、功能主治、临床使用需求，将制剂原料与辅料进行加工处理，采用客观、合理的评价指标进行筛选，确定适宜的辅料、工艺和设备，制成一定剂型并形成安全、有效、稳定、可控的终产品的过程。

## 一、中药新药制剂工艺研究的基本原则

### （一）坚持中医药理论指导的原则

中药制剂与化学药制剂、生物制剂相比，最为本质的区别在于，在临床应用时应在中医药理论的指导下应用。因此，中医药思想应贯穿于制剂的设计、生产、质控和临床使用的全过程中。具体体现在药物处方组成、制剂处方设计应符合中医药理论；制剂工艺的设计、质量标准的制定应考虑处方中君臣药味和中医药的整体观理念，制剂的药效评价、药物动力学评价应在借鉴现代药理学、现代生物药剂学方法的同时反映中医药的特点。在理、法、方、药，剂（型）、工（艺）、质（量）、（药）效八个方面都要坚持中医药理论的指导。

### （二）对照原则

对照是实验控制的重要手段，其目的在于排除其他因素对实验结果的影响，充分显示变量（即被测试因素）的效应，这是设计和实施实验的基本准则之一。对照的方式主要包括如下几种：①空白对照：对照组不施加任何试验措施，例如片剂包衣是否能够提高稳定性，即可采用素片与包衣片在相同条件下进行稳定性试验来进行对照。②试验对照：对照组施加部分处理因素，例如可以采用病理模型对处方的提取纯化工艺进行筛选，试验组给予处方醇沉纯化后的水提物，对照

组给予处方水提物。③自身对照：对照与试验针对同一收试对象进行，例如在进行剂型选择时，可以将相同原料的药物制成不同的剂型（如软、硬胶囊）给予同一批动物，通过对生物药剂学特性进行对比从而优选剂型。

### （三）随机原则

在试验过程中可能存在对结果产生影响的未知因素或无法控制的因素，为了使这些因素能均匀地分配在受试对象中，在选择受试对象时应保证随机的原则。例如对制剂的质量进行检查时应当随机选择一定数量的片剂、胶囊进行试验。

### （四）均衡原则

除处理因素外，实验组与对照组在其他非处理因素方面要保持一致，一致性得到有效的控制才能减少非处理因素对实验结果的影响，更加客观地反映处理因素对实验结果造成的影响。如对比不同产地药材有效成分含量，对于不同来源药材的粉碎粒度、出粉率等应尽量保持一致。

### （五）重复原则

重复性是科学性的标志，不可重复的实验是没有科学性的。重复通常包括以下三种形式：①实验整体重复：保证数据的可靠性、科学性；②多个受试对象的重复试验：通过对多个受试对象进行试验，避免将包含系统误差的试验结果推广到整个群体；③同一受试对象的重复性实验：保证实验结果的精密度，例如对同一样品 HPLC 含测 3 次。

### （六）绿色环保原则

近十年来，我国制药业产业取得了飞速的发展，但同时也伴随着高污染、高能耗的问题，这一问题长期以来一直受到环保部门的重点关注。在中药制药过程中，会排放较多的废气、废水、废渣。废水主要包括设备清洗废水、药材冲淋废水、辅助工段废水（如冲洗安瓿瓶）等，成分复杂（可能含各类中药成分、酸、碱等），COD（化学需氧量）值较高，悬浮物浓度高，色度普遍较深；废渣主要为药渣。三废的排放会给周边环境带来巨大的负担。因此，制药工艺的设计不仅仅应从经济效益、社会效益的角度出发，还应考虑环境效益，选择原辅料消耗率低、能耗低、资源利用率高的工艺，将三废对环境的影响降低到最低限度。2019 年 12 月 11 日，生态环境部发布了《排污许可证申请与核发技术规范 制药工业－中成药生产》，规定了中成药生产的污染防治技术要求和自行监测管理要求。

## 二、中药制剂常用工艺

中药制剂的制剂工艺通常分为两类：前处理工艺和制剂成型工艺。

### （一）制剂前处理工艺

制剂前处理工艺是将方中各味药制成可供制剂使用的中间产品的过程。前处理工艺主要包括饮片炮制、粉碎、筛析、混合、提取、分离、纯化（或精制）、浓缩、干燥等环节。

**1. 粉碎**　是指借机械力将大块固体物（如饮片、提取物浸膏）质碎成规定细度的操作过程。对于饮片而言粉碎能够增大表面积，促进有效成分的浸出、溶出，也便于调剂和服用；对于提取物浸膏而言，粉碎能够促进药物的溶出、溶解，也便于后续的混合等制剂操作。常用的粉碎方法有干法粉碎、湿法粉碎、低温粉碎、超微粉碎。常用的粉碎设备有柴田式粉碎机、万能磨粉机、球磨机、流能磨、冷冻粉碎机等。

**2. 筛析**　是指借助网孔性工具或借助空气动力等方式将不同粒度、不同轻重的粉末（或颗粒）分离的操作。筛析的主要目的是将粉末或颗粒进行分等，对于粒度不符合要求的粉末需要再次进行粉碎。对于粒度、质地相近的粉末，过筛操作能够帮助混合均匀。常用的过筛设备有振动筛粉机、电磁簸动筛粉机，常用的离析设备有旋风分离器、袋滤器。

**3. 混合**　是指将两种或两种以上固体粉末相互均匀分散的操作。混合在制剂工艺中的应用非常广泛，如原料与辅料的混合、不同饮片粉末相互混合、不同浸膏粉末相互混合等，是影响制剂质量的重要工艺之一。常用的混合设备有槽形混合机、混合筒、双螺旋锥形混合筒灯。

**4. 提取**　是指采用适当的溶剂和方法提取中药饮片中有效成分的操作。相对于饮片原粉，提取操作能够有效降低服用剂量，减少微生物的存留，同时所得提取物也更便于后续其他制剂操作。常用的提取方法有煎煮法、浸渍法、渗漉法、回流法、水蒸气蒸馏法、超临界流体提取法、酶法、超声波提取法、微波提取法、半仿生提取法等。常用的提取设备有多功能提取罐、球型煎煮罐、渗漉筒、循环回流冷浸装置、超声仪、微波提取仪等。

**5. 分离**　分离是将固 - 液非均相体系采用适当方法分开的过程，如提取液与药渣的分离、醇沉液与沉淀的分离、制备注射剂时多个环节过滤去除杂质的操作。常用的分离方法有沉降分离、离心分离、滤过分离。常用的设备有离心机、砂滤棒、板框压滤机、垂熔玻璃滤器等。

**6. 纯化（或精制）**　是采用适当方法和设备去除中药提取液中杂质的操作。常用的精制方法有水提醇沉法、醇提水沉法、大孔树脂吸附法、超滤法、盐析法、酸碱法、澄清剂法等。

**7. 浓缩**　是指在沸腾状态下，经过传热过程，利用气化作用从液体中去除溶剂得到浓缩液的过程。药液经浓缩后体积减小，浓度升高，可用于后续制剂环节。蒸发、反渗透、超滤是常用的浓缩方法。常用的设备有真空浓缩罐、升膜式蒸发器、降膜式蒸发器、多效蒸发器、管式超滤系统等。

**8. 干燥**　是指利用热能除去固体、半固体（或膏状物）中所含水分或其他溶剂，得到干燥物品的操作。在中药生产过程，干燥工艺亦是常用工艺之一，原辅料、部分制剂（如颗粒剂、水丸等）均需采用适当的方法进行干燥。常用的干燥方法有烘干法、喷雾干燥法、沸腾干燥法、减压干燥法、冷冻干燥法等。常用的设备有鼓风干燥烘箱、喷雾干燥机、沸腾干燥机、减压干燥机、冷冻干燥机等。

中药制剂的中间产品通常是饮片粉末、提取液、流浸膏、浸膏或有效成分，用于后续制剂环节使用。

### （二）制剂成型工艺

制剂成型是将中间产品制成可供临床使用的某一剂型的过程。相同物态的剂型，其成型工艺往往具有类似之处。故可将制剂技术大致分为如下几类：

**1. 固体制剂技术**　如混合、制粒、包衣等技术。

制粒：是指在粉体原料中加入适宜的润湿剂、黏合剂，经加工制成具有一定形状与大小的颗粒状物的操作，如颗粒剂中的制粒操作。所得颗粒也可能作为胶囊、片剂的中间体。常用的制粒方法有挤出制粒、高速搅拌制粒、流化床制粒、喷雾干燥制粒、滚转制粒、离心转动制粒、干法制粒等。常用的制粒设备有摇摆式制粒机、旋转式制粒机、螺旋挤压式制粒机、离心滚圆制粒机、高速搅拌制粒机、流化床制粒机、喷雾制粒机等。

包衣：是指在压制片、丸或胶囊表面包裹适宜材料的衣层的操作。包衣不仅能够使片剂易于识别，还能进一步提高药物的稳定性、降低药物对胃肠的刺激，如果包裹特殊的衣材还能实现缓控释、定位释放的效果。常用的包衣方法有滚转包衣法、流化床包衣法、压制包衣法。常用的设备有荸荠形包衣机、埋管式包衣机、流化包衣机等。

**2. 半固体制剂技术** 如乳化、研磨等技术。

乳化：是指将两种互不相溶的液体，在乳化剂的参与下，采用适宜的方法制成非均相分散体系的操作。常用的乳化方法有干胶法、湿胶法、新生皂法、两项交替加入法等。常用的设备有乳匀机、胶体磨等。

胶体磨等亦可用于研磨，改善半固体制剂中微粒、乳滴粒径，使整体体系更加均匀。

**3. 液体制剂技术** 如配制（液）、增溶、助溶、滤过等技术。

配液：是指在生产过程中，将固体、半固体、液体原料、辅料按照一定比例均匀分散（或溶解）到一定分散媒（或溶剂）中的操作。在液体制剂如口服液、注射液中较为常见。

增溶：采用加入增溶剂的方式提高难溶性药物在水中溶解度的操作。

助溶：通过加入适宜的辅料，以形成络合物、复合物或发生复分解反应的方式提高难溶性药物在水中溶解度的操作。

配液、增溶、助溶等操作通常在适宜的容器或配液罐中进行。

**4. 气体制剂技术** 如气体灌装等技术。

气体罐装技术：是指将原料药物、辅料、抛射剂、压缩气体等共同封装于具有特制阀门系统的耐压容器中的工艺操作，通常用于气雾剂、喷雾剂的制备，需要专门的罐装设备，如气雾剂罐装机、喷雾剂罐装机。

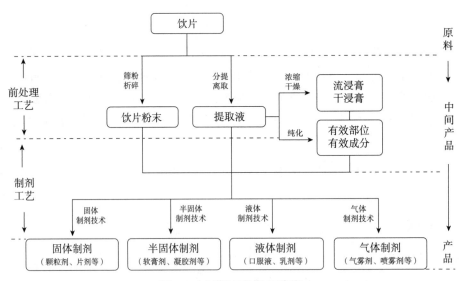

图 4-1 中药制剂过程示意图

### 三、中药制药工艺研究的基本方法

制剂研发的各环节，往往需要通过大量的试验，才能获得相对理想的试验条件，达到预期的目的。如在提取环节，如何采用最少的提取溶剂，在最短的提取时间，获得最高的有效成分提取率；在制剂成型环节，如何采用最少的辅料，获得最大的载药量，最好的稳定性。影响实验结果的因素往往很多，盲目的探索会耗费大量的时间、人力、财力。如何以最少的实验次数来预测（或获得）最优的结果是我们在工艺研究时需要考虑的问题。

试验设计是由试验方法与数学方法，特别是统计方法相互交叉而形成的一门科学。试验设计来源于农业试验，这一术语始于1935年出版的《试验设计》一书。随后，逐渐发展成为一门应用型技术学科，被广泛应用于工业、国防等领域。

## （一）试验设计内容

试验设计通常包括如下几个方面：

1. 试验问题的识别。

2. 响应变量的选择。

3. 因子（变量）、水平和范围的选择。

4. 试验设计的选择。

5. 试验的实施。

6. 数据的统计分析。

7. 对结果的试验验证，提出结论和建议。

## （二）常用的试验设计方法

根据试验中处理因子的多少，试验设计可分为单因子试验和多因子试验。制药研究中影响响应变量的因子往往有多种，所以多因子试验更为常用。常用的试验设计主要有如下几种：

**1. 析因设计**　将两个或两个以上处理因子的各水平进行组合，对各种可能的组合都进行试验，又称为完全交叉分组实验设计。如当因子A有a个水平和因子B有b个水平时，则总试验数是各因子各水平的全面组合，即各因子各水平数的乘积。析因设计常用数学表达式表示不同因子和水平数的设计，如a×b表示有2个因素，两个因子的水平数分别为a和b。析因设计的优点在于其全面性，可以全面对不同因子的不同水平进行组合，从而探讨各因子不同水平所产生的效应，但缺点是当因子和水平数过多时，所需进行的试验数量急剧增加，人力、财力往往难以承受。

**2. 正交设计**　正交试验是运用一套标准化的正交表来安排试验方案，并对结果进行计算分析，从而高效、迅速找出最优方案的一种多因子试验方法。它是依据"均匀分散、整齐可比"的原则，从析因设计的全部组合中挑选出部分有代表性的组合进行试验。正交表是正交设计中安排试验、统计分析的重要工具，常用$L_t(n^q)$表示，其中t代表试验数（也称为处理数），n代表水平数，q代表因子数，$L_9(3^4)$表示该正交表有9行，需进行的处理数为9；4表示正交表有4列，可安排4个因子；3表示试验的因子有3个水平。正交试验有效减少了试验次数，但这是以牺牲分析因素的交互作用为代价的，因此更适用于各因素之间无交互作用，或交互作用较少的情况，否则通过分析所得的最优组合不能保证最优。

**3. 均匀设计**　正交试验的水平数不宜设计过多，否则试验次数也会剧增。均匀设计是在正交设计的基础上发展而来，由方开泰教授创立。但与正交不同的是，均匀设计只考虑试验点的"均匀分散"，在设计中各个因子每个水平只出现一次，试验结果采用回归分析而非方差分析。均匀设计同样有一系列的表格，可表示为$U_t(n^q)$，其中t表示有t个处理数，n表示每个因子有n个水平，q 表示允许有 q 个因子。相对于正交设计，均匀设计试验次数更少，特别适用于成本较高的研究。但除非前期有很好的工作基础和较为丰富的经验能够指导因子和因子水平的选择，否则试验次数减少可能会影响结果的可靠性。

**4. 响应面设计**　响应曲面设计是数学方法和统计学方法结合的产物，先通过一定数量的试验对响应值与多个变量进行建模，然后通过回归方程来寻求最优参数。响应面设计主要有三种设计方法：中心组合设计（Central Composite Desigen，CCD）、Box–Behnken 设计（Box–Behnke Desigen，BBD）和均匀外壳设计（Uniform Shell Design，USD），其中 CCD 与 BBD 较为常用。响应面法可以以三维图形的形式呈现变量与响应值之间的关系，使函数可视化。响应面设计应用的前提是试验点（或变量范围）应包括最佳条件，如果试验点选取不当即使方程精度较高，也不能得到很好的优化结果。

除上述设计外，试验设计的方法尚有拉丁方设计、混杂设计、回归设计、配方设计、格子设计等十余种。在制药研究或生产过程中可根据具体的试验条件、因素和试验目的进行选择，以期以少量次数的试验，找出最优的参数。

扫一扫，查阅本章数字资源，含PPT、音视频、图片等

# 第一节　中药新药中试研究的目的

中药的新药研究要经历从实验室研究、中试研究、商业规模验证及正式批准生产的全过程，整个过程漫长而艰巨，各环节缺一不可。中试研究，即中间放大实验，是在实验室规模确定中药新药的处方及制备工艺后，采用与常规工业生产近似的设备和制备方法进行小量的生产实验。中试研究是连接实验室与工厂的纽带，是对实验室工艺合理性的验证与完善，是达到生产稳定性、可操作性、可重复性的必经环节。因此，中药新药正式投入工业生产之前，必须制定完善、稳定、适于工业化大生产的制备工艺路线。

## 一、工艺路线与技术条件的评价

中药新药研发初期，在固定处方药味和给药途径的基础上，通过大量的实验室研究工作，对药材基原，药用部位，饮片炮制，药液提取、纯化、浓缩、干燥及制剂成型等方面进行的考察与优化，初步确定中药新药制备的基本工艺参数。但由于实验室与生产车间在生产规模、设备等外部条件存在差异，各个操作单元及其最优工艺条件可能有所变化，这就要求在中药新药正式投产前必须经过中试研究这一放大环节，它是对实验室工艺合理性的验证与完善，通过收集中试过程的关键步骤、关键工艺参数的数据，核对、校正和补充实验室的数据，优化工艺条件，从而保证该工艺能够达到商业化规模生产的可操作性和稳定性，为确定最终的制备工艺路线提供重要参考依据。

例如大多数芳香性中药，除了2020年版《中国药典》一部有明确规定需要后下的药材，包括薄荷、沉香、砂仁、豆蔻、降香外，还有香薷、广藿香、荆芥、紫苏等药材的有效成分也为挥发性物质。水蒸气蒸馏法是被国内药厂普遍使用的常规提取方法。在实验室研究与小试过程中，会采用玻璃质地的圆底烧瓶及挥发油提取器，容器内表面光滑，不会引起挥发油挂壁而损失，但在中试及生产车间，所用的挥发油提取装置为不锈钢提取罐，收集挥发油的管道也较长，有部分挥发油会粘附在管壁上，造成收率较低的问题。因此，实验室筛选得到的挥发油提取方法不能完全照搬到大生产中，需要在中试过程中，进一步调整优化工艺参数，根据提取罐的形状及加热方式，冷凝设备与药液液面的距离，决定是否需要调整药材量、提取时间、加水量等参数。

又如，药液的纯化工艺也很关键，除杂的效率及可行性，需中试过程验证。很多中成药的制备过程都采用水提醇沉的工艺路线，醇沉后上清液和沉淀如何实现最优分离，是一个长期困扰工业化生产的问题。醇沉时的酒精浓度较高，可以达到50%～80%，与实验室研究时不同，一般

工厂都不会对其进行额外的操作，只是沉淀一段时间后，抽取上清液，沉淀则作为废料处理。如果沉淀的粒径和密度比较小，就会有部分沉淀悬浮在药液中，导致一部分待分离的上清液呈现混浊状态，随着沉淀被直接丢弃，与小试相比，出膏率可能出现大幅度下降。如果中试时出现这种情况，则需要考虑是否修改中试工艺，即增加醇沉的时间，或者增加防爆离心或过滤等操作，减少药液的损失。

## 二、生产设备的选择和评估

生产设备的合理选择对于保证药品质量尤为重要。中试研究设备应尽量与未来生产设备的工作原理相一致，主要技术参数也应基本相符，如提取、浓缩、纯化、干燥及制剂成型等设备，应尽量采用与生产实际相一致的设备，差异仅仅是比例缩小，才可为设备选型提供参考。例如一般中药厂的常压水提或醇提的提取设备容积多为 4000L 或 6000L，但中试规模的提取设备一般在 500～2000L，有些多功能小型提取罐，还有 100L 及 200L 的，可以适应小批量样品的生产，虽然体积缩小了，但生产设备的原理完全一致。再如干燥设备中，实验室与生产所用的喷雾干燥设备有较大的区别，实验室中，喷雾干燥多为空气雾化喷嘴，也叫二流体喷嘴，即喷嘴上有压缩空气与药液 2 个入口，通过内部气体的驱动腔，控制喷雾的开关，喷嘴直径一般为 1mm 以下，每小时最大蒸发量为 1～2kg，体积约为 0.5～1m³；而生产级别的喷雾干燥机，工作原理多为离心式喷雾干燥，药液经喷雾塔顶部的高速离心雾化器，旋转喷雾成极细微的雾状液珠，与热空气并流接触，在极短的时间内可将药液干燥为粉末，每小时蒸发量可达 150kg，且体积也较为庞大，约为 100～200m³，工厂也可以根据生产量的实际需要，定制每小时蒸发量 200～2000kg 的大型喷雾干燥设备。因此，在进行中试设备的选择时，要倾向于选用离心式喷雾干燥机，可选择每小时蒸发量 5～20kg 的设备，既满足了中试药量的要求，同时也与生产设备原理相一致，可以更好地摸索工艺参数，为大生产设备的选型提供依据。

中试设备选择的关键是要与中试的投料量相匹配，不能出现"大材小用"的情况，例如有些中药生产企业没有中试车间，用生产设备进行中试级别的生产，会发生很多问题。常见问题有中药提取罐多为管壁加热模式，底部无加热，如果罐体过大，而药材量过小，加水量相应也会很小，使物料大部分集中在罐底，受热困难，难以进行充分提取；再如，现代企业多数会用双效浓缩装置进行药液的浓缩或者醇沉药液的回收，如果药液量过小，与浓缩设备不匹配，浓缩到一定浓度后，浓缩液稠度增加，在浓缩罐及连接管道的管壁上，会有很多挂壁残留，损失部分浓缩液，使产率降低。因此，不仅中试研究的投料量应达到中试研究的目的，作为与商业规模生产研究的桥接，为商业规模生产提供依据，设备还需要与投料量相匹配，如果找不到合适的中试生产设备，只能根据现有设备的实际情况，扩大中试研究的投料量。

## 三、原辅材料的评价及初步成本核算

有个形象的比喻，中医是把"枪"，中药就是"子弹"，如果药材的质量不能保证，"子弹"都是不合格品，再好的"枪"也没有"杀伤力"。从某种程度上讲，中医治病，主要看中药，医生的医术再高，药材是假的或者掺了假的，疗效就要大打折扣，中药材是中药新药研发的源头，是影响中药新药安全、有效和质量可控的关键因素。基于全过程质量控制的理念，中药新药研发过程中，安全有效、质量稳定的药材，是中试研究的关键环节和关键质控点。因此，基于中药新药研究设计的需要，在进行新药研究之前，应遵循中医药理论，尊重中医药传统经验和特色，根据不同药材的特点，固定药材的基原、药用部位、产地、生长年限、采收时间、饮片的炮制或产地加工方法及质量评价标准，以保证中药新药研究用药材质量基本稳定。

虽然中药制剂的原料对工艺、辅料、设备的选择有较大的影响，在很大程度上决定了制备工艺的难易，但中药制剂的辅料也同样重要。药用辅料系指生产药品和调配处方时使用的赋形剂和附加剂，是除活性成分或前体以外，在安全性方面已进行合理的评估，一般包含在药物制剂中的物质。中药制剂的辅料不仅是中药制剂成型的物质基础，也与药品的质量、制剂工艺过程的难易、释药速度、给药途径、作用方式、临床疗效等密切相关。2020年版《中国药典》四部，新增65个药用辅料标准，总数扩增到335个，修订了《药用辅料功能性相关指标指导原则》，首次收载了《动物源药用辅料指导原则》和《预混与共处理药用辅料质量控制指导原则》，强化了药用辅料在标准体系中的地位。一般情况下，中药新药在实验室研发阶段，会对可能用到同一类型或同一功能的多种辅料进行筛选与优化，最终选择一种或几种备用辅料，而工业化生产时，基于工艺可行性、经济成本、货源、数量及辅料标准等多方面因素的考虑，可能会更换辅料的品种、品牌及规格等。这种变更可能是中试前发生的，也可能是由于工艺操作遇到困难在中试过程中临时改变的。例如某中药颗粒剂在研发过程中，采用糊精为填充剂，进行干法制粒，辅料筛选和小试时，颗粒成型没有问题，但放大中试后，由于中试车间对干膏粉的含水量要求更严格，水分的减少使制粒不能顺利进行，不得不选择成本较高但可压性更好的乳糖作为该中药颗粒剂的填充剂，以利于后续商业规模生产的顺利进行。

另外，与化学药的辅料不同的是，中药复方制剂中，辅料也可以是制剂处方中所含的某种物质，具有药辅合一、引药归经的两大特点。但此类情况需要有扎实的中药理论知识和丰富实践经验的研发人员参与前期的工艺路线的设计与开发，并在中试过程中，对其可行性进行评估与验证。例如处方中含有人参、西洋参、三七等较为贵重的中药材时，如果用量不大，可以将其粉碎成细粉，再与其他药材的提取物混合，制成适宜的固体制剂，这些药材不仅是原料，发挥药效作用，也起到辅助制剂成型、减少辅料用量、防潮等作用，可谓一举两得。

通过中试，可以根据所用原料、辅料、动力消耗、工时等数据，进行初步的经济成本核算，预估该新药的生产成本及开发成本，发现生产安全、环境保护及劳动保护等方面存在的问题，解决实验室阶段未能解决或尚未发现的问题，保证药品的安全、有效和质量可控。

### 四、制备样品

中试研究的另一个目的是为后续的研究工作提供样品，其中药理、毒理（安全性评价）、稳定性实验研究及临床研究用药，均应采用中试及中试以上规模的成熟工艺制备的样品。建立质量标准草案时，可采用中试样品，也可以采用小试样品进行研究，但中试完成后，应根据中试情况，对该草案进行修订和完善。通过中试研究，基本完成由小试工艺向生产操作规程（草案）的过渡，确保能始终如一地生产出预定质量标准的产品/中间体，以此产品/中间体为研究对象，进行后续研究才有实际意义，才能保证上市生产的产品，与进行药理、毒理及稳定性研究时所用产品的一致性。

一批中试的规模应为制剂处方的10倍以上，应提供至少3批中试产品。由于多数中药制剂的服用量较大，为了最大限度考察毒性剂量，用于毒理实验的中试样品，可以是不加辅料的中间体（提取物）。如果是用于临床研究用的样品，应当在符合《药品生产质量管理规范》（GMP）的车间制备，制备过程应当严格执行GMP的要求，注册申请人对临床试验用药物的质量负责。

### 五、修订完善质量标准

目前，通常根据中试研究结果制订或修订中间体和成品的质量标准。药材含量的稳定是中药新药含量稳定可控的前提，中试放样时，如果有条件，应多测定，多试验几批次药材，从而累积从药材到中间体再到成品的得率及指标性成分的转移规律，为质量标准的制定提供数据支撑与参考。中试生产数据的积累和总结，是中药新药制备工艺可行性、稳定性的重要指标，是制定中药新药质量标准的重要依据。

# 第二节　中药新药中试研究的内容和方法

中试研究一般需经过多批次试验，以达到工艺稳定的目的，应注意实验室条件与中试和生产的衔接，考虑大生产设备的可行性、适应性，重点说明通过中试工艺研究，发生的主要变更（包括批量、设备、工艺参数等的变化）及相关的支持性验证研究。

### 一、中试研究的规模

首先，需要了解什么是制剂单位，制剂单位即平时所说的"粒、片、帖、克、毫升等"，制剂的处方量是按照 1000 个制剂单位计算的，一般按照制成一个制剂处方量的规模表述新药的制法，中试规模应为制剂处方量的 10 倍以上，即最小为 1 万个单位的制剂处方，如片剂为 1 万片，胶囊为 1 万粒，颗粒为 10kg。但是不同剂型和工艺应有所区别，有的需要适当扩大中试规模，例如装量 100mL 以上的液体制剂，如果仅生产 10000mL，则最多生产 100 瓶，达不到中试验证的目的；有的则可以适当降低中药研究的投料量，如以有效部位、有效成分或全生粉入药的制剂，可适当降低中试研究的投料量；还有些新型制剂，没有相应的生产设备，中试研究及商业规模生产时，均采取与实验室相似的方法进行放样，如 ×× 脂质体，设备的制备批量为 10 ～ 5000mL，中试如果采用最大生产量 5000mL 进行投料，虽没有达到 10 倍处方量的要求，但与商业规模一致，也达到了中试生产的目的。

### 二、中试研究的内容

#### （一）中试工艺设计

中试开始阶段，首先要做好试验设计工作，应根据前期实验室研究所得的最佳工艺路线，对整个中试过程进行详细的工艺设计。工艺设计的基础工作除了按照小试工艺流程安排生产外，对生产劳动防护、现场设备情况及车间布局等也需要做细致的调研，同时，对一些细节问题也要有前期的安排。例如药材的投料顺序，有些花、叶类药材质地较轻，投料后易悬浮于水面，而根茎类药材质地比较重，在没有特殊要求时，应按先轻后重的顺序进行投料，质轻的药材位于提取罐下部，利于水分的快速浸润。另外，批次间不同操作单元的时间安排，车间现有设备是否能满足中试要求，是否需要修改中试规模等都需要在工艺设计时予以考虑。由于药品剂型不同，所用工艺、设备、辅料、生产车间条件、包装等都有很大差异，因此在中试研究中要结合剂型和工艺的特点，特别要注意如何适应商业化生产的特点开展工艺设计工作。

## （二）中试关键参数的确定和优选

中试研究过程中，需考察各关键工序的工艺参数及相关的检测数据，记录每一环节的工艺参数，列出所有关键步骤及其工艺参数控制范围，明确中间体（如浸膏等）的得率范围，建立中间体的质量控制标准，包括项目、方法和限度，必要时提供方法学验证资料。中药新药的制备，一般以中药材为起始原料，除少数情况直接使用药材粉末外，一般都需要经过提取、纯化、浓缩、干燥及制剂成型的工艺过程，剂型不同，关键控制点也不同，尤其是质量标准中含量测定项下相关的药材，应根据所用药材、各单元操作的中间体及中试样品含量测定数据，计算转移率，支持关键步骤确定的合理性以及工艺参数控制范围的合理性。

中药颗粒剂是临床上常用的剂型，既保持了汤剂吸收快、作用迅速的优点，又克服了汤剂临用时煎煮不方便、服用量大、易霉变等缺点，这里以中药复方颗粒剂为例，重点说明需要注意的关键工艺参数。

**1. 提取**　相较于实验室研究，中试提取的药材量大，加入的提取溶媒量多，加热至沸腾或规定温度的时间相对延长，使药材在提取罐的浸泡时间也相对增加。同时，药液体积大，放料的时间也加长，药材在提取终点后，仍有较长时间处于热浸状态，因此，需要重点考察饮片的投料方式及粉碎度，确定原定方案是否适合大生产，会不会堵塞出料口，浸膏得率及有效成分的转移率是否与实验室研究结果区别较大，同时注意对溶剂量、温度、压力的数据进行监控及采集。

**2. 纯化**　一般中药制剂的纯化方式包括过滤、离心、醇沉等，中试时药液量较大，所采用的纯化方式是否具有可操作性，工时、环保等是否符合要求，都需要重点关注，滤过或离心的速度、醇沉浓度及醇沉上清液的分离情况等指标也需要重点考察。

**3. 浓缩**　实验室小试浓缩时，更关注浓缩方式的考察，而中试时规模放大后，需浓缩的药液量增大，加热时间可能会有所延长，对于提取液中的有效成分，尤其是热不稳定性成分的含量要重点关注。另外，由于设备的增大，浸膏的相对密度、浸膏得率也是中试研究中需重点考察的指标。

**4. 干燥**　中试过程中，干燥物料量的差异会引起干燥时间的变化，对颗粒剂常用真空干燥、喷雾干燥等干燥方法，尤其要重点关注干燥时间的延长对有效成分含量的影响，收集干燥温度及放大后的干燥时间，便于成本核算。

**5. 制粒成型**　中试研究中，浸膏或干膏粉得率的差异直接影响辅料的用量，生产环境、不同半成品的引湿性，都会影响制粒工艺的顺利进行，需重点考察原工艺放大过程中，制粒方法、辅料用量、设备参数是否满足制粒要求，并进行验证调整，得到合格产品，确认具备商业化规模生产的可行性。

## （三）申报资料的整理和撰写

中试完成后，需要进行中试相关申报资料的总结、整理及撰写，收集中试的数据，包括样品生产企业的信息、批处方、单元操作过程的工艺描述，辅料、生产过程中所用材料的级别、生产商/供应商、执行的标准以及相关证明文件，主要生产设备，关键步骤及工艺参数的控制范围，详细的生产数据和工艺验证资料，如批号、生产时间及地点、批规模、用途、生产数据、质量检测结果等。将以上相关内容，按照新药申报资料的要求，撰写中试研究的相关报告，是中药新药研发与申报的一项重要内容。以某颗粒剂中试生产数据表格举例说明，见表5-1。

表 5-1　中试生产数据记录

| 批号 | 1 | 2 | 3 |
|---|---|---|---|
| 药材 1/kg | | | |
| 药材 2/kg | | | |
| 药材 3/kg | | | |
| 药材总量 /kg | | | |
| 醇沉前浸膏相对密度（×℃） | | | |
| 干燥前浸膏相对密度（×℃） | | | |
| 挥发油得量 /g | | | |
| 挥发油得率 /% | | | |
| 包合物得量 /g | | | |
| 干膏粉得量 /kg | | | |
| 干膏得率 /% | | | |
| 辅料 1 加入量 /g | | | |
| 辅料 2 加入量 /kg | | | |
| 辅料 3 加入量 /kg | | | |
| 理论得量 /kg | | | |
| 实际得量 /kg | | | |
| 成品率 /% | | | |
| 包装 / 袋 | | | |
| 成分 1 含量测定 | | | |
| 成分 2 含量测定 | | | |

## 三、中试研究的方法

### （一）建立多功能中试车间

随着中药领域新技术的发展与应用，建立适应性强、多功能的中试车间是中试达到预期目标的有利条件。该车间具有多品种、多剂型、条件多变的特点，可进行多个产品的中试放大或者小批量的生产。在基础建设时，要满足 GMP 的要求，可控制室内温度、湿度、洁净度；设备类型与生产主要设备相同，各设备之间的规格要相互匹配，衔接合理；对于中药各剂型均较常用的干燥设备、制粒设备，最好配全，如真空干燥箱、喷雾干燥机，湿法制粒机、干法制粒机及一步制粒机等，可根据实验室研究结果，选择适宜的中试放样设备；不用完全按照生产流程布置，可根据不同品种的工艺需要，尽量选择多功能设备。例如，可采用中试型提取浓缩设备机组，提取后的药液直接打入双效浓缩罐浓缩，保证药品质量的同时也能节省能源。经过多功能中试车间生产的制备工艺用于商业化规模生产时，适应性较强。

## （二）借助现有生产线

有些品种对设备及环境的要求较高，中试时可以在现有的生产线上进行实地全程小批量试验，作为中试样品。如具有细胞毒性的抗肿瘤药物，需要有特殊的防护要求，应避免与其他药品使用同一设备和空气净化系统，不可避免时，应采用有效的防护措施和必要的验证，普通中试车间难以达到上述要求，需要在现有肿瘤药品的生产线实施中试研究。注射剂等液体制剂，实验室批量和商业化规模生产批量的差异较大，而且同类的中试型设备较少，且对洁净度也有较高要求，中试时可以在生产线上进行。

## （三）实验室规模放大

很多新型制剂，尤其是纳米药物，可能没有相应的中试设备，但直接进行商业化生产，风险较大，因为生产规模的改变可能会影响其表观理化性质、制剂/产品稳定性和工艺材料的残留等，从而影响纳米药物的体内作用、药代动力学与组织分布，继而影响药物的疗效和安全性。因此，可采取与实验室相似的方法进行中试放大研究，可通过多批次的中试研究积累数据，并对不同批次的相关参数进行监测，在试验过程中获得相关设备能力工艺参数的数据，为生产设备的选择提供数据支撑，也有助于不同批次纳米药物之间的质量稳定性，减少批次不同的风险。

总之，中药新药的中试研究，是中药新药研究开发的重要内容之一，既不是单纯的商业化规模生产，又不同于实验室研究，是二者之间的"桥梁"，中试研究是实验室研究结果得以确认的必要途径，是商业化顺利生产的前提条件，应重点关注。

# 第六章

# 中药新药质量标准研究及起草说明

扫一扫，查阅本章数字资源，含PPT、音视频、图片等

## 第一节　中药新药质量标准研究的程序与设计原则

药品质量标准是国家对药品质量及检验方法所做的技术规定，是药品生产、经营、使用、检验和监督管理部门共同遵守的法定依据，对指导生产、确保用药安全有效具有重要的意义。中药新药质量标准研究是中药新药研究的重要组成部分。由于中药本身的特点，中药制剂有效成分尚不完全明确，影响中药制剂质量的因素繁多，因此中药新药质量标准研究应遵循中医药发展规律，坚持继承和创新相结合，体现药品质量全生命周期管理的理念；在深入研究的基础上，运用现代科学技术，建立科学、规范、可行的质量标准，才能保障药品质量均一，安全有效。

### 一、质量标准研究的程序

中药新药的质量标准的建立必须在处方固定（药味和用量）、原料质量稳定（净药材、饮片和提取物）、制备工艺相对固定的前提下，用中试规模以上的产品研究制定。

**1. 依据法规制定方案**　中药新药质量标准的研究应根据国家药品监督管理局颁布的《药品注册管理办法》及在有关的技术指导原则基础上进行，质量标准拟定的各项内容参照现行版《中国药典》。

**2. 查阅文献资料**　根据处方组成，查阅处方中药味的主要化学成分及其理化性质、与功能主治相关的药效学研究及质量控制方面的文献资料，为制定质量标准提供参考依据。

**3. 实验研究**　对质量标准中的各项内容进行试验研究，积累数据，为制定质量标准提供依据。

**4. 制定质量标准草案**　制定过程中对检测方法的选择应根据"准确、灵敏、简便、快速、可靠"的原则，既要结合研究的实际，也要与国际先进水平接轨，合理利用有关的新技术、新方法，以利于更好地反映中药的内在质量。

**5. 反复试验，修改完善**　在中试产品研究的基础上，同时在大生产的条件下以连续3批样品来验证所制定的质量标准，并加以修改完善，以便能反映和控制最终产品的质量。

### 二、质量标准的设计原则

#### （一）同步进行原则

中药新药质量标准研究的各项试验，应在处方确定后与制剂工艺研究同步进行。主要包括制

剂用原料研究与质量研究同步，制备工艺研究及辅料和包材与质量研究同步等。

**1. 制剂用原料（药材）研究与质量研究同步**　制剂用原料包括中药材、天然药物及其提取物、有效部位或有效成分等。中药材应明确属于哪一级标准（国家标准、部颁标准及省市地级标准）收载，如果使用了无法定标准的药材，应制定该药材的质量标准，并按照质量标准进行鉴定。对于处方中使用多基原药材品种应根据情况固定品种。如果药材品种虽然在法定标准中有收载，但仅有药材的显微鉴别等检验项目，应尽快制定专属性强的薄层色谱鉴别和含量测定等有关项目。有的处方中多个药味均含有相同的成分（如黄连和黄柏中都含有小檗碱），可对原料药材分别进行含量测定并规定各自的含量，间接控制成品的质量，同时测定成品中的总量，确保成品质量。

**2. 制备工艺研究与质量研究同步**　制备工艺研究总的原则是去粗取精，最大限度保留有效成分，摒弃无效成分。整个过程是以提高疗效、降低毒副反应、减少服药剂量、方便临床给药等为出发点。因此在制备工艺研究过程中所进行的检查、鉴别、含量测定（工艺中各类评价指标）、卫生学检查等项目与质量标准内容有相似的地方，这就要求质量标准研究与工艺研究同步进行。

### （二）样品代表性原则

**1. 原料的代表性**　中药新药研究的原料来自中药材和天然药物，中药材的基原、药用部位、产地、种植养殖、采收加工、包装贮藏等生产全过程也常影响到药材质量的稳定，使原料的代表性差。

**2. 质量标准所制定的检测指标具有代表性**　所选择制剂质量项目、指标、限量均应与功能主治相符，才能保证质量标准所制定的指标具有代表性。如中药大黄，生大黄以攻里通下为主，主要成分为结合型蒽醌类，大黄炭以止血为主，主要成分为大黄酚和大黄素 –6– 甲醚。因此建立与临床功效相结合的、以相关活性成分为代表的质量标准，以此控制药材、制剂的质量更加科学合理。

**3. 质量标准具有可控性**　必须对制剂处方中的原料、制备工艺和检测方法进行监控，才能保证制剂质量的稳定，从而达到临床疗效以及用药的安全。因此制定的质量项目和指标必须具有可控性。

**4. 质量标准所采用的对照物具有可靠性**　对照物包括对照品、对照提取物和对照药材，在选择时要注意其专属性和一致性。如在植物中普遍存在的 β – 谷甾醇，复方制剂的鉴别和含量测定若采用其作为对照品，所制定的质量标准就没有可靠性；对照药材应与相应的制剂中原料药材来源一致。

### （三）对照试验原则

**1. 设立对照组**　所有的试验项目（鉴别、含量测定）必须设有阴性对照和阳性对照。阴性对照是指处方仅缺一味药物并按照制备工艺制得的阴性样品。阳性对照是指有效成分对照品和单味对照药材。

**2. 对照等量性（取样量和制备相同条件）**　样品的标示量与对照品取样量要一致，同样，样品供试品与阴性供试品也应量化对照。

### （四）重复性原则

制定中药制剂质量标准时应注意各个环节的影响，从而保证在各个环节中其质量控制内容具有良好的重复性。各个环节主要包括研究过程中的质量控制、生产过程中的质量控制、流通过程中的质量控制。

只有采用固定的处方、原辅料，稳定的制备工艺生产的药品，才能始终一致确保制剂的质量和临床疗效的稳定，才能保证和验证所建立的质量标准具有重复性。

# 第二节　中药新药药材和提取物质量标准的制定

中药现代化和国际化是传统中药发展的必然趋势，如何在中医药理论的指导下采用现代的科学与技术，建立科学合理的全面控制中药及其制剂质量的质量标准，是中药现代化和国际化的关键所在。中药材（饮片）质量标准内容包括名称、来源、制法、性状、鉴别、检查、浸出物、含量测定、炮制、性味与归经、功能与主治、用法与用量、注意、贮藏等项目及起草说明书。

植物油脂和提取物是指从中药材或饮片及其他药用植物中制得的挥发油和油脂、粗提物、有效部位、组分提取物和有效成分。一般有效部位、组分提取物中一类或数类有效部位或组分的含量应达到50％以上，有效成分提取物中有效成分含量应达到90％以上。提取物的质量标准内容除上述内容外（同中药材），还包括稳定性考察。

## 一、名称

中药材名称包括中文名、汉语拼音及拉丁名，应按《药品注册管理办法》中有关规定命名。药物名称的汉语拼音，第一个字母必须大写，并注意药品的读音习惯，同时不用音标符号，药名较长者可按音节分为2组拼音。拉丁名一般先写药用部位，然后写药名，如果该药材包含了2个不同的药用部位时，一般先把主要的药用部位列在前面，用"ET"连接，药材的拉丁名一般采用属名或属种名。具体可参照2020年版《中国药典》一部格式。

挥发油和油脂命名以药材名加"油"构成；粗提物命名以药材名加提取溶剂加"提取物"构成。提取溶剂为水时可省略为药材名加"提取物"构成；有效部位、组分提取物命名以药材名加有效部位、组分名构成。如有效部位、组分是由两类成分构成，均应在名称中体现，如银杏酮酯；有效成分提取物命名以有效成分名称命名，不同来源的同一种有效成分在命名时要冠以药材名。如从西红花中提取得到西红花苷 I，命名为西红花苷 I，从栀子中提取得到西红花苷 I，应命名为栀子西红花苷 I。

## 二、来源和制法

### （一）单味药材和饮片

包括基原即原植（动）物的科名、植（动）物的中文名、拉丁学名、药用部位、采收季节、产地加工和药材传统名称；矿物药包括该矿物的类、族、矿石名或岩石名、主要成分及产地加工。基原植物的科名、拉丁学名的主要参照依据为 *Flora of China* 及《中国高等植物》，如该植物不在 *Flora of China* 已出版卷册及《中国高等植物》收载范围，则依照《中国植物志》的相关卷册核定。各地方植物志，《新编中药志》《常用中药材品种整理和质量研究》等资料仅供参考。采收时间与药材质量有密切关系，应对采收时间进行考察，并在起草说明中列入考察资料。现行版《中国药典》未收载的药材品种，要对采收时间作重点考察。产地加工主要规定药材采收后进行加工处理的基本要求。有的药材由于地区习惯不同，加工的方法不一，尽可能选择能确保质量具有代表性的一种方法，必要时也可列两种方法。加工处理一般会重点注明影响药材质量及性状的干燥方法，如"烤干""趁鲜切片后干燥""开水略烫后干燥""刮去外皮后干燥"等。但对于某些毒性药材习惯冠以"生"，如生半夏、生草乌等，其目的是引起重视。还有长期习惯直接用炮制名的药材，如熟地黄、制川乌、炒瓜蒌子等。

### （二）植物油和提取物

多来源药材提取物应固定一个基原，如必须采用二种以上基原植物的，必须固定相互间的比例，并说明其以何种中药或药用植物加工制得。还需写明该中药或药用植物的原植（动）物科名、植（动）物中文名、拉丁学名、药用部位，有效成分应写出分子式、分子量和结构式，挥发油和油脂要写明简要提取方法。

挥发油和油脂、有效成分不写制法；粗提物和有效部位、组分提取物应列制法项。包括药材名称、用量、前处理方法、使用溶剂、提取方法、提取次数、浓缩方式等，还需研究其得率的范围。

### 三、性状

用于性状描述的药材、饮片，应为经专家鉴定确认的正确物种。性状主要指药材、饮片的形状、大小、表面（色泽、特征）、质地、断面、气味等特征。按照药材、饮片的实际形态描述，描述要抓主要特征，文字要简练，用语要准确。

挥发油和油脂应规定外观颜色、气味、溶解度、相对密度和折光率等；粗提物和有效部位提取物应规定外观颜色、气味等；有效成分提取物应规定外观颜色、溶解度、熔点、比旋度等。

### 四、鉴别

鉴别系指鉴别药材、饮片真伪的方法，常用的鉴别方法包括经验鉴别、显微鉴别、显微化学、一般理化鉴别、色谱或光谱鉴别等。鉴别试验应符合重现性、专属性和耐用性的验证要求，制定的色谱鉴别方法应能反映该药的整体特性，并应尽可能区别同类相关品种或可能存在的易混淆品种。对无专属性、重现性差的项目，尽量不予收载。

### （一）经验鉴别

经验鉴别即采用传统的实践经验，对药材、饮片的某些特征，如形状、表面、颜色、质地、断面、气、味、水试、火试、水火共试等，采用直观方法进行鉴别真伪的方法。如狗脊表面密被光亮的金黄色茸毛；海金沙置火中易燃烧发出轻微爆鸣及明亮的火焰。

### （二）显微鉴别

显微鉴别主要包括显微组织鉴别和显微化学反应鉴别。用显微鉴别选择药材的显微特征时应注意突出易检出的、稳定的、专属的显微特征。

1. 凡有下列情况的药材、饮片，应尽量规定显微鉴别：组织构造特殊或有明显特征可以区别类似品或伪品的；外形相似或破碎不易识别的；或常以粉末入药的毒性或贵重药材、饮片。

2. 鉴别时选择具有代表性的样品，根据鉴定的对象与目的，参照《中国药典》四部选用不同的试剂制备组织、表面或粉末显微切片、观察。对根、根茎、藤茎、皮、叶等植物类药材，一般制作横切片观察，必要时制作纵切片；对果实、种子类多制作横切片或纵切片观察；对木类药材制作横切片、径向纵切片及切向纵切片三个面观察。观察粉末类药材或药材粉末特征时，制作粉末装片。

3. 显微粉末鉴别，通常观察并收载药材细粉（过五号筛）的特征，以便与成方制剂粉末药材通常以细粉投料的生产实际相一致。但观察药材粉末，尤其是腺毛、非腺毛、纤维、导管等细长特征时，也可取过四号筛的药材粉末观察。

4. 对于多来源药材或易混淆品应注意考察显微特征是否一致，在组织构造和粉末特征研究的基础上，确定显微特征的相同和不同点，并说明其专属性。

### （三）理化鉴别

理化鉴别即使用能够反映中药及其提取物的有效成分或有效部位及其特征成分的理化性质，来鉴别真伪或纯度。由于中药材成分复杂，干扰物质多，一般理化鉴别、光谱鉴别方法的专属性不强，因此，除矿物药材及炮制品外，原则上不予采用。

### （四）色谱鉴别

色谱鉴别是利用薄层色谱、液相色谱或气相色谱等对中药材、饮片进行真伪鉴别的方法。薄层色谱法具有专属性强、快速、经济、操作简便、重现性好等优点而被广泛采用，气相色谱与高效液相色谱鉴别一般用于薄层色谱分离度差、难以建立有效鉴别方法的样品，其条件一般不能采用与含量测定相同的色谱条件进行，因为含量测定色谱条件的建立只考虑单一的被测成分，而鉴别需要获得能表征该品种有别于其他品种的整体特征，因此气相色谱与高效液相色谱在鉴别中主要用于多植物来源的种间和种内或难鉴别易混淆药材特征图谱鉴别。

**1. 薄层色谱法**　薄层色谱鉴别是中药及其提取物色谱鉴别中应用最多的，由于中药及其提取物成分的复杂性，干扰因素较多，因此薄层色谱鉴别要设阴性对照和阳性对照，色谱条件需经过优选，同时薄层色谱图通过 3 批以上的样品均有重现性。

薄层色谱常用的吸附剂有硅胶、氧化铝、活性炭、聚酰胺、硅藻土等。采用工厂机械化大生产的预制板质量比实验室自制薄层板更加稳定可靠。供试品溶液的制备多采用溶剂法提取，为提高薄层色谱的清晰度，常常需要进行纯化分离，所用的方法有：液液萃取法、固液萃取法、色谱法等。为了使图谱斑点清晰明显，分离度与重现性符合要求，应根据被测物的特性选择合适的固定相、展开剂及显色方法等色谱条件。由于实验时的温度、湿度常会影响薄层色谱结果，因此需对上述因素进行考察。

薄层色谱鉴别的判断是选用对照品（或对照药材）与样品的薄层色谱进行比较。在选用对照药材时从样品得到的色谱可能与对照药材色谱不完全一致，但主要斑点须一致，方可做出较为准确的判断。对于多品种来源的药材应逐一分析。

应选用中国食品药品检定研究院供给的法定对照品及对照药材。

**2. 液相色谱法**　液相色谱法可用于药材的特征或指纹图谱鉴别。当药材存在易混淆品、伪品而显微特征或薄层色谱又难以鉴别时，可考虑建立药材的特征或指纹图谱鉴别。

**3. 气相色谱法**　适用于含挥发性成分药材、饮片的鉴别。采用气相色谱法建立其特征或指纹图谱进行鉴别。

### 五、检查

中药材的检查包括杂质、水分、灰分（总灰分、酸不溶性灰分）、重金属及有害元素检查

（砷、汞、铅、镉、铜）、农药残留量检查（有机氯类、有机磷类或生产中大量使用的农药）、二氧化硫残留量检查、黄曲霉素监测等项目。检查的方法一般参照 2020 年版《中国药典》四部要求测定。

### （一）杂质检查

药材中常常混存同一来源，但其性状或部位与规定不符的物质，另外还有一些无机杂质，如砂石、泥块，以及其他与该品种来源不相符合的物质。开展中药杂质控制研究有利于提高中药材的品质，同时制止不法商贩的恶意掺假行为。如采用特殊方法进行杂质检查，应给出具体方法，如对麝香采用显微镜检法，蒲黄采用筛分法等。

### （二）水分检查

药材中水分过高或易吸湿容易引起发霉变质，从而直接影响药材的质量。同时中药材水分的含量又容易受到生产、包装、运输、贮藏等环境影响，还易受到不同地域气候、温度、湿度变化的影响。所以制定中药材水分标准，随时对中药材水分进行监控，这对于控制药材的质量具有重要的意义。

### （三）灰分检查

灰分包括总灰分、酸不溶性灰分，根据中药材（饮片）的具体情况，可规定其中一项或二项。凡易夹杂泥沙、炮制时也不易除去的药材或生理灰分高的药材（测定值大于 10%，酸灰测定值超过 2%），除规定总灰分外还应规定酸不溶性灰分，如大黄的总灰分，由于生长条件的不同可以从 8%～20% 不等，在这种情况下总灰分的测定就不能说明是否有外来无机杂质的存在，因此必须测定其酸不溶性灰分，这样就可以精确表明中药中泥沙、砂石等杂质的掺杂含量。

### （四）重金属及有害元素

测定方法照 2020 年版《中国药典》四部中"砷、汞、铅、镉、铜"测定法，采用原子吸收分光光度法或电感耦合等离子体质谱法。重金属及砷盐的限量考察根据《中国药典》规定方法比较试验，列出考察的结果和数据。

### （五）农药残留量的测定法

有机农药残留量的检测目前主要采用气相色谱法。应根据中国农药施用的实际情况和各类农药的理化性质、残留期长短、降解物及其毒性等情况（重点针对常用、禁用、剧毒及土壤和水环境中难于降解且易残留的农药品种），建立合适的检测项目。样品的提取方法需根据样品种类、农药的性质不同来选择，尽可能将样品中残留的农药全部提取出来，而对样品中其他物质尽可能少提出。可根据中国及相关组织规定的农药每日最大摄取量、中国人的身体情况和中药材常用服用剂量，制订各种农药在不同药材中的农药残留量限度要求。

### （六）有毒物质检查

中药有效成分、有效部位等在提取分离、纯化分离过程中有可能引入有害的有机溶剂时，应进行有机溶剂残留量检查。有毒物质检查还包括二氧化硫残留量检查、黄曲霉素监测等项目。具体可参考 2020 年版《中国药典》四部的方法进行。

## 六、浸出物

浸出物系指用水、乙醇或其他适宜溶剂，有针对性地对药材、饮片中相应的有效类物质进行测定，根据采用溶剂不同分为：水溶性浸出物、醇溶性浸出物及挥发性醚浸出物等，需结合中药中已知成分的性质来选择合适的溶剂。浸出物测定适用于尚无法建立含量测定，或虽已建立含量测定、但所测定成分与功效相关性差或含量低的药材和饮片，以便更好地控制质量。测定方法参照 2020 年版《中国药典》四部"浸出物测定法"，含量按药材、饮片的干燥品计算。

## 七、含量测定

含量测定必须在鉴别无误、杂质检查合格的基础上进行。首选有效或活性成分，如药材、饮片含有多种活性成分，应尽可能选择与中医用药功能与主治相关的成分；为了更全面控制质量，可以采用同一方法测定 2 个以上多成分含量，一般以总量计制订含量限度为宜；对于尚无法建立有效成分含量测定，或虽已建立含量测定、但所测定成分与功效相关性差或含量低的药材和饮片，而其有效成分类别又清楚的，可进行有效类别成分的测定，如总黄酮、总生物碱、总皂苷、总鞣质等的测定；含挥发油成分的，可测定挥发油含量；应选择测定药材、饮片所含的原形成分，不宜选择测定水解成分。

### （一）含量测定方法

常用的含量测定方法有化学分析法、紫外 – 可见分光光度法、高效液相色谱法、薄层色谱扫描法、气相色谱法、其他理化检测方法以及生物测定法等。

**1. 化学分析法**  化学分析法是指经典的重量分析法和容量分析法。主要用于测定药材中含量较高的一些成分及矿物药中的无机成分，如总生物碱类、总酸类、总皂苷及矿物药制剂等。其缺点是灵敏度低，操作烦琐，耗时长，专属性不高，有一定的局限性，不适用于微量成分的测定。

**2. 分光光度法**  分光光度法常用的技术包括紫外 – 可见分光光度法、红外分光光度法、荧光分光光度法和原子吸收分光光度法等。2020 年版《中国药典》收载的紫外 – 可见分光光度法测定的品种以测定总成分居多，如总生物碱、总黄酮、总蒽醌、多糖等。由于中药成分复杂，不同组分的紫外吸收光谱彼此重叠，干扰测定，因此在测定前必须经过适当的提取、净化，或采用专属的显色反应等步骤来消除干扰。测定时通常选用被测成分最大吸光度的波长作为测定波长，而共存成分在此波长处基本无吸收。供试品溶液的吸光度在 0.2 ~ 0.8 为宜。使用该法时应对仪器的波长、吸光度的准确度进行检定，对杂散光进行检查，溶剂要符合要求，对空白吸收进行校正。此法用于含量测定时一般有三种：①吸收系数法，测定时吸收系数通常应大于 100，并注意仪器的校正和检定。如 2020 年版《中国药典》紫草中羟基萘醌总色素的含量测定用的此方法；②对照品比较法；③标准曲线法，如 2020 年版《中国药典》中药材金樱子中多糖的含量测定用的此方法。

**3. 薄层扫描法**  薄层扫描法（TLCS）是指用一定波长的光照射在薄层板上，对色谱斑点进行扫描，记录斑点的位置（$R_f$ 值）及峰面积。扫描方法可为单波长扫描或双波长扫描。如采用双波长扫描，应选用待测斑点无吸收或最小吸收的波长为参比波长，供试品色谱图中待测斑点的 $R_f$ 值、光谱扫描得到的吸收光谱图或测得的光谱最大吸收和最小吸收应与对照品溶液相符，以保证测定结果的准确性。薄层色谱扫描定量测定应保证供试品斑点的量在线性范围内，通常采用线性回归二点法计算，如线性范围很窄时，可用多点法校正多项式回归计算。供试品溶液和对照品溶液应交叉点于同一薄层板上，供试品点样不得少于 2 个，对照品每一浓度不得少于 2 个，展开，扫描（沿展开方向扫描，不可横向扫描），测定和计算。

**4. 气相色谱法**　气相色谱法主要用于中药的鉴别及测定含挥发油及其他挥发性组分的含量，还可用于中药及其制剂的检查，如含水量、含醇量的测定。该法也是药物中农药残留量测定的主要手段。气相色谱试验条件的选择主要有：

（1）系统适应性试验　用规定的对照品溶液对仪器进行试验和调整，以达到规定的要求；或规定在分析状态下的最小理论塔板数、分离度、重复性和拖尾因子等指标。其中，分离度和重复性尤为重要。

（2）载气的选择　应根据供试品的性质和检测器种类选择载气。$N_2$ 是最常用的载气，载气的流速直接影响各组分分离效果和峰形的对称性。

（3）进样方式的选择　一般可采用溶液直接进样、自动进样或顶空进样。

（4）固定相的选择　固定液按照极性相似、化学官能团相似的相似性原则和主要差别来选择。对复杂样品的分析可使用混合固定液，并根据样品的性质选择合适的固定液配比，对高沸点化合物宜采用低配比，对低沸点化合物宜采用高配比。中药分析中气–固色谱的固定相大多采用高分子多孔微球（GDX），用于分离水及含羟基（醇）化合物。

（5）柱温的选择　一般根据样品的沸点来选择柱温。高沸点样品（300℃～400℃），柱温200℃～250℃；沸点为200℃～300℃的样品，柱温150℃～180℃；沸点为100℃～200℃的样品，柱温选各组分的平均沸点三分之二左右；气体等低沸点样品，柱温选沸点左右，在室温或50℃下进行分析；对宽沸程样品，需采用程序升温方法进行分析。

（6）检测器的选择　FID 检测器对碳氢化合物响应良好，是中药分析中应用最广泛的质量型检测器；NPD 检测器对含氮、磷元素的化合物灵敏度高；FPD 检测器对含磷、硫元素的化合物灵敏度高；ECD 检测器适于含卤素的化合物；MS 检测器还能给出供试品某个成分相应的结构信息，可用于结构确证。

（7）其他条件的选择　气化室（进样口）的温度：一般采用样品的沸点或稍高于沸点，以保证瞬间气化，但不要超过沸点50℃以上，以防止分解。检测室的温度：FID 检测器需进行温度控制，检测器温度一般需高于柱温，以免色谱柱的流出物在检测器中冷凝而污染检测器，同时防止检测器产生的水蒸气凝结熄灭火焰。进样量：对于填充柱，气体样品为 0.1～1mL，液体样品为 0.2～1μL，最大不超过 4μL 为宜。毛细管柱需用分流器分流进样，分流后进样量为填充柱的1/10～1/100。

（8）定量方法

①内标法：适用于样品的所有组分不能全部流出色谱柱，或检测器不能对每个组分都产生信号，或只需测定样品中某几个组分含量时的情况。内标法的关键是选择合适的内标化合物，选择化学结构相似、物理性质与待测组分相近的纯品作为内标物。

②外标法：外标法分为标准曲线法和外标一点法，当标准曲线截距为零时，可采用外标一点法定量。

③面积归一法：当样品中所有组分在操作时间内都能流出色谱柱，且检测器对它们都产生信号，同时已知各组分的校正因子时，可采用校正面积归一化法测定各组分的含量。若样品中各组分为同系物或性质接近时，各组分的定量校正因子相近，可直接采用面积归一化法计算。

④标准溶液加入法：根据外标法或内标法测定杂质或主成分含量，再扣除加入的对照品溶液含量，即得供试液溶液中某个杂质和主成分含量。

**5. 高效液相色谱法**　高效液相色谱法具有分离效率高、分析速度快、灵敏度高，易于实现自动化等特点，因此广泛应用于中药及其制剂的定性及含量测定。在进行中药新药研究时实验条件的选择主要有：

（1）系统适用性试验　按照 2020 年版《中国药典》四部通则 0512 要求。

（2）色谱柱的选择　根据被分离物质的化学结构、极性和溶解度等因素来选择合适的色谱柱。首选 ODS（即 C18）柱，选择反相色谱系统。经 ODS 柱试验不适合，再考虑硅胶、腈基、氨基等键合填料的色谱柱。

（3）流动相的选择　反相色谱系统的流动相常用甲醇 - 水系统和乙腈 - 水系统，还有四氢呋喃 - 水系统，用紫外末端波长检测时，宜选用乙腈 - 水系统。流动相中应尽可能不用缓冲盐，如需用时，应尽可能使用低浓度缓冲盐。正相色谱系统的流动相常用两种或两种以上的有机溶剂。反向离子对色谱的流动相最常用的是甲醇 - 水系统和乙腈 - 水系统中加入 0.003 ～ 0.01 mol/L 的离子对试剂。

（4）检测器的选择　最常用的检测器为紫外 - 可见分光检测器（UVD 或 DAD），其他常见的检测器有荧光检测器、蒸发光散射检测器、示差折光检测器、电化学检测器、化学发光检测器和质谱检测器等。不同的检测器，对流动相的要求不同。紫外 - 可见分光检测器所用流动相应符合紫外 - 可见分光光度法（通则 0401）项下对溶剂的要求；采用低波长检测时，还应考虑有机溶剂的截止使用波长，并选用色谱级有机溶剂。蒸发光散射检测器和质谱检测器不得使用含不挥发性盐的流动相。

（5）柱温　温度会影响分离效果；如果常温效果差，才考虑升高柱温。但一般不宜超过 60℃。

（6）供试品溶液　尽可能用流动相配置供试品溶液，以避免出现溶剂峰。

（7）定量方法　主要有：①内标法；②外标法；③加校正因子的主成分自身对照法；④不加校正因子的主成分自身对照法；⑤面积归一化法，具体参照 2020 年版《中国药典》四部通则 0512 规定。

### （二）含量测定方法验证

对含量测定应进行分析方法验证，确证其可行性，验证方法按 2020 年版《中国药典》四部"分析方法验证指导原则"进行。验证内容有准确度（回收率试验）、精密度、线性、范围、耐用性等。

### （三）含量限（幅）度的制定

含量限（幅）度的制定，应根据药材、饮片的实际情况来制定。一般应根据不低于 10 批样品的测定数据，按其平均值的 ±20% 作为限度的制定幅度，以干燥品来计算含量；毒性药材、饮片要制定限度范围，根据毒理学研究结果及中医临床常用剂量，确定合理的上下限数值。

## 八、功能主治

对功能要用中医术语描述，力求简明扼要，要突出主要功能，使其能指导主治，并应与主治衔接。先写功能，后写主治，中间以句号隔开，并以"用于"连接。

## 九、用法与用量

饮片的用法与用量除另有规定外，用法系指水煎内服（包括先煎、久煎、后下、外用等）。

用量系指成人一日常用剂量；必要时可遵医嘱。

## 十、注意

注意这部分包括各种禁忌，如孕妇、儿童、其他疾患和体质方面的禁忌、饮食禁忌等。

## 十一、贮藏

贮藏是对药品贮藏与保管的基本要求，除矿物药应置干燥洁净处不做具体规定外，对一般品种可注明"密封"；需在干燥处保存又怕热的品种，加注"置阴凉干燥处"，遇光易变质的品种加注"避光"等。

# 第三节　中药新药制剂质量标准的制定

中药新药制剂在处方固定、原料（饮片、提取物）质量和制备工艺稳定的前提下才能拟定质量标准草案，其质量标准是根据药品质量标准的要求所制定的符合中药特点的控制中药制剂质量的技术标准，其目的是反映和控制最终中药制剂的质量。质量标准的研究项目一般包括：名称（中文名）、汉语拼音、处方、制法、性状、鉴别、检查、浸出物、指纹/特征图谱、含量测定、功能与主治、用法与用量、注意、规格、贮藏等。具体格式和用语可参照2020年版《中国药典》。

## 一、名称、汉语拼音

中药制剂名称包括中文名与汉语拼音名，名称应按照国家药品监督管理部门的有关规定进行命名。

**1. 单味制剂命名**　一般应采用中药材、中药饮片、中药有效成分、中药有效部位加剂型命名，如花蕊石散、丹参口服液、巴戟天寡糖胶囊等。还可以采用中药有效成分、中药有效部位与功能结合剂型命名。但要注意中药材人工制成品的名称应与天然品的名称有所区别，一般不应以"人工××"命名。

**2. 复方制剂命名**　中药复方制剂可采用下列方法命名：

（1）采用处方主要药材名称的缩写并结合剂型命名。如香连丸由木香、黄连二味药材组成；葛根芩连片由葛根、黄芩、黄连、甘草四味药材组成。

（2）采用主要功能加剂型命名。如补中益气合剂、除痰止嗽丸等；也可采用比喻、双关、借代、对偶等各种修辞手法结合剂型命名，如交泰丸、玉女煎、月华丸、玉屏风散等。

（3）采用药物味数加剂型命名。如四物汤等。

（4）采用剂量（入药剂量、方中药物剂量比例、单次剂量）加剂型命名。如七厘散、六一散等。六一散由滑石粉、甘草组成，两药剂量比例为6∶1。

（5）采用君药或主要药材名称与功能并结合剂型命名。如龙胆泻肝丸、当归补血汤等。

（6）采用药味数与主要药材名称或药味数与功能或用法结合剂型命名。如五苓散、三生饮等。五苓散，方中有猪苓、泽泻、白术、茯苓、桂枝五味药物，同时含两个"苓"，故名。

（7）采用处方来源与功效或药名结合剂型命名。如指迷茯苓丸等，一般指来自《全生指迷方》的茯苓丸。茯苓丸在中国方剂数据库中检索结果有119个，缀以"指迷"意在从方剂来源区分之。

（8）采用作用部位（中医术语）与主要药物或功能结合剂型命名。如温胆汤、养阴清肺丸、清热泻脾散等。

（9）采用主要药材和药引结合并加剂型命名。如川芎茶调散，以茶水调服。

（10）以药物颜色加剂型命名。如桃花汤等。桃花汤方中药物组成为赤石脂一斤，干姜一两，粳米一斤，因赤石脂色赤白相间，别名桃花石，煎煮成汤后，其色淡红，鲜艳犹若桃花，故称桃花汤。

（11）以服用时间结合剂型命名。如鸡鸣散等。

（12）儿科用药可加该药临床所用的科名，如小儿消食片等。

（13）可在命名中加该药的用法，如小儿敷脐止泻散、含化上清片、注射用丹参多酚酸等。

中药制剂的命名切不可采用夸大、不切实际的用语，如飞龙夺命丸、强力感冒片等。在遵照命名原则条件下，命名可体现阴阳五行、古代学术派别思想（如道家、法家）、古代物品的名称等，以突出中国传统文化特色，如左金丸、玉泉丸等。

## 二、处方

单味制剂为单一药味，故不列处方，在制法中说明药味及其分量。制剂中使用的药引、辅料及附加剂一般不列入处方中，在制法中加以说明。处方中各组分（含辅料）应符合法定标准，对于无国家药品标准且不具有药品注册标准的中药饮片、提取物，应单独建立该药味的质量标准，并附于制剂标准中，提取物的质量标准应包括其制备工艺。

**1. 处方药味的名称** 凡是国家标准已收载的药味（饮片、提取物），一律使用最新版本规定的名称，避免使用别名或异名。当地方标准收载的品种与国家药品标准名称相同而来源不同时，应另起名称。对国家药品标准未收载的药材，应采用地方标准收载的名称，并另加注明。

**2. 处方药味排列** 一般根据中医理论，按照君、臣、佐、使的顺序排列。非传统处方，按药物作用的主次顺序排列，书写从左到右，从上到下。

**3. 处方量** 处方中各药材的量一律用法定计量单位，各药味的处方量应与成品制成量相对应，通常以 1000 个制剂单位（片、粒、g、mL 等）的制成量折算；除特殊情况外，各药味量的数值一般采用整数位。处方中药味均用法定计量单位，重量单位为克（g），容量单位为毫升（mL）。

## 三、制法

制法为生产工艺的简要描述，一般包含前处理、提取、纯化、浓缩、干燥和成型等工艺过程及主要工艺参数。要求用词准确、语言简练、逻辑严谨，符合生产实际。

制备工艺中对中药制剂的质量有影响的关键工艺应列出控制的技术条件及关键半成品的质量标准。如粉碎度、浸膏的相对密度、乙醇的浓度、收集量等。如用树脂柱进行纯化处理工艺时，应写明树脂柱的类型。

药味的粉碎度用现行版《中国药典》凡例中粉末分等的术语表述，如粗粉、中粉、细粉、极细粉等，也可列出筛目。

## 四、性状

中药制剂的性状往往与投料的原料质量及工艺有关，故在一定程度上反映药品的质量特性，原料质量保证、工艺恒定，制成的成品性状应该基本一致。制剂的性状指成品的颜色、形态、气味等。

一般除去制剂包装后，按颜色、外形、气味依次描述；对片剂、丸剂，如有包衣的还应描述除去包衣后片心、丸心的颜色及气味，对硬胶囊应除去囊壳描述。中药制剂的颜色多为复合色，复合色的描述应为辅色在前，主色在后，如黄棕色，以棕色为主。注射剂不要求描述气和味。外用药不要求描述味。

## 五、鉴别

中药制剂鉴别项目原则上对处方中各药材均应进行试验研究，根据试验情况，选择列入质量标准中。首选处方中君药、贵重药、毒性药。对鉴别特征不明显或处方中用量较小而不能检出的药味，可选择其他药味鉴别，但在起草说明中应阐明。

鉴别检验一般应采用专属性强、灵敏度高、重现性好、快速和操作简便的方法，鼓励研究建立一次试验同时鉴别多个药味的方法。

**1. 显微鉴别**　制剂中若有直接入药的生药粉，一般应建立显微鉴别方法；若制剂中含有多种直接入药的生药粉，在显微鉴别方法中应分别描述各药味的专属性特征。

**2. 一般理化鉴别**　一般适用于制剂中含有矿物类药味以及有类似结构特征的大类化学成分的鉴别，通常是显色反应和沉淀反应。虽然该方法操作简便、适用性强，但易发生假阳性或假阴性反应，专属性较差，应进行空白对照、阴性对照、阳性对照试验，以排除干扰。

**3. 色谱鉴别**　主要包括薄层色谱法（TLC/HPTLC）、气相色谱法（GC）和高效液相色谱法（HPLC/UPLC）等。中药制剂中最常用的是薄层色谱法。TLC 法可采用比移值和显色特征等进行鉴别，对特征斑点的个数、比移值、斑点颜色、紫外吸收 / 荧光特征等与标准物质的一致性予以详细描述；HPLC 法、GC 法可采用保留时间等色谱特征进行鉴别。若处方中含有动物来源的药味并且在制剂中仅其蛋白质、多肽等生物大分子成分具备识别特征，应研究建立相应的特异性检验检测方法。

## 六、检查

**1. 通则检查**　中药制剂检查项目应根据剂型特点及临床用药需要，按照 2020 年版《中国药典》四部"制剂通则"的相应规定，对制剂的相关参数，如水分、pH 值、相对密度、灰分、重量差异、微生物限度等，列出具体的数据和测试结果，并说明规定的理由。同时，除了制剂通则中的项目之外，还可根据制剂的特性、工艺及稳定性考察的结果，制订其他的检查项目。对于现行版《中国药典》未收载的剂型，需根据情况另行制定，所列出的检查项目应反映该制剂质量稳定的情况。

**2. 有毒物质检查**　中药制剂处方含易被重金属及有害元素污染的药味，或其生产过程中使用的设备、辅料、分离材料等有可能引入有害元素，需制定相应的重金属及有害元素的限量检查方法，应在充分研究和风险评估的基础上制定合理的限度。中药制剂处方中的药味含有毒性成分而非药效成分，应制定有关毒性成分的限量检查方法，其限度可根据相应的毒理学或文献研究资料合理制定，以确保用药的安全。

中药制剂在制备过程中若使用了三氯甲烷、甲醇、乙酸乙酯等有机溶剂（乙醇除外）进行提取加工，应进行有机溶剂残留检查并制定限量；制备工艺中若使用大孔吸附树脂进行分离纯化，应根据树脂的类型、树脂的可能降解产物和使用溶剂等情况，制定树脂中有机物残留的限量检查方法，如苯乙烯型大孔吸附树脂可能的降解产物主要包括但不限于苯、正己烷、甲苯、二甲苯、苯乙烯、二乙基苯等。内服酒剂、酊剂中是否含有甲醇，需用气相色谱法检查，提供数据，列入正文检测项目中。

**3. 与中药制剂特性相关的检查项目**　根据中药制剂的特点制定有针对性的检查项目，如对提取的天然单一成分口服固体制剂应制定有关物质、溶出度等的检查方法；对含难溶性提取物的口服固体制剂，应进行溶出度的检查研究。制剂主要指标成分为多糖类物质时，应制定多糖分子量分布等反映大分子物质结构特征的专属性检查方法。

### 七、浸出物

浸出物测定适用于中药新药制剂有效成分尚不清楚或确实无法建立含量测定，或虽建立含量测定但所测含量甚微的制剂；中药制剂中单一成分不能完全代表处方的功能主治，故浸出物测定也可用作控制提取物总量一致性的指标。浸出物的测定可根据制剂所含主要成分的理化性质选择适宜的溶剂（不限于一种），基于不同的溶剂可将浸出物分为水溶性浸出物、醇溶性浸出物、乙酸乙酯浸出物及醚浸出物等。需考察各种影响因素对浸出物检测的影响，如辅料的影响等。浸出物的测定法中应注明溶剂的种类及用量、测定方法及温度参数等，并规定合理的浸出物限度范围。

### 八、中药制剂指纹 / 特征图谱

中药指纹 / 特征图谱是通过对所得到的能够体现中药整体特性的图谱识别，提供一种能够比较全面控制中药质量的方法，从化学物质基础的角度保证中药制剂的稳定和可靠。其具体试验是采用指纹 / 特征图谱模式，将中药内在物质特性转化为常规数据信息，用于中药鉴别和质量评价。中药新药制剂（提取的天然单一成分制剂除外）一般应进行指纹 / 特征图谱研究并建立相应的标准。研究指纹 / 特征图谱一般采用各种色谱方法，如 HPLC/UPLC 法、HPTLC 法、GC 法等。（详见本章第四节）

### 九、含量测定

含量测定是指用化学方法或仪器分析方法，以临床功效为导向，对中药制剂处方中的有效成分、活性成分、有毒成分、各类别成分或组分进行定量分析，以评价制剂工艺的稳定性与成品质量的方法。

制剂的处方组成不同，其含量测定指标选择也不相同。对提取的天然单一成分制剂，选择该成分进行含量测定。对组成基本明确的提取物制剂，应建立一个或多个主要指标成分的含量测定方法，应研究建立大类成分的含量测定方法。对复方制剂应根据其功能主治，首选与药品安全性、有效性相关联的化学成分。此外，需考虑含量测定指标与工艺、稳定性的相关性，并尽可能建立多成分或多组分的含量测定方法。

**1. 含量测定项目的选定**

（1）测定指标的选择应与药理作用和功能主治相一致，选择制剂处方中的君药、臣药、起主要药效作用的活性成分、类别成分或组分、贵细药及毒性药材中的有效成分、有毒成分进行含量测定；如主药（君药和臣药）有效成分不清楚的，应进行研究，寻找有效成分，建立定量方法。若处方中含有化学药成分应进行含量测定。

（2）为了更全面控制中药制剂质量，可以分别测定二个以上单一有效成分的含量；也可以测定单一有效成分后再测定其类别成分总量，如总黄酮、总生物碱、总皂苷、总鞣质、总蒽醌等。

（3）尽量与药材测定成分相对应，以便更有效地控制质量。

（4）若同类别的活性成分可以相互转化，可分别测定单一成分的含量，并计算总量的方式进行质量控制。如苦参碱和氧化苦参碱以总量计算。

（5）测定成分应注意避免测定分解产物、不稳定成分、无专属性成分或微量成分。

（6）对于注射剂，要求大部分成分或组分均要说清楚，建立多项含量测定，以保证临床用药的安全。

（7）若制备工艺中包含多种工艺路线，各种工艺路线需建立相关有效/活性成分或指标成分的含量测定方法；若有提取挥发油的工艺，需建立挥发油总量或相应指标成分的含量测定方法；若制剂中含有明确的热敏感成分，应建立可反映生产过程中物料的受热程度及稳定性的含量测定方法。

（8）由于药材品种来源、原料产地和等级不同，对含量差异较大的成分，需注意检测指标的选定和产地的限定。

**2. 含量测定方法** 含量测定的方法很多，包括容量（滴定）法、色谱法、光谱法等，其中色谱方法包括 GC 法和 HPLC/UPLC 法等，对挥发性成分可优先考虑 GC 法或 GC-MS 法，非挥发性成分可优先考虑 HPLC/UPLC 法。对矿物类药味的无机成分可采用容量法、原子吸收光谱法（AAS）、电感耦合等离子体原子发射光谱法（ICP-AES）、电感耦合等离子体质谱法（ICP-MS）等方法进行含量测定。建立方法时应考察方法的耐用性、专属性及可控性。

**3. 含量限度确定** 中药制剂含量限度规定的方式，根据现行各级标准有以下几种：

（1）规定了最低限度，通常以"本品（每单位制剂）含……以……计不得少于……"表示。通常有效成分、指标成分或特定的同一类成分（总皂苷等）以这种方式进行含量限度规定。

（2）对有毒成分（同时又是有效成分）及中西药复方制剂中化学药品的含量应规定上下限，上下限幅度应根据测试方法、品种情况、转移率及理论值确定，一般应在 ±10% ～ ±20%，并在安全有效范围内。

含量限度应在保证制剂临床用药安全和疗效稳定的情况下，根据中药制剂实测结果与原料药材的含量情况确定。尽可能多地测定数据才有足够的代表性，至少应有 15 批以上样品与原料药材数据为依据。报临床用制剂至少 3 批 6 个数据；报生产用质量标准时必须累积数据至少 10 批样品 20 个数据。

**4. 含量测定方法学验证** 含量测定所采用的方法必须通过方法学验证。验证的指标有：专属性、准确度、精密度（包括重复性、中间精密度和重现性）、检测限、定量限、线性、范围和耐用性。在方法学验证中，须用标准物质进行试验。具体参照 2020 年版《中国药典》四部通则 9101 分析方法验证指导原则。

（1）提取、分离纯化条件的选定 中药制剂中成分复杂，须将被测成分从样品中释放出来，除去杂质，减少干扰，以提高分析方法的重现性和准确性。在设计提取方法时，对液体样品多用萃取法，固体样品多用超声提取、回流提取等。提取具体条件参数的确定在查阅文献资料的基础上通过单因素试验、正交试验、均匀设计试验等进行优选，并配合回收率试验结果，综合评估确定。在设计分离纯化方法时，尽量纯化样品，因为若含量测定采用的是 HPLC 法可以保护色谱柱，若采用的是薄层扫描法可以提高斑点的分离度，若采用的是分光光度法可降低在测定波长下的背景吸收，从而提高制剂含量测定的准确性。

（2）测定条件的选择 各测定方法条件是否合适，对测定的结果有直接的影响。对于不同的测定方法，测定条件的选择也有所不同，需按照现行版《中国药典》通则中对各测定方法的要求进行，如不适合有干扰，可进行再优化，重新建立方法。如紫外－分光光度法中最佳 pH 值、最大吸收波长及吸收系数的确定；液相色谱法中固定相、流动相、内标物质、检测器、检测波长、流速等的选择。

（3）专属性考察　专属性系指在其他成分（如杂质、降解产物、辅料等）可能存在下，采用的分析方法能正确测定出被测物的能力。常用的试验方法是对照试验，即以被测成分或药材与除去该成分或该药材的成品作对照，排除在被测成分斑点或出峰位置出现干扰组分，确保测定指标（吸收峰或峰面积）是否仅为被测成分响应。

（4）线性及范围考察　线性是指在设计的范围内，线性试验结果与试样中被测物浓度直接呈比例关系的能力。线性考察的目的：①被测成分浓度与峰面积（或峰高）是否呈线性关系；②线性范围，即被测成分在多少量范围内呈线性；③直线是否通过原点，以确定是否以一点法还是两点法测定并计算。可用同一对照品贮备液经精密稀释，或分别精密称取对照品，制备一系列对照品溶液的方法进行测定，至少制备 5 个不同浓度水平。以测得的响应信号作为被测物浓度的函数作图，观察是否呈线性，再用最小二乘法进行线性回归。标准曲线相关系数 $r$ 值一般要求 0.999 以上，薄层扫描的 $r$ 值应在 0.995 以上。

（5）精密度试验　精密度是指在规定的测定条件下，同一份均匀供试品，经多次取样测定所得结果之间的接近程度。精密度一般用偏差、标准偏差或相对标准偏差表示。

①重复性：在相同条件下，由同一个分析人员测定所得结果的精密度称为重复性。试验要求在规定范围内，取同一浓度的供试品，用至少 6 份的测定结果进行评价；或设计至少 3 种不同浓度，每种浓度分别制备至少 3 份供试品溶液进行测定，用至少 9 份样品的测定结果进行评价。

②中间精密度：在同一实验室内的条件改变，如不同时间、不同分析人员、不同设备等测定结果之间的精密度，称为中间精密度。考察随机变动因素，如不同日期、不同分析人员、不同仪器。

③重现性：不同实验室由不同分析人员测定结果之间的精密度，称为重现性。

（6）稳定性试验　稳定性试验是对同一供试品溶液，在不同时间点的测定结果计算其平均值和相对标准偏差 RSD%。考察待测成分是否稳定，以确定适当的测定时间。

（7）回收率试验　在制剂含量测定方法建立过程中，须以回收率评估所建立方法测定的结果与真实值或参比值接近的程度。回收率试验在规定范围内，取同一浓度的供试品，用至少 6 份样品的测定结果进行评价；或设计至少 3 种不同浓度，每种浓度分别制备至少 3 份供试品溶液进行测定，用至少 9 份样品的测定结果进行评价，一般中间浓度加入量与所取供试品含量之比控制在 1∶1 左右。样品中待测定成分含量和回收率限度关系可参考 2020 年版《中国药典》四部通则 9101 分析方法验证指导原则。在成分复杂、组分含量低于 0.01% 及多成分等分析中，回收率限度可适当放宽。

（8）耐用性　耐用性是指在测定条件有小的变动时，测定结果不受影响的承受程度。典型的变动因素有被测溶液的稳定性、样品的提取次数、时间等。液相色谱法中典型的变动因素有流动相的组成和 pH 值、不同品牌或不同批号的同类型色谱柱、柱温、流速等。气相色谱法变动因素有不同品牌或批号的色谱柱、不同类型的担体、载气流速、柱温、进样口和检测器温度等。

## 十、生物活性测定

生物活性测定方法一般包括生物效价测定法和生物活性限值测定法。由于现有的常规物理化学方法在控制药品质量方面具有一定的局限性，因此鼓励开展生物活性测定研究，建立生物活性测定方法以作为常规物理化学方法的替代或补充。具体参照 2020 年版《中国药典》四部通则 9105 中药生物活性测定指导原则进行。

## 十一、规格

规格的写法有以重量计、以装量计、以标示量计等。规格单位在 0.1g 以下用"mg"，以上用"g"，液体制剂用"mL"。对单体成分或有效部位、组分制剂可规定每个制剂单位的标示含量。具体可参照《中成药规格表述技术指导原则》的相关要求。

## 十二、用法与用量

先写用法，后写一次性量及一日使用次数；同时可供外用的，则列在服法之后，并用句号隔开。用量一般为常人有效剂量；对供儿童使用或以儿童使用为主的，应注明儿童剂量或不同儿童剂量。

## 十三、注意

注意事项包括各种禁忌，如孕妇、儿童、其他疾患和体质方面的禁忌、饮食禁忌等。

## 十四、贮藏

贮藏是指对中药及其制剂贮藏与保管的基本要求。应通过对直接接触药材（饮片）、提取物、制剂的包装材料和贮藏条件进行系统考察，根据稳定性影响因素和药品稳定性考察的试验结果，确定贮藏条件。除特殊要求外，对一般品种可注明"密封"；需在干燥处保存又怕热的品种，加注"置阴凉干燥处"，遇光易变质的品种加注"避光"等。

# 第四节 中药新药指纹/特征图谱研究

中药新药质量评价的现行模式，一般是利用光谱或色谱方法鉴别和测定某一种或几种有效成分或指标成分，以及质量标准规定的常规检查项目，这种模式具有很大的局限性，不能全面反映复杂的中药成分体系，不能准确表达传统中药理论的整体特性，不能有效反映在制备工艺中所含成分可能产生的相互作用。因此对中药新药制剂应进行指纹/特征图谱研究并建立相应的标准，从整体上提高中药质量控制水平。

中药指纹/特征图谱按照测试样品来源可以分为中药材、饮片、提取物或中间体、成方制剂指纹/特征图谱。其中中药材、饮片及中间体指纹/特征图谱主要是用于生产的内部控制、质量调整以及质量相关性考察。中药指纹/特征图谱建立的内容一般包括建立分析方法、色谱峰的指认、建立对照图谱、数据分析与评价等过程。

## 一、中药指纹/特征图谱分析方法的建立

中药指纹/特征图谱的一般获取过程如下：

**1. 供试品溶液的制备** 供试品溶液必须具备代表性和完整性，其制备是整个分析步骤中关键的起始部分，其制备的好坏直接影响整体分析结果的优劣及可信程度。供试品溶液的制备需按照所含主要成分的性质，采用规范的处理方式进行。若药品中含多种理化性质差异较大的不同类型成分，可考虑针对不同类型成分分别制备供试品，并建立多个指纹/特征图谱以分别反映不同类型成分的信息。若一种方法不能完整体现供试品所含成分特征，可采用两种或两种以上的方法获取不同的指纹/特征图谱进行分析。

**2. 参照物的选择**　对于指纹/特征图谱的参照物质，一般选择容易获取的一个或多个制剂中的主要活性成分或指标成分，主要用于考察指纹/特征图谱的稳定程度和重现性，并有助于指纹/特征图谱的辨认。在与临床药效未能取得确切关联的情形下，参照物（复方制剂应首选君药的活性成分或指标成分）起着辨认和评价指纹/特征图谱特征的指引作用，不等同于含量测定的对照品。如无合适参照物也可选指纹/特征图谱中的稳定的指纹峰作为参照峰，说明其响应行为和有关数据，并应尽可能阐明其化学结构及化学名称。

**3. 指纹/特征图谱获取试验**　中药指纹/特征图谱获取首先应建立样品的检测方法，按照获取方式可以分为色谱、光谱及其他分析方法，其中色谱法是中药指纹/特征图谱建立的首选和主要的方法。最终选择的方法需满足表征中药化学成分群整体性质，并进行相应的方法学考察，需具有良好的专属性、重现性和可操作性。

**4. 指纹/特征图谱的建立和辨识**　指纹/特征图谱的试验条件确立后，将获取的所有样品的指纹/特征图谱逐一研究比较。一张对照用指纹/特征图谱，特别是分辨率较高的图谱，必须制备有足够代表性的样品的图谱，找出成品色谱具有指纹意义的各个峰，给予编号，再将药材、中间体和成品之间的图谱比较，考察相互之间的相关性。

对指纹/特征图谱的辨识应从整体的角度综合考虑，把各有图谱（共有模式）之间的相似性，即"相似度"作为辨识和判断指标。指纹/特征图谱建立和辨识的主要目的是确定获取的指纹/特征图谱中具有指纹意义的特征峰（数目、位置、各峰之间的大致比例），并能体现其整体性。

### 二、指纹/特征图谱方法认证

1. 需要证明获取的指纹/特征图谱能够表征该中药产品的化学组成。

2. 各原药材的化学组成特征应该在中药产品的图谱中得到体现。

### 三、指纹/特征图谱方法验证

验证的目的是为了考察和证明采用的指纹/特征图谱测定方法具有可靠性和可重复性，符合指纹图谱测定的要求。中药/特征指纹图谱测定是一个复杂的分析过程，影响因素多，条件繁杂，因此合理的实验方法有效性评价是对测定整体过程和分析系统的综合验证。中药指纹/特征图谱实验方法验证所包括的项目：专属性、精密度（重复性和重现性）及耐用性等。具体操作可参照《中药注射剂指纹图谱研究的技术要求》。

### 四、中药指纹/特征图谱的数据处理和计算分析

中药指纹/特征图谱需建立比较图谱的一致性或相似程度的方法。指纹/特征图谱一般以相似度或特征峰相对保留时间、相对峰面积比值等为检测指标，根据多批样品的检测结果，采用指纹图谱相似度评价系统计算机软件获取共有峰的模式，建立对照指纹/特征图谱，采用上述软件对供试品指纹/特征图谱与对照指纹/特征图谱进行相似度分析比较，并关注非共有峰的特征，制定指纹/特征图谱相似度或相对保留时间、相对峰面积比值及其范围。为确保特征或指纹图谱具有足够的信息量，必要时可使用二张以上特征或指纹图谱。

# 中药新药稳定性研究

中药新药的稳定性是指中药新药（原料或制剂）的化学、物理及生物学特性发生变化的程度。稳定性是新药质量的重要评价指标之一，也是核定新药有效期的主要依据。作为新药研制，除了要求新药要有一定的安全性和有效性外，还必须要求新药具备一定的稳定性。药物的稳定性研究在中药新药研究中是必不可少的内容。

稳定性研究的目的是通过稳定性试验，考察药物在不同环境条件（如温度、湿度、光线等）下药品特性随时间变化的规律，以认识和预测药品的稳定趋势，为药品生产、包装、贮存、运输条件的确定和有效期的建立提供科学依据。稳定性研究是评价药品质量的主要内容之一，在药品的研究、开发和注册管理中占有重要地位。

药品不论是液体制剂还是固体制剂，在储存的过程中都有可能产生一些质量上的变化，时间越长，变化越明显。如在外观性状上液体制剂发生变色、混浊、沉淀、澄明度不合格、乳析、分层等，固体制剂发生吸潮、软化、固结、膨润、变形、破裂、黏着、流动性降低、崩解度不合格等，在内在质量上发生含量下降，成分分解，变质，甚至产生有毒或有不良反应的分解产物。药品的稳定性研究就是探究药品在储藏期内质量变化的规律，保证药品在使用期限内不致发生明显的质量上的变化，还要研究各种影响药品稳定性的因素，研究如何提高药品稳定性的措施和合适的储存条件，以及研究稳定性的测试方法。通过稳定性研究揭示中药制剂变化的实质和趋势，探讨、阐明其影响因素，在确定有效期的同时，还可以提示研究者采取适当的措施避免或延缓制剂的变化，使中药新药研究能较顺利地取得成功。

此外，对有些药物制剂还应考察使用过程中的稳定性。稳定性研究具有阶段性特点，不同阶段具有不同的目的。一般始于药品的临床前研究，贯穿药品研究与开发的全过程，在药品上市后还要继续进行稳定性研究。

## 第一节　中药新药稳定性研究的实验设计

稳定性研究实验设计应根据不同的研究目的，结合原料药的理化性质、剂型的特点和具体的处方及工艺条件进行。

### 一、样品的批次和规模

影响因素试验可采用一批小试规模样品进行，但最好采用中试样品。加速试验和长期试验应采用3批中试以上规模样品进行，如片剂、胶囊剂、丸剂，每批放大试验规模，片剂至少应为10000片，胶囊剂至少应为10000粒，丸剂至少应在10000丸。大体积包装的制剂（如静脉输液、口服液等），每批放大规模的数量至少应为各项试验所需总量的 10 倍。特殊品种、特殊剂型所需数量，应根据具体情况，灵活掌握。

## 二、包装及放置条件

### （一）包装材料

药用包装材料、容器作为一种特殊使用的包装材料，其质量、安全性、使用性能以及与药品之间的相容性，对药品的质量有着十分重要的影响。若药物制剂选用不当药包材或不适宜的包装形式，结果会导致药物制剂失效。因此，在为特定的药物选择药用包装材料、容器的适宜形式之前，必须充分评价这些材料（形式）对药物稳定性的影响，以及评定在长期贮存过程中，在不同的环境条件下，药用包装材料、容器对药物的保护功能。

**1. 包装材料的类别**　药物原料及药物制剂常选用的包装材料：玻璃、金属、橡胶、塑料等。

（1）玻璃　玻璃容器具有理化性质稳定、不易与化学药物发生反应，透气、透湿性小等优点，是化学性能最稳定的材料之一，广泛应用于注射剂、外用制剂、口服溶液剂等制剂的包装。玻璃对制剂稳定性影响主要方面包括：碱性离子的释放、不溶性微粒（或脱片试验）、金属离子向药物制剂的释放、药物与添加剂的被吸附性、有色玻璃的避光性。

（2）金属　金属包装材料对光照、空气及水分的阻隔性能均较好，对药物有良好的保护作用，尤其适用于化学稳定性差的药物。金属对制剂稳定性影响主要方面包括：被腐蚀性、金属离子向药物制剂的释放性、金属覆盖层是否有足够的惰性。

（3）橡胶　橡胶具有良好的弹性、遮光性和密封性等优点，广泛应用于制瓶塞、垫圈、滴头等。橡胶对制剂稳定性影响主要方面包括：溶出性、吸附性、化学反应性、不溶性微粒。

（4）塑料　塑料具有良好的柔韧性、弹性和抗撕裂性，抗冲击能力强，不易破碎，质轻易携带，在输液过程中不需补充空气而避免空气污染药液等优点，广泛用于片剂、胶囊剂、注射剂、滴眼剂等制剂的包装。塑料对制剂稳定性影响主要方面包括：双向穿透性、溶出性、吸附性、化学反应性。

**2. 药包材与药物的相容性**　药包材与药物的相容性研究是选择药包材的基础，在选择药物制剂的相应药包材时必须进行药包材与药物的相容性研究，其研究结果直接关系到中药新药的稳定性。

（1）药包材与药物相容性试验　药包材与药物的相容性试验是指考察药包材与药物间是否发生迁移或吸附等现象，进而影响药物质量而进行的一种试验。广义来说是指药包材与药物间的相互影响或迁移，它包括物理相容、化学相容、生物相容。选用对药物无影响、对人体无伤害的药用包装材料必须建立在大量的实验基础上。

（2）药包材与药物相容性试验的原则　药包材与药物相容性试验提供的是一种试验方法，是对一种试验信息的反映，并不单纯作为实验结果的评判，它对于选择适宜的包装材料（形式）起指导作用。在进行药包材与药物相容性试验时，应遵循以下原则：①药物在选择药用包装材料、容器时应首先考虑其保护功能，然后考虑材料、容器的特点和性能，包括化学、物理学、生物学、形态学等性能。②药包材应具有良好的化学稳定性、较低的迁移性，阻氧，阻水，抗冲击，无生物意义上的活性，微生物数在控制范围内，与其他包装物有良好的配合性，适合于自动化包装等。③在评价之前，药包材与药物应分别符合相应标准。④同一包装单元中，首次至末次使用期间药物的一致性。⑤所用样品均为上市（对新药可采用拟上市）包装。⑥所用试验均应至少取

3 个不同的批号药品及包装材料或容器。

**3. 中药稳定性研究中对包装材料的要求**　加速试验和长期试验所用包装材料和封装条件应与拟上市包装一致。

包装材料的确定：一般先根据影响因素试验结果，初步确定包装材料或容器，再结合稳定性研究结果，选择贮存期相对较长，且药品质量与包装材料均不受影响的材料作为上市包装材料。

对适合包装材料的要求：长期试验和加速试验结果应显示各考察时间点的各项目结果无明显变化。对药品影响因素试验而言，当药品处于裸露条件下进行试验时，有的项目可能变化明显，甚至有的项目不符合规定；而将包装好的同样药物再做相同试验时，各取样时间点的各个考察项目的试验结果应无明显变化。

## （二）放置条件

稳定性试验要求在一定的温度、湿度、光照等条件下进行，这些放置条件的设置应充分考虑到药品在贮存、运输及使用过程中可能遇到的环境因素。

稳定性研究中所用控温、控湿、光照等设备应能较好地对试验要求的环境条件进行控制和监测，如应能控制温度 ±2℃，相对湿度 ±5%，照度 ±500lx 等，并能对真实温度、湿度与照度进行监测。

## 三、考察时间点

稳定性研究中需要设置多个时间点。考察时间点的设置应基于对药品理化性质的认识、稳定性变化趋势而设置。如长期试验中，总体考察时间应涵盖所预期的有效期，中间取样点的设置要考虑药品的稳定特性和剂型特点。对某些环境因素敏感的药品，应适当增加考察时间点。

## 四、考察项目

一般情况下，考察项目可分为物理、化学和生物学等几个方面。物理稳定性是指药品因溶解、乳化、分层、沉淀等物理变化而引起的稳定性改变，如乳剂的乳析、破乳；片剂崩解度、硬度的改变；溶液剂出现混浊、沉淀；固体制剂的吸湿等。化学稳定性是指药物因发生水解、氧化、还原等化学反应而引起的稳定性改变。中药在制备和储存过程中，化学稳定性若发生变化，不仅影响外观，而且可引起有效成分的含量变化和临床疗效的降低，甚至导致药品失效，毒副作用增加。生物稳定性是指药品受微生物的污染而引起的稳定性变化，如药品变质、腐败等。这三类稳定性中，以化学稳定性研究较为重要、最为常见，也是稳定性研究的主要方面。

稳定性研究的考察项目（或指标）应根据所含成分和 / 或制剂特性、质量要求设置，应选择在药品保存期间易于变化，可能会影响到药品的质量、安全性和有效性的项目，以便客观、全面地评价药品的稳定性。一般以质量标准及《中国药典》制剂通则中与稳定性相关的指标为考察项目，必要时，应超出质量标准的范围选择稳定性考察指标。

稳定性研究中，若药物制剂发生了显著性变化，如含量测定中发生 5% 的变化，性状、物理性质及特殊制剂的功能性试验（如颜色、相分离、再分散性、沉淀或聚集、硬度等）超出标准规定，pH 超出标准规定，制剂溶出度或释放度超出标准规定等，则应改变条件再进行试验。

对有效成分及其制剂应考察有关物质的变化，对有效部位及其制剂应关注其同类成分中各成分的变化。

对复方制剂应注意考察项目的选择，注意试验中信息量的采集和分析。为了确定药物的稳定性，对同批次不同取样时间点及不同批次样品所含成分的一致性进行比较研究，是有意义的。

## 五、分析方法

分析方法主要包括定性分析、定量分析、制剂通则检查项等方法。稳定性试验研究应采用专属性强、准确、精密、灵敏的分析方法，并对方法进行验证，以保证稳定性检测结果的可靠性。如何首乌中二苯乙烯苷在 310nm 波长处有最大吸收，但其降解物在该波长处的吸收不仅不降，而且随加热时间成线性增加，因此，在采用分光光度法难以考察二苯乙烯苷的降解情况时，宜采用高效液相色谱法。

# 第二节　中药新药稳定性研究实验方法与结果评价

根据研究目的和条件的不同，稳定性研究内容可分为影响因素试验、加速试验和长期试验等。

## 一、影响因素试验

影响因素试验是在剧烈条件下探讨药物的稳定性，了解影响其稳定性的因素及所含成分的变化情况，为制剂处方设计、工艺筛选、包装材料和容器的选择、贮存条件的确定、有关物质的控制提供依据，并为加速试验和长期试验应采用的温度和湿度等条件提供参考。

影响因素试验一般包括高温、高湿、强光照射试验。将原料置于适宜的容器中（如称量瓶或培养皿），摊成 ≤5mm 厚的薄层，疏松原料药摊成 ≤10mm 厚的薄层进行试验。对于固体制剂产品，采用除去内包装的最小制剂单位，分散为单层置于适宜的条件下进行。如试验结果不明确，应加试 2 个批号的样品。

### （一）高温试验

供试品置于密封洁净容器中，在 60℃条件下放置 10 天，于 0、5、10 天取样检测。与 0 天比较，若供试品发生显著变化，则在 40℃下同法进行试验。如在 60℃无显著变化，则不必进行40℃试验。

### （二）高湿试验

供试品置于恒湿设备中，于 25℃、相对湿度 92.5% ±5%条件下放置 10 天，在 0、5、10 天取样检测。检测项目应包括吸湿增重等。若吸湿增重在 5% 以上，则应在 25℃、相对湿度 75%±5%下同法进行试验；若吸湿增重在 5% 以下，且其他考察项目符合要求，则不再进行此项试验。

恒湿条件可以通过恒温恒湿箱或在密闭容器中放置饱和盐溶液来实现。根据不同的湿度要求，选择 NaCl 饱和溶液（15.5℃～60℃，相对湿度 75% ±1%）或 KNO_3 饱和溶液（25℃，相对湿度 92.5%）。

对水性的液体制剂，可不进行此项试验。

### （三）强光照射试验

供试品置于装有日光灯的光照箱或其他适宜的光照容器内，于照度为 4500lx±500lx 条件下放置 10 天，在 0、5、10 天取样检测。试验中应注意控制温度，与室温保持一致，并注意观察供试品的外观变化。

光照稳定性变化的指标：对液体制剂可测定其有效成分的含量变化，也可以利用其吸收度的变化，反映其变色程度；对固体制剂表面层的变化，可应用漫反射光谱法测定其反射率的改变。

此外，根据药物的性质，必要时应设计其他试验，探讨 pH 值、氧及其他条件（如冷冻等）对药物稳定性的影响。

## 二、加速试验

加速试验是在加速、超常的条件下进行的药物稳定性试验，其目的是在较短的时间内，通过加快市售包装中原料或制剂的化学、物理和生物学方面变化速度来考察药品稳定性，对药品在运输、保存过程中可能会遇到的短暂的超常条件下的稳定性进行模拟考察，为制剂设计、质量评价和包装、运输、储存条件提供试验依据，并初步预测样品在规定的储存条件下的长期稳定性。

加速试验一般应在 40℃ ±2℃、相对湿度 75% ±5% 条件下进行试验，在试验期间第 0、1、2、3、6 个月末取样检测。若供试品经检测不符合质量标准要求或发生显著变化，则应在中间条件下，即在 30℃ ±2℃、相对湿度 65% ±5% 条件下（可用 $Na_2CrO_4$ 饱和溶液，30℃，相对湿度 64.8%）进行试验，试验时间为 6 个月。

对采用不可透过性包装的液体制剂，如合剂、乳剂、注射液等的稳定性研究中可不要求相对湿度。对采用半通透性的容器包装的液体制剂，如多层共挤 PVC 软袋装注射液、塑料瓶装滴眼液、滴鼻液等，加速试验应在 40℃ ±2℃、相对湿度 20% ±5% 的条件下进行。

对膏药、胶剂、软膏剂、凝胶剂、眼膏剂、栓剂、气雾剂等制剂可直接采用在 30℃ ±2℃、相对湿度 65% ±5% 的条件下进行试验。

对温度敏感药物（需在 4～8℃ 冷藏保存）的加速试验可在 25℃ ±2℃、相对湿度 60% ±5% 条件下同法进行。需要冷冻保存的药品可不进行加速试验。

## 三、长期试验

长期试验是在接近药品的实际贮存条件下进行的稳定性试验，为制订药物的有效期提供依据。建议在 25℃ ±2℃、相对湿度 60% ±10% 条件下，分别于 0、3、6、9、12、18 个月取样检测，也可在常温条件下进行。12 个月后仍需要继续考察，分别于 18 个月、24 个月、36 个月取样进行检测。将结果与 0 个月药品比较以确定药品的有效期。由于实验数据的分散性，一般应按 95% 的可信限进行统计分析，得到合理的有效期。如三批统计分析结果差别较小，则取平均值；若差别较大，应取最小值为有效期；若数据表明测定结果变化很小，提示药品是很稳定的，则可以不做统计分析。

对温度特别敏感药物的长期试验可在 6℃ ±2℃ 条件下放置 12 个月，按上述时间要求进行检测，12 个月以后，仍需要按规定继续考察，制订在低温贮存条件下的有效期。对采用半通透性的容器包装的药物制剂，长期试验应在 25℃ ±2℃、相对湿度 40% ±10% 的条件下进行。对于需要溶解或者稀释后使用的粉针剂、注射液等，应考察临用时配制和使用过程中的稳定性。

## 四、药品上市后的稳定性考察

药品在注册阶段进行稳定性研究，一般并不是实际生产产品的稳定性，具有一定的局限性。采用实际条件下生产的产品进行的稳定性考察的结果，是确认上市药品稳定性的最终依据。

药品注册申请单位应在药品获准生产上市后，采用实际生产规模的药品进行留样观察，以考察上市药品的稳定性。根据考察结果，对包装、贮存条件进行进一步的确认或改进，并进一步确定药品有效期。

### 五、稳定性研究要求与结果评价

#### （一）稳定性研究要求

稳定性研究的内容应根据注册申请的分类以及药品的具体情况，围绕稳定性研究的目的（如确定处方工艺、包装材料、贮存条件和制定有效期），进行设计和开展工作。

对于申报临床研究的新药，应提供符合临床研究要求的稳定性研究资料，一般情况下，应提供至少 6 个月的长期试验考察资料和 6 个月的加速试验资料。对有效成分及其制剂还需提供影响因素试验资料。对于申请生产的新药，应提供全部已完成的长期试验数据，一般情况下，应包括加速试验 6 个月和长期试验 18 个月以上的研究数据，以确定申报注册药品的实际有效期。

药品在获得上市批准后，可能会因各种原因而申请改变制备工艺、处方组成、规格、包装材料等，原则上应进行相应的稳定性研究，以考察变更后药品的稳定性趋势。必要时应与变更前的稳定性研究资料进行对比，以评价变更的合理性，确认变更后药品的包装、贮存条件和有效期。

以下是部分补充申请及其相应稳定性资料的要求。

（1）改变生产工艺　应提供 6 个月加速试验及长期试验资料。

（2）变更药品处方中已有药用要求的辅料　应提供 6 个月加速试验及长期试验资料。

（3）变更药品规格　一般情况下，应提供 6 个月的加速试验及长期试验资料，并与原规格药品的稳定性资料进行对比。如果仅为装量规格的改变，不变更处方工艺、包装材料，应进行稳定性分析，酌情进行稳定性研究。一般的，有效期可参照原装量规格药品有效期执行。

（4）变更直接接触药品的包装材料或者容器　一般情况下，应提供变更前后两种包装材料或者容器中药品在不同包装条件下的 6 个月加速试验及长期试验资料，以考察包装材料的改变对药品质量的影响。

（5）其他内容的补充申请　对于其他内容的补充申请，如申请进行的变更可能会影响药品质量，并影响药品的稳定性，应提供稳定性研究资料，根据研究结果分析变更对药品稳定性的影响。

#### （二）稳定性研究结果评价

药品稳定性的评价是对有关试验（如影响因素、加速试验、长期试验）的结果进行的系统分析和判断。其相关检测结果不应有明显变化。

**1. 贮存条件的确定**　新药应综合加速试验和长期试验的结果，同时结合药品在流通过程中可能遇到的情况进行综合分析。选定的贮存条件应按照规范术语描述。已有国家标准药品的贮存条件，应根据所进行的稳定性研究结果，并参考已上市同品种的国家标准确定。

**2. 包装材料/容器的确定**　一般先根据影响因素试验结果，初步确定包装材料或容器，结合加速试验和长期试验的稳定性研究的结果，进一步验证采用的包装材料和容器的合理性。内包装需符合《直接接触的药品包装材料和容器管理办法》。

**3. 有效期的确定**　药品在贮存过程中，常因水解、氧化等反应而使含量降低，乃至失效。药品的有效期应根据加速试验和长期试验的结果分析确定，一般情况下，以长期试验的结果为依据，取长期试验中与 0 月数据相比无明显改变的最长时间点为有效期。但长期试验需要较长的时间，在实际中通常采用加速试验预测药物的有效期。一般药物制剂含量损失掉原含量的 10% 就可认为失效，故药物制剂的有效期为药物含量降低 10% 所需要的时间，即 $t_{0.9}$。

## 六、稳定性研究报告的一般内容

稳定性研究部分的申报资料应包括以下内容：

1. 供试药品的品名、规格、剂型、批号、批产量、生产量、生产日期和试验开始时间。并应说明原料药的来源和执行标准。

2. 稳定性试验的条件，如温度、光照强度、相对湿度、容器等。应明确包装 / 密封系统的性状，如包装类型、形状和颜色等。

3. 稳定性研究中各质量检测方法和指标的限度要求。

4. 在研究起始和试验中间的各个取样点获得的实际分析数据，一般应以表格的方式提交，并附相应的图谱。

5. 对检测的结果应如实报告，不宜采用"符合要求"等表述。对检测结果应该用每个制剂单位含有有效成分的量（或有效成分标示量的百分数），如 μg，mg，g 等表述，并给出其与 0 月检测结果比较的变化率。如果在某个时间点进行了多次检测，应提供所有的检测结果及其相对标准偏差（RSD）。

6. 对应试验结果进行分析并得出初步的结论。

## 第一节　中药新药主要药效学研究

药效学（Pharmacodynamics）是在机体（主要是动物）器官、组织、细胞、亚细胞、分子、基因水平等模型上，采用整体和离体的实验方法，研究药物防治疾病的作用。通过药效学研究，明确新药是否有效（有效性、优效性），药理作用的强弱和范围（量－效关系、时－效关系），认识药物作用的特点和机理。中药药效学是在中医临床对疾病认识、防治经验和理法方药深入分析、总结基础上，采用实验手段对中药新产品进行临床前的药理活性评价及分子机制研究，为中药新药的研制和临床合理用药提供科学依据，因而，成为中药新药临床前研究的关键环节。

在当今中、西两大医学体系并存的背景下，如何探索具有中医药特色的药效学研究评价体系，是中药新药开发面临的一个主要问题。在开展现代药理学研究的同时，中药药效学研究不能脱离中医药基本理论和临床实践，须紧密围绕临床目标，始终以临床功效为导向，进行有针对性的实验设计，并且要通过中药药效学的研究，探索受试中药的活性特点、药效强度及药效机制，为新药的临床开发提供基础和探索性支撑，降低新药临床开发的风险。

### 一、中药药效学研究的基本要求

#### （一）坚持中医基本理论和临床实践的指导

中医药学历史悠久、源远流长，是在中华民族几千年生产生活实践和与疾病做斗争的过程中，所形成的独具特色并不断丰富发展的中医药科学体系，为中华民族的繁衍昌盛做出了卓越贡献。我们的祖先从尝百草到著经立说，总结出每味中药的功能、主治、用法、用量、性味、归经等药性信息，历经千年来无数医家反复实践论证，其中蕴含着宝贵的医疗价值。例如，黄芪益气、茯苓利水、大黄泻下等。因此，本着"传承精华、守正创新"的精神，中药新药药效学研究应高度重视中医理论和临床实践，在此基础上开展临床前实验性研究。

#### （二）受试物

受试药物应为工艺基本稳定或达到中试规模生产，符合质量标准规定，注明名称、来源、批号、含量、保存条件及配制方法等的产品。受试药物需要处方固定，各味药材经过品种鉴定，生产工艺基本定型，质量标准及稳定性试验基本符合要求，与临床用药剂型基本相同。

### （三）实验动物及伦理

为保证中药药效学实验结果的科学性和可重复性，必须选择标准化的、与实验目的相适应的实验动物，实验动物的选择应遵循以下原则：

**1. 相似性原则**　即利用动物与人类某些结构、机能、代谢及疾病特点的相似性选择实验动物。如，去卵巢大鼠骨质疏松症试验宜选用雌性大鼠。

**2. 特异性原则**　即利用不同品种品系实验动物存在的某些特殊的结构、生理代谢机能和反应特异性，达到预期的实验目的和要求。例如，豚鼠对组胺敏感，是过敏性休克和变态反应的首选动物；大鼠、猫、犬血压稳定，常作为血压实验动物；家兔对致热源敏感，常用作发热实验动物。

**3. 适宜规格原则**　实验动物不同的种属、品系、性别、年龄、个数等会给实验结果造成影响。一般试验常用性成熟动物。大鼠：8～9周，小鼠：6～8周，兔：4～5周，犬：6～8周等。大、小鼠应符合国家实验动物标准 SPF 级要求，动物数不少于 10 只；犬应符合国家实验动物标准Ⅰ级及以上等级要求，一般不少于 8 只。

动物实验必须符合有关实验动物伦理道德及政策法规要求。研究过程中，在保证实验动物五项基本福利（①免受饥饿的自由；②生活舒适的自由；③免受痛苦、伤害和疾病的自由；④免受恐惧和不安的自由；⑤免受身体不适的自由）的基础上，严格遵守"3R"原则，即采用 reduction（减少）、replacement（代替）、refinement（优化）的手段，尽可能使用最少量的动物以获取更多的实验数据，尽量减少非人道程序对动物的影响范围和程度。

### （四）实验设计基本原则

实验设计必须遵循对照、随机和重复的原则，这些原则是减少药效学实验结果偏倚的基本保障。

**1. 对照原则**　为了评价受试物的药效，必须设立可供比较的对照。常用的对照有空白对照、阳性药对照、剂量对照等。阳性对照药是已知有效的药物，选择阳性对照药的目的是检查试验体系是否可靠，对比两药的优劣和特性。在选择阳性药时需注意：①可比性，即所选的阳性药药理作用、给药方式、剂型以及功能主治与新药相似；②合法性，即所选阳性药应是《中国药典》或颁布标准、新批准生产的合法药物；③择优选用，即当有多种药物可选时，应选择当前社会和学术界公认有效的、有代表性的药物作为阳性药。

**2. 随机原则**　随机是指实验动物有相同机会进入试验组和对照组。随机化有利于避免选择性偏倚，使得动物进入试验组或对照组是随机的，从而保证各种影响药效评价的因素（如实验动物体重、性别、活跃度等）在不同组别中分布均衡，确保不同组别间的可比性。可采用随机对照表对实验动物进行分组，也可采用简便易行的"体重随机分"方法进行分组。

**3. 重复原则**　重复是指在相同试验条件下重复性开展实验。足够的实验动物数和必要的实验重复，可增加药效学结果的可靠性，从而正确地反映受试物的药效特点和活性强度。

## 二、研究方法

### （一）药理模型

药理模型选择对于受试物药效体现、表征和评判至关重要。一般而言，新药药效学研究应选择能反映主要药效的核心模型作为必做项目，以间接证明药效的辅助模型作为备选项目，两者有机结合以全面评价中药新药的药效。在模型制备上，需注意部分中药对正常动物的效应不明显，而对病理状态动物反应敏感。因此，需要选择合适的动物模型来进行药效学研究。

**1. 疾病动物模型**　疾病动物模型分为诱发性疾病动物模型和自发性疾病动物模型。诱发性疾病动物模型是研究者通过使用物理、化学、生物等因素作用于动物，造成动物组织、器官或全身一定的损害，出现某些类似于人类疾病的功能、代谢或形态结构方面的改变。如酵母诱导发热动物模型、四氧嘧啶糖尿病动物模型、冰醋酸诱导胃黏膜损伤动物模型等。自发性疾病动物模型是指实验动物未经造模处理，在自然情况下，发生基因或代谢物表达异常，以及通过定向培育而保留下来的疾病模型，如无胸腺裸鼠、重症肌无力小鼠、青光眼家兔、高血压大鼠、肥胖症小鼠等。

**2. 病证结合模型**　将现代药理学的疾病模型造模方法与中医证候模型复制方法相组合，从而建立病证结合模型。如高脂性血瘀证动物模型、失血性贫血血虚证动物模型、痛经寒凝血瘀证动物模型、感染性休克厥脱证动物模型等。采用结扎大鼠心脏前降支动脉加左旋硝基精氨酸灌胃，复制心肌梗死心气虚血瘀证和心阳虚血瘀证大鼠模型。结扎大鼠心脏前降支动脉致心肌梗死，再给予一氧化氮和酶抑制剂—左旋硝基精氨酸，使血压升高，心功能恶化致心衰发展，气虚证候加重，并出现体温低、尿量多等阳虚证和血流动力学障碍等血瘀证表现。此模型既符合西医心肌梗死的临床表现和病理改变，又与中医气阳两虚血瘀证表现有类似性，属于病证结合动物模型。如此所建立的动物模型既有西医疾病的特点，又有部分中医证候的特征，有利于较为全面、客观地评价中药新产品的效应和药理活性。

## （二）评价指标

在进行中药药效学研究时，选择合适的检测评价指标，是客观准确地评价中药产品药效强弱的关键。指标的选择不是越多越好，应选择特异性强、敏感性高、重现性好，能客观定量的指标进行观察，以反映疾病及中医证候指征的轻重程度。常用检测指标有：

**1. 疾病指标**　如治疗高血压的新药选择血压做观察指标；抗胃溃疡新药选择胃黏膜出现的溃疡点数作为观察指标；抗肿瘤的新药以瘤重、生存期为观察指标等。

**2. 证候指标**　在所制备的证候模型上，观察与中医证候及中药功效相关的检测指标。如在 $^{60}$Co-r 射线 3.5Gy 照射小鼠造成的血虚模型上，选择造血干细胞和祖细胞数目为指标反映血虚证的程度进行观测。在血瘀证模型上，增加检测凝血四项检测。在气虚证模型，增加检测免疫功能指标等。

药效学评价指标群也可按整体动物水平、组织器官水平、细胞分子水平进行综合设计。整体动物水平是在整体层面评价受试物的药效。包括动物行为学、解剖观察、影像学检查、存活时间、体重、体温等。组织器官水平包括离体组织、器官培养和功能评价，组织病理学检查，脏器指数等。细胞分子水平包括细胞活力，受体、酶、离子通道的活性，基因表达，信号分子，疾病标志物等。近年来组学技术（基因组、蛋白组、转录组、代谢组以及肠道菌群组）快速发展，在组学层面进行检测，成为一种对中药药效整体表征和识别的重要方式，其关键差异标志物的鉴定对揭示中药药效特点和分子机制具有重要价值。

## （三）给药方式和剂量

**1. 给药方式**　给药方式主要是指给药途径、时间和次数，根据药物特点和临床应用的要求而定。一般采用治疗性给药，即先将动物造成病理模型，再给治疗药物，这种方法符合临床实际情况，更为合理科学。此外，某些情况下也可进行预防性给药。常见的给药途径是消化道给药（如灌胃、十二指肠给药等）、注射给药（如肌肉注射、静脉注射等）等，一般在整体动物水平的给药要求使用原剂型给药，若存在特殊情况如制剂中含有大量环糊精、蔗糖等赋形剂，水溶后黏稠，不易灌胃，此时可选用药物提取物进行试验。此外，体外试验，如细胞水平的试验一般选择药物提取物进行测试。

**2. 给药剂量**　对于整体动物的药效学实验，一般设计 3 个剂量。低剂量组应相当于主要药效学的有效剂量，高剂量以不产生严重毒反应为限。用离体实验方法研究时，应尽量确定受试药物的量效关系。受试药物的上限浓度应尽可能不影响试验系统的理化性质和其他有影响评价的特殊因素。确定给药剂量常用的方法是：

（1）根据人临床用量折算　即体表面积折算法，折算方法主要是按等效剂量折算。

$$D_B = K \cdot D_A$$

K 为折算系数，$D_A$ 为 A 种动物剂量（克 / 只），$D_B$ 为 B 种动物剂量（克 / 只）。

表 8-1 中列出了各种动物和人的等效剂量比值。如需将人的剂量（$D_A$）转换成动物剂量（$D_B$），就在 B 种动物所处的那一列下找到与人那一行相交的折算系数，将剂量乘以折算系数，再乘人的体重与 B 种动物体重的比值，即得 B 种动物的给药剂量。

例如：某中药制剂，人的临床剂量为 $X$ g/kg，换算成大鼠的剂量：

大鼠剂量 $= X$ g/kg$\times 0.018 \times 70$ kg/0.2 kg$= 6.3 X$ g/kg。

**表 8-1　人和动物间按体表面积折算的等效剂量比值**

| B 种动物 | | 小鼠<br>（0.02kg） | 大鼠<br>（0.2kg） | 豚鼠<br>（0.4kg） | 家兔<br>（1.5kg） | 猫<br>（2.0kg） | 猴<br>（4.0kg） | 犬<br>（12kg） | 人<br>（70kg） |
|---|---|---|---|---|---|---|---|---|---|
| A 种 动 物 | 小鼠 | 1.0 | 7.0 | 12.25 | 27.8 | 29.7 | 64.1 | 124.2 | 387.9 |
| | 大鼠 | 0.14 | 1.0 | 1.74 | 3.9 | 4.2 | 9.2 | 17.8 | 56.0 |
| | 豚鼠 | 0.08 | 0.57 | 1.0 | 2.25 | 2.4 | 5.2 | 10.2 | 31.5 |
| | 家兔 | 0.04 | 0.25 | 0.44 | 1.0 | 1.08 | 2.4 | 4.5 | 14.2 |
| | 猫 | 0.03 | 0.23 | 0.41 | 0.92 | 1.0 | 2.2 | 4.1 | 13.0 |
| | 猴 | 0.016 | 0.11 | 0.19 | 0.42 | 0.45 | 1.0 | 1.9 | 6.1 |
| | 犬 | 0.008 | 0.06 | 0.10 | 0.22 | 0.23 | 0.52 | 1.0 | 3.1 |
| | 人 | 0.0025 | 0.018 | 0.031 | 0.07 | 0.076 | 0.163 | 0.32 | 1.0 |

（2）根据最小致死量确定　可用最小致死量的 1/10，1/20，1/30，1/40 做药效学试验。

（3）根据文献确定　文献中相似药的用量，若处方相似，提取工艺相似，可作为参考，估计出供试药的合理剂量范围。

## （四）预实验和正式实验

预实验是在正式实验之前，用少量样品和少量实验动物进行试验，以便摸索出优化的实验条件，为正式实验打下基础。正式实验是在预实验的基础上进行扩大规模的实验，以评价和判别药物的药效、毒性等。因此，为保证实验的有效性以及实验的经济性，在进行正式研究之前需要进行预实验，以确定合适药物剂量、有效性、药效指标敏感性等。

### （五）结果分析

在得到实验结果后，我们需要采用统计学手段对所得到的实验数据进行处理分析，一般对不同的数据资料采用不同的统计分析方法。

**1. 常用统计方法**

（1）量反应　即药物的效应与剂量在一定的范围内成比例，其中效应强弱呈连续增减的变量，称为量反应。涉及这类反应的数据资料时，常采用 $t$ 检验，其典型公式是：

$$t = \frac{\left| \overline{x_1} - \overline{x_2} \right|}{\sqrt{\dfrac{S_1^2}{n_1} + \dfrac{S_2^2}{n_2}}} \qquad (d_f = n_1 + n_2 - 2)$$

其中 $\overline{x}$ 代表每一组的均数，$S$ 代表标准差，$d_f$ 代表自由度。

（2）质反应　质反应用于表示化学物质在群体中引起某种效应的发生比例。属于计数资料，没有强度的差别，不能以具体的数值表示，而只能以"阴性或阳性""有或无"来表示，如死亡或存活、患病或未患病等，称为质反应。分析这类数据时，常采用卡方检验，以 2×2 数据为例：

|  |  |  |
|---|---|---|
| $a$ | $b$ | $a+b$ |
| $c$ | $d$ | $c+d$ |

$a+c$　　　$b+d$　　　$a+b+c+d=n$

公式如下：

$$\chi^2 = \frac{\left( \left| a \times d - b \times c \right| - 0.5n \right)^2 \times n}{(a+b)(c+d)(a+c)(b+d)}$$

其中 $\chi^2$ 读作卡方；$a$、$b$、$c$、$d$ 代表四格表中的 4 个基本数值，$n$ 是总例数。

**2. 常用统计软件**

（1）Excel（Microsoft Office Excel）　Excel 是微软 office 软件中的电子表格组件，是简便易用的数据统计软件。Excel 中 T-TEST 函数，是常用的组间 T 检验函数。

（2）SPSS（Statistical Product and Service Solutions）　SPSS 统计分析过程包括描述性统计、均值比较、一般线性模型、相关分析、回归分析、聚类分析等，每个过程均允许用户选择不同的方法及参数。

（3）GraphPad Prism　是一款实用的绘图设计软件，集生物统计、曲线拟合和科技绘图于一体。Prism 可作的图表类型有折线图，单维度分组柱形、散点图，二维度分组柱形图，热图，生存曲线等，可用于作差异分析和相关性分析等。例如，在做单因素方差分析时，使用 Paired T-test，对配对样本（两组数据的个数一定是相同且一一对应的，同组数据在同一行）进行分析；采用 Unpaired T-test 对分组或独立样本进行分析；采用 one sample t test 比较单个样本平均值和一个给定的平均值（理论值）。需注意样本数据是否符合正态分布，若有一组是偏态分布，则应该按照"不服从正态分布"进行分析。此外，检查方差齐性可采用 $F$ test，若 $F$ test 的 $P$ 值 > 0.1 则认为方差相等。

### （六）其他注意事项

在进行中药药效学研究时，除了具备完整的实验方案外，在实际操作过程中还有几个方面需要注意。①操作规范：动物分组方法、标记方法、给药方法及饲养方式等都要按要求严格操作。每项试验包括动物解剖、指标观察与分析测试等都要按规定的方法及具体操作规范严格执行。②详细记录和完整的总结：任何一项科研工作，对其所有的研究内容都必须详细地记录下来，并对结果进行适当的处理和认真的分析，写出研究报告，得出准确的结论。③必要的重复：重复性是保证实验结果可靠性的必然操作，为防止各种因素所造成的误差，提高样本数量，进行多次重复是保证药效学结果准确的一种重要手段。

## 三、中药新药药效学研究内容介绍

中药新药药效学的研究包括主要药效学研究和次要药效学研究，主要药效学研究是与受试物期望的治疗目的直接相关的活性和 / 或作用模型的研究。次要药效学研究是与受试物期望的治疗目的间接关联的活性和 / 或作用模型的研究。中药新药药效学研究内容广泛，覆盖内、外、妇、儿科等领域多种疾病及证候，举例说明如下。

### （一）胸痹 – 冠心病

胸痹与现代冠心病类似，该证治疗多以活血化瘀为主，佐以益气温阳、理气通脉等法。其病因主要是冠状动脉粥样硬化，引起管腔狭窄或闭塞，使心肌供血不足而产生心肌梗死或心绞痛。其药效学试验常选择以下内容。

**1. 主要药效学研究**

（1）抗心肌缺血试验　选择犬、小型猪、大鼠，以冠状动脉阻断法为佳。在试验中，以心电图、心外膜点图、组织病理、心肌酶谱和心脏标志物等为常见观察指标。

（2）心脏血流动力学试验　首选犬、猫或小型猪，也可用大鼠，不宜用兔。试验过程中，以冠脉流量、左室内压、左室内压最大变化速率、动脉血压等为观测指标。

（3）心肌耗氧量试验　首选犬，也可用猫、大鼠等。

以上三种试验中均以犬为首选实验动物。

**2. 次要药效学研究**

（1）活血化瘀试验　如抗血小板凝集，抗血栓、改善血液流变学、凝血四项及微循环试验等。

（2）疏通冠脉试验　如犬冠脉血流量，心肌区域血流量，心肌营养血流量等。

（3）养心复脉有关试验　如抗心律失常，抗心力衰竭（强心），抗心源性休克等。

（4）体外试验　可涉及离子通道、受体、酶活力的测试。

### （二）中风 – 脑卒中

中风又名脑卒中，多伴发于高血压、高血脂及动脉硬化等。现代医学认为中风病常由于脑出血、脑血栓形成等引起。中风病的辨证与治疗都比较复杂，常采用活血化瘀、涤痰开窍、芳香化浊等法，药效试验宜根据治疗药物的功能主治及特点来选择。

**1. 主要药效学研究**

（1）息风开窍试验　用麻醉犬、大鼠等动物造成脑缺血动物模型或再灌注损伤模型，观察新药对脑缺血的改善作用，以脑水肿、梗死面积、组织病理学等为常见观测指标。

（2）活血通脉试验　主要是观察对脑血管的影响。可测定颈内动脉血流量和脑血管阻力，并可记录心电图、血压、心率等多项指标。

**2. 次要药效学研究**

（1）通经活络试验　可用大鼠或家兔，也可用小鼠进行多方面研究，如对血小板的影响，对血栓的影响，凝血时间影响，血液流变学试验，软脑膜微循环试验及脑毛细血管通透性试验（如用兔脑水肿模型）。

（2）其他试验　酌情选做与中风后遗症等有关的动物试验。

### （三）外感发热 – 感冒

外感发热，常可分为风寒外感和风热外感。西医感冒、流行性感冒等急性上呼吸道感染多属本病范畴。根据不同证候，采用祛邪、清热、散寒固表等方法治疗。

**1. 主要药效学研究**

（1）祛邪试验　抗菌抗病毒试验（如流感病毒、副流感病毒或鼻病毒等），分别做动物体内实验性治疗试验（小鼠、豚鼠、家兔）和体外试验（细胞实验、鸡胚法等）。

（2）解表试验　选择家兔、大鼠或小鼠。用菌株或酵母等诱导大鼠或兔发热，观察退热作用，常用足跖汗点法或汗液收集法；用角叉菜胶、蛋清、二甲苯等多种致炎剂造成大、小鼠耳、足肿胀等多种炎症模型，以炎症过程的渗出或毛细血管通透性为指标，观察抗炎作用。

（3）固表试验　对免疫功能影响的试验，用感染或正常动物（如小鼠），选择免疫学指标（如单核巨噬细胞系统吞噬功能，T、B淋巴细胞计数，NK细胞活性检测，血清溶血素抗体测定，免疫球蛋白测定，白细胞介素测定，补体、干扰素测定等），观察新药的免疫增强作用。

**2. 次要药效学研究**

（1）止咳、祛痰、平喘试验　用化学（氨水、碘液或枸橼酸等）、机械或电刺激引起动物（小鼠、豚鼠或猫）咳嗽，观察新药的镇咳作用；可选用小鼠、大鼠等动物，用酚红法或毛细管集痰法，或用动物（如小鼠）气管纤毛黏液流运动试验观察新药的祛痰作用；选豚鼠用组胺或慢反应物质喷雾法致喘或用气管条等观察新药的平喘作用。

（2）发汗试验　选感染或正常动物（大鼠或小鼠），以足跖汗点法或汗液收集法、目测分级法或着色法观察新药对汗腺的分泌促进作用。

（3）镇静、镇痛、抗过敏试验　镇静、镇痛试验主要选用小鼠，抗过敏试验选用豚鼠，选择适当指标（如皮斑直径、SRS-A及对肥大细胞脱颗粒的抑制率等）。

### （四）泄泻 – 肠炎

泄泻在现代医学包括急、慢性肠炎，非特异性结肠炎，肠神经官能症，免疫性肠炎等。中医可将此分为寒湿、湿热、食滞、脾虚等证。治疗以健脾渗湿、和胃除湿以及消食导滞为主。

**1. 主要药效学研究**

（1）肠功能试验　如正常小肠推进运动试验、对推进机能亢进的小肠运动试验、木糖吸收试验。

（2）清热解毒试验　抗菌（痢疾杆菌及常见肠道致病菌）试验、抗病毒（轮状病毒及肠致病性病毒）试验。必要时做抗炎及解热试验。

（3）止泻试验　常用小鼠，以药用蓖麻油、大黄粉等造成腹泻动物模型，以一定时间内各组动物排出的湿粪总粒数、重量或排湿粪动物数为指标，进行止泻作用观察。

（4）利气止痛试验　用小鼠或大鼠，观察受试药对动物小肠推进性运动的影响；必要时增做大鼠或家兔离体胃肠平滑肌解痉试验；还可选用小鼠扭体试验观察受试药的镇痛作用。

（5）健脾益气试验　适用于治疗脾虚、气虚型慢性肠炎的受试药，应做与健脾益气功效相关的消化功能（如对消化酶的影响）试验和免疫功能试验。

**2. 次要药效学研究**

（1）解毒试验　受试药如对细菌毒素引起的高热、惊厥甚至休克可能有效，可增做抗毒试验及体内毒素休克试验。

（2）相关试验　主要适用于慢性肠炎的受试药，应增做非特异性结肠炎动物模型的治疗试验、免疫试验等相应试验。

## （五）肿瘤

恶性肿瘤属中医"癌""岩""恶肿""积聚"等范畴，系正气虚弱、留滞客邪、气滞血瘀、邪毒积聚、蕴郁成块所致。中医以扶正培本法、活血化瘀法、软坚散结法、清热解毒法、以毒攻毒法等进行治疗。

**1. 主要药效学研究**

（1）祛邪试验（抗癌试验）

①体内试验：根据新药的适应证，选择合适的瘤株，构建动物肿瘤模型，进行试验。对实体型肿瘤观察瘤重抑制率，对腹水型肿瘤或白血病观察生命延长率。观察瘤重抑制率时，要求对照组瘤重均值在小鼠不得低于 1 克；实验治疗组动物平均体重下降（给药前后自身比较）不得超过15%；动物死亡数不得超过 20%；瘤重抑制率在 30% 以上；且与对照组比较有显著性差异。观察生命延长率时，腹腔给药应在 75% 以上；非腹腔给药应在 50% 以上；在实验期间阴性对照组七天内的死亡数和超过四周的存活数均不可超过 20%。

②体外试验：即观察新药对肿瘤细胞在体外增殖、转移的抑制作用。选择不同肿瘤细胞系，不同受试药浓度，观察受试药物对细胞形态、集落形成能力、瘤细胞代谢或核酸蛋白质前体掺入等的影响。

③人体肿瘤的裸鼠移植试验。

④诱发性肿瘤和自发性肿瘤的抑制试验：可用二乙基亚硝胺（DEN）、二甲基胆蒽（MC）、甲基苄基亚硝胺（MBNA）等分别诱发大鼠肝癌、鼻咽癌、食管癌，诱发小鼠肺癌、宫颈癌等，用肿瘤高自发率纯系动物，如 $C_3H$ 小鼠、AKR 小鼠，可诱发乳腺癌和白血病等，进行抑瘤试验。

（2）扶正试验　①对荷瘤动物免疫功能（细胞免疫、体液免疫）的影响；②对荷瘤动物生物调节因子（干扰素、白细胞介素或肿瘤坏死因子等）的影响；③对荷瘤动物和正常动物一般状况（体重、食欲、应激能力等）的影响。

**2. 次要药效学研究**

（1）增效试验

①对放疗的增效作用：选择临床使用的放疗源如 $^{60}Co$ 或 X 光，用荷瘤动物进行增效试验。

②对化疗的增效作用：选择临床常用的烷化剂、代谢拮抗剂和抗癌抗生素等三类有代表性的

各一种抗癌药，用荷瘤动物进行试验。

（2）减毒试验　对荷瘤动物放疗或化疗毒副反应的减毒试验：选择一种或两种放 / 化疗药，分别加用受试药，观察对放疗或化疗主要毒副作用的影响。试验时，应设阴性对照组、单纯放疗或化疗组，放疗或化疗加受试药高、低剂量组，对阳性对照组必须选定一个适应证，在扶正试验中选做一项，并与阳性对照药进行比较。

## （六）肾炎

肾炎可分为急性肾炎和慢性肾炎。体内水液潴留，出现头面、眼睑、腹背甚至全身浮肿称水肿，临床常见肾损害，出现水肿、血尿、蛋白尿（肾损害）为主要表现。对急性肾炎，中医采用解毒、利尿、燥湿等法治疗；慢性肾炎属中医"水肿""水气""肿胀"等范畴，病程迁延，多为虚证，治疗以扶正为主，标本兼顾。

**1. 主要药效学研究**

（1）抗肾炎试验　用兔或大鼠制备近似人的肾小球肾炎动物模型（如 Masugi 型，C–BSA 异种血清免疫复合型等），观察药物对急性期尿蛋白、血尿素氮、肌酐、血清总蛋白及肾脏病理形态改善等方面的作用。

（2）利尿试验　用水负荷大鼠或兔等，观察药物对排尿量的影响。

（3）降压试验　用急性肾炎或肾性高血压大鼠，观察药物的降压作用。

（4）免疫试验　用小鼠等，观察药物对 $C_3$、总补体、免疫球蛋白等的影响。

（5）抗肾功能低下（或衰竭）试验　可选用二氯化汞、硝酸钠等药物引起兔或大鼠肾病模型，观察药物对肾功能的影响。

**2. 次要药效学研究**

（1）抗菌试验　在体内外观察药物对链球菌、葡萄球菌、肺炎双球菌以及其他与急性肾炎有关细菌的作用。

（2）解热试验　观察药物对血小板凝集、血液流变学、微循环等有关的影响。

（3）降压试验　观察药物对正常或模型动物（如大鼠）血压的影响。

（4）活血化瘀试验　可选兔或大鼠，用右旋糖酐或肾上腺素造成血瘀模型，观察药物对血液流变学、血小板功能、微循环等的影响。

## （七）腰腿痛

腰腿痛是由很多疾病（如感染、肿瘤、风湿、劳损、骨折与脱位、畸形、蜕变、代谢及内分泌疾患等）引起的一种综合征。治疗本病的药物主要是针对急、慢性软组织损伤，腰椎间盘脱出症，以及感受湿热或寒湿引起的腰腿痛。

**1. 主要药效学研究**

（1）祛瘀消肿试验　常用兔子进行实验。可用砸、打、压等方法在动物固定部位造成肿胀、瘀斑等闭合性软组织损伤模型，也可用皮下或肌肉注射造成血肿模型，观察药物消肿、止痛、恢复运动功能以及局部病变恢复等治疗作用。

（2）抗坐骨神经损伤试验　可用结扎或化学物质损伤坐骨神经，再观察新药的治疗作用。

（3）止痛试验　如鼠扭体试验、热板试验等，选做 2～3 项。

**2. 次要药效学研究**

（1）抗炎试验　可用大、小鼠，进行小鼠耳肿、大鼠足肿、毛细血管通透性、白细胞趋化试验，选做 2 ～ 3 项。

（2）活血试验　选做 1 ～ 2 项与活血有关的试验，如局部血液循环（或微循环）或血液流变学试验。

## （八）失眠

失眠在现代医学看来，是神经系统紊乱所表现出的常见症状，多为高级神经活动过度紧张和某些精神因素引起大脑皮层内兴奋 - 抑制过程紊乱所致，也可为其他系统某些疾病的表现之一。中医认为，导致失眠的主要原因有气郁化火，扰动心神；胃中不和，痰热内扰；阴虚火旺，心肾不交；思虑劳倦，内伤心脾以及心胆气虚等。采用滋阴、养心、补脾、养血、益气、疏肝、清热降火而安神等法治疗。

**1. 主要药效学研究（安神试验）**

（1）自主活动试验　采用大鼠或小鼠自主活动仪实验。

（2）与巴比妥类药物协同作用试验　①延长戊巴比妥钠睡眠试验；②戊巴比妥钠阈下催眠剂量试验；③再入睡试验。

**2. 次要药效学研究**　主要有养阴试验、健脾益气试验、养血试验、疏肝试验、清热试验。

## （九）疼痛

疼痛是多种疾病的常见症状。中医所述的痛症包括头痛、胁痛、腰痛、脘腹痛、腹痛、痹症等。这些痛症涉及体内多个系统，病因又各不相同，用药的目的主要是消除或缓解疼痛，药效学研究也主要针对止痛设计。

**1. 主要药效学研究**

（1）抗热刺激痛试验　包括①辐射热刺激法：鼠甩尾法、兔甩头法，②小鼠热板法。

（2）抗化学刺激痛试验　包括①鼠扭体法；②钾离子透入法。

（3）抗机械刺激痛试验　如大鼠尾尖压痛法、小鼠尾根压痛法。

（4）抗电刺激痛试验　如齿髓刺激法、小鼠尾刺激法、小鼠足跖刺激法等。

**2. 次要药效学研究**

根据受试药特点，选做解痉、抗炎、抗菌、解热、阿片受体、Na 离子通道等试验。

## （十）痛经

痛经是指女性在经期或其前后出现周期性的下腹疼痛为主症，伴有其他不适症状。可分为实证（气滞血瘀、寒湿凝滞、湿热瘀阻）及虚证（气血虚弱、肝肾亏虚）等型。原发性痛经常见于青春期少女或未生育的年轻妇女，继发性痛经则继发于盆腔炎、子宫内膜异位病变等。研究治疗痛经药物的药效学试验方和指标如下。

**1. 主要药效学研究**

（1）催产素诱导小鼠痛经模型　雌性小鼠连续多日皮下注射己烯雌酚，给药后腹腔注射催产素，观察小鼠在注入催产素后半小时内的扭体反应次数和各组动物扭体发生率。

（2）离体子宫收缩及微循环试验　将小鼠或大鼠麻醉，分离子宫，固定于微循环恒温浴槽中，以血管管径、流速、流态及毛细血管网的交叉点数目等作为观测指标。亦可在浴槽中滴加垂体后叶素、缩宫素或 $PGF_{2\alpha}$，观察药物对子宫平滑肌收缩的拮抗作用。

（3）炎症介质 $PGF_{2\alpha}$ 测定　用放射免疫法、ELISA 或 HPLC–MS/MS 法测定动物血浆或子宫组织 $PGF_{2\alpha}$ 含量，以观察药物的作用。

实验举例：少腹逐瘀汤（SFZYD）对痛经模型小鼠的影响。

试验方法：同上，略。

试验结果见表 8-2。

**表 8-2　SFZYD 对痛经模型小鼠扭体次数的影响**

| 组别 | 剂量（g/kg） | 扭体次数 | 扭体动物数 | 扭体发生率（%） |
|------|------------|---------|-----------|---------------|
| 正常 | 蒸馏水 | 0 | 0 | 0 |
| 模型 | 蒸馏水 | 12.3±6.5 | 10 | 100 |
| SFZYD | 3.7 | 4.0±4.9** | 6 | 60* |

与模型组相比，$^*P < 0.05$，$^{**}P < 0.01$。

由表 8-2 可知，与模型组相比，少腹逐瘀汤组能显著降低缩宫素引起的鼠扭体反应次数（$P < 0.01$）。

**表 8-3　SFZYD 治疗前后模型大鼠血清生化指标水平（平均标准差，$n = 8$）**

| 指标 | 正常组 | 疾病组 | SFZYD 组 | $P$ 值 |
|------|--------|--------|----------|--------|
| 雌二醇 | 8.04±0.86 | 15.2±1.19 | 9.30±0.22 | 0.0024 |
| 催产素 | 1.56±0.17 | 2.97±0.25 | 1.94±0.09 | 0.0003 |
| 孕酮 | 2.01±0.06 | 1.05±0.08 | 2.20±0.07 | 0.0020 |
| 内皮素 | 9.86±0.04 | 25.31±0.48 | 15.93±0.38 | 0.0000 |
| β-内啡肽 | 44.44±2.23 | 25.02±0.55 | 39.16±4.68 | 0.0000 |
| $PGF_{2\alpha}$ | 2.55±0.03 | 7.10±0.20 | 3.46±0.21 | 0.0000 |

表 8-3 数据表明，SFZYD 给药后血清雌二醇、催产素以及内皮素、$PGF_{2\alpha}$ 有显著的降低，而孕酮和 β-内啡肽含量升高，提示少腹逐瘀汤对痛经相关生化指标有改善作用。

**2. 次要药效学研究**

（1）镇痛试验　可选小鼠扭体法和小鼠热板法试验。

（2）抗炎试验　选小鼠耳郭肿胀、大鼠足跖肿胀及肉芽肿等试验方法。

（3）血液流变学试验　观察药物对血瘀证动物全血黏度、血清黏度、血浆黏度、纤维蛋白原含量、RBC 电泳时间、RBC 压积等指标的影响。

（4）新药对雌性幼鼠生殖器官发育的影响　如子宫、卵巢及雌激素等。

# 第二节　中药新药一般药理学研究

中药新药的一般药理学主要是研究新药对整体动物神经系统、心血管系统和呼吸系统的影响。一般药理学和主要药效学及毒理学研究互为补充，以期全面评价中药新药的作用和安全性。根据中药新药研究技术指导原则，未在国内上市销售的从中药中提取的有效成分、有效部位及其制剂，应按要求逐步进行一般药理学研究，或根据受试药物自身特点和其他试验情况，综合其他非临床和临床文献资料，选择相应的研究项目。一般药理学研究的目的包括：确定受试物可能关系到人的安全性的非期望出现的药物效应；评价受试物在毒理学和／或临床研究中观察到的药物不良反应和／或病理生理作用；研究所观察到的和／或推测的药物不良反应机制。一般药理学研究可为临床研究和安全用药提供信息，为长期毒性试验设计和开发新的适应证提供参考。

在一般药理学研究中，重要生命功能系统的安全药理学研究应执行"药物非临床研究质量管理规范"，试验设计符合随机、对照、重复的基本原则。

### （一）受试药物

受试药物应为工艺稳定且达到中试规模生产，符合临床试用质量标准。注明名称、来源、批次、含量、保存条件及配制方法等。如果由于给药容量或给药方法限制，可采用提取物（如浸膏、有效部位等）进行试验。

### （二）试验系统

根据研究项目需要选择合适的动物或其他试验系统，其因素包括试验动物的种属、品系、性别和年龄，受试药物的背景资料及药动学特点。

**1. 实验动物**　常用的实验动物有小鼠、大鼠、犬等。一般选用健康清醒动物进行试验，麻醉动物时应注意麻醉药物的选择和麻醉深度的控制。

**2. 离体试验系统**　常用的离体试验包括：离体器官和组织、细胞、亚细胞、受体、离子通道和酶等。离体系统主要作为支持性研究（如研究受试药物的活性特点，研究在体试验观察到的药理机制）。

**3. 样本数和对照**　一般小鼠和大鼠每组不少于 10 只，犬每组不少于 6 只，动物一般雌雄各半。试验设计采用合理的空白、阴性对照，必要时设阳性对照。

**4. 给药途径**　应与临床拟用途径一致。对采用不同于临床拟用给药途径的需要说明理由。

**5. 剂量或浓度**　体内研究分析药物不良反应的量 – 效关系和时 – 效关系，一般设 3 个剂量组。低剂量组相当于主要药效学的有效剂量，高剂量以不产生严重毒性反应为限。体外离体实验研究时，需确定受试药物的量 – 效关系。上限浓度设计应不影响试验系统的理化性质和其他影响评价的特殊因素（如中药提取物的颜色对指标评价的干扰）。

**6. 给药次数和测量时间**　一般采用单次给药。如果受试药物的药效作用仅在治疗一段时间后才出现，或者其他研究暴露出安全性问题，应合理设计一般药理学研究的给药次数。一般药学指标测量时间，应根据受试药物的药动学特性（如药物半衰期），选择检测参数的时间点。

**7. 观测指标**　中枢神经系统、心血管系统和呼吸系统是维持生命的重要系统，重点观测受试物对这些系统的影响。当其他研究及文献报道受试物可能存在某些不良反应时，进一步追加相应安全性研究。

### （三）必需观测指标

**1. 中枢神经系统**　给药后观察动物的一般行为表现、姿势、步态、有无流涎、肌颤及瞳孔变化等；定性定量评价给药后动物的自发活动及机体协调能力，观察药物与睡眠阈剂量和阈下剂量巴比妥钠是否具有协同作用。如出现明显的中枢系统反应时，应进行深入研究。

**2. 心血管系统**　测定并记录给药前后血压（包括收缩压、舒张压和平均动脉压）、心电图（包括 QT 间期、PR 间期、QRS 波、ST 段和 T 段等）和心率等的变化。目前随着技术的提高，提倡采用清醒动物进行心血管系统指标的测定。

**3. 呼吸系统**　测定并记录给药前后的呼吸频率、节律和呼吸深度。治疗剂量出现明显的呼吸兴奋或抑制时，应开展深入的整体或离体研究。

### （四）其他观测指标

当预知受试药物可能产生其他不良反应时，应适当选择追加和补充安全药理学实验研究内容，以进一步阐明产生这些不良反应的可能原因。在综合分析非临床和临床资料的基础上，根据实际情况选择相应的研究项目。

**1. 追加的安全性药理学研究**

（1）中枢神经系统　观察药物对行为药理、学习记忆、神经生化、视觉、听觉和电生理等的影响。

（2）心血管系统　观察药物对心排出量、心肌收缩力、血管阻力等血流动力学的影响。

（3）呼吸系统　观察药物对气道阻力、肺动脉压力、血气分析、血液 pH 值等的影响。

**2. 补充安全性药理学研究**

（1）泌尿系统　观察药物对肾功能的影响，如对尿量、比重、渗透压、pH、电解质平衡、蛋白质、细胞和血生化（如尿素、肌酐、蛋白质）等指标的检测。

（2）自主神经系统　观察药物对自主神经系统的影响，如与自主神经系统有关受体的结合，体内或体外对激动剂或拮抗剂的功能反应，对自主神经系统刺激作用和对心血管反应、压力反射和心率的影响。

（3）胃肠系统　观察药物对胃肠系统的影响，如胃液分泌量和 pH、胃肠损伤、胆汁分泌、体内运转时间、体外回肠收缩的检测。

（4）其他器官系统　药物对下列器官系统的影响，如潜在的依赖性、对骨骼肌、免疫和内分泌功能的影响。

# 第三节　中药新药药代动力学研究

## 一、中药药动学研究的意义和内容

药动学是指机体对药物的作用，包括吸收（absorption）、分布（distribution）、代谢（metabolism）和排泄（excretion），又称药物代谢动力学或药代动力学。药物进入体内后，经吸收进入血液，并随血流透过生物膜进入靶组织与受体结合，产生药理作用，并经代谢转化进而排出体外。由于药动学过程与药物表现出的药效和毒副反应密切相关，其已成为新药开发必不可少的部分。

中药药物代谢动力学是以中医药理论为指导，借助药物动力学的分析方法，研究中药组分、成分在人或动物体内的吸收、分布、代谢和排泄动态变化规律及体内量－时－效－毒关系的一门学科。其对指导中药新药和新剂型研制、临床试验方案设计以及解释中药新药的药效机制具有重要意义。

## 二、药动学研究的参数和方法

### （一）药动学参数

药动学参数（pharmacokinetic parameter）是反映药物在体内动态变换规律的一些常数，如吸收、转运和消除速率常数、表观分布容积、消除半衰期等，通过这些参数来反映药物在体内经时过程的动力学特点及动态变化规律性，是临床制定合理化给药方案的主要依据之一，也是评价药物制剂质量的重要指标，在药剂学和新药的开发研究中常常被用于制剂的体内质量评价。下面简介几种常用的药动学参数。

**1. 药峰时间和药峰浓度**　药物经血管外给药吸收后出现的血药浓度最大值为药峰浓度（$C_{max}$），达到药峰浓度所需要的时间为药峰时间（$t_{max}$）。药峰时间和药峰浓度是反映药物在体内吸收速率的两个重要指标，常被用于制剂吸收速率的质量评价。如白藜芦醇制成白藜芦醇纳米粒后，药峰浓度提高超过两倍，药峰时间延迟30分钟左右，说明制成纳米粒后有助于促进药物吸收。

**2. 速率常数**　速率常数是描述药物体内转运和消除速率快慢的药动学参数，速率常数越大，药物转运和消除过程也越快。速率常数的单位为时间的倒数，如 $h^{-1}$。

体内药物从一个部位转运到另一个部位，或从原形药转化为代谢产物，其转运或消除速率与药物量的关系可用下式表示（其中 $d_x/d_t$ 表示药物转运或消除速率；$X$ 表示药物量；$K$ 表示转运或消除速率常数；$n$ 为级数）：

$$\frac{d_x}{d_t} = -KX^n$$

当 $n=0$ 时，$K$ 为零级转运或消除速率常数；当 $n=1$ 时，$K$ 为一级转运或消除速率常数。总消除速率常数代表体内药物的总消除情况，包括经肾消除、经胆汁消除、代谢及从体内消除的一切可能途径。因此，$K$ 为每个过程的消除速率常数之和：

$$K = K_e + K_b + K_{bi} + K_{lu} + \cdots\cdots$$

式中，$K_e$ 为经肾消除速率常数；$K_b$ 为生物转化速率常数；$K_{bi}$ 为经胆汁消除速率常数；$K_{lu}$ 为经肺消除速率常数。

**3. 生物半衰期**　药物在体内某过程（如吸收或消除等）的半衰期称为生物半衰期（biological halftime，$t_{1/2}$）生物半衰期是指药物在体内某过程完成一半所需要的时间。$t_{1/2}$ 与相应的 $K$ 值的关系为：

$$t_{1/2} = \frac{\ln 2}{K} = \frac{0.693}{K}$$

一般来说，若未指明，通常所说的生物半衰期为消除半衰期，消除半衰期可定义为：某一药物在消除阶段，其药物量（或血药浓度）降低一半所需的时间。例如，枳实与柴胡配伍对其有效成分柴胡皂苷a在大鼠体内的药代动力学参数的影响并不明显，但柴胡与芍药合用时能明显延长柴胡皂苷a在大鼠体内的半衰期 $t_{1/2}$，有助于其维持血药浓度，发挥治疗作用。

**4. 表观分布容积**　表观分布容积（apparent volume of distribution，$V$）是指药物在体内达到动态平衡时，体内药量与血药浓度相互关系的一个比例常数，其本身不代表真实的容积，因此无直接的生理学意义，主要反映药物在体内分布的程度，其单位为 L 或 L/kg。对于单室模型的药物而言，分布容积与体内药量 $X$ 和血药浓度 $c$ 之间存在下列关系：

$$V = \frac{X}{c}$$

　　药物分布容积的大小取决于其脂溶性、膜通透性、组织分配系数及药物与血浆蛋白等生物物质的结合率等因素。当药物的血浆蛋白结合率高时，其组织分布较少，血药浓度较高。如双香豆素、苯妥英钠等，其表观分布容积为 3～5L，说明这种药物可能主要分布于血液并与血浆蛋白大量结合。

　　**5. 生物利用度**　生物利用度（bioavailability，F）是指药物经血管外给药后，药物被吸收进入血液循环的速度和程度，它是评价药物吸收程度的重要指标。生物利用度分为绝对生物利用度和相对生物利用度，前者主要用于比较两种给药途径的吸收差异，后者主要用于比较两种制剂的吸收差异。例如，采用 UPLC-MS/MS 技术监测大鼠口服厚朴酚与热熔挤出技术制备的厚朴酚固体分散体的血药浓度，发现厚朴酚固体分散体的生物利用度远高于厚朴酚，说明热熔挤出技术可应用于提高难溶性药物厚朴酚的体内生物利用度。

　　绝对生物利用度：

$$F = \frac{AUC_{\text{ext}}}{AUC_{\text{iv}}} \times \frac{D_{\text{iv}}}{D_{\text{ext}}} \times 100\%$$

　　式中，$AUC_{\text{iv}}$ 和 $AUC_{\text{ext}}$ 分别为静脉注射和血管外给药后的血药浓度–时间曲线下面积；$D_{\text{iv}}$ 和 $D_{\text{ext}}$ 分别为静脉给药和血管外给药的剂量。

　　相对生物利用度：

$$F = \frac{AUC_{\text{T}}}{AUC_{\text{R}}} \times \frac{D_{\text{R}}}{D_{\text{T}}} \times 100\%$$

　　式中，$AUC_{\text{T}}$ 和 $AUC_{\text{R}}$ 分别为服用受试制剂和参比制剂的血药浓度–时间曲线下面积；$D_{\text{T}}$ 和 $D_{\text{R}}$ 分别为受试制剂和参比制剂的剂量。

### （二）中药药动学研究方法

　　中药药动学的研究主要归为两大类型，一类为化学测定方法，适用于化学结构明确且能用定量分析方法测定其体内浓度的中药活性成分；另一类为生物测定方法，适用于有效成分复杂或不明确的中药，或者化学结构明确但缺乏灵敏、特异性浓度测定方法的中药活性成分。具体分为血药浓度法、药理效应法、毒理效应法和微生物测定法等。

　　血药浓度法是经典的药动学研究方法，是测定给药后生物样本（血液、尿液等）在不同时刻的药物浓度，绘制药物浓度—时间曲线，在确定其药动学模型归属后，计算药动学参数，以反映该药的体内过程。常用的检测方法包括光谱法、色谱法、质谱法、免疫法等。其中液相色谱—三重四级杆质谱联用技术（HPLC-MS/MS）是当前开展中药成分血药浓度测定的常用方法。

　　药理效应法是以药物的效应强度为指标研究量–效关系、时–效关系的方法。药理效应法又具体分为 Smolen 法、量量半衰期法、药效作用期法、效应半衰期法等。与血药浓度法不同，前者以血药浓度作为测定指标，药理效应法以效应为测定指标，经剂量–时间–效应之间的曲线转换算得药物相对生物利用度，推测药物进入其作用部位的相对速率与程度。使用该方法需要选择适宜的药理指标以获得足够的分析灵敏度和特异性。

### 三、中药药动学研究举例

【蟾酥】

蟾酥是蟾蜍科中华大蟾蜍（*Bufo gargarizans* Cantor）或黑眶蟾蜍（*Bufo melanostictus Schneider*）的干燥耳后腺或皮肤腺分泌物，具有解毒、止痛、开窍醒神的作用，常用于肿瘤、炎症及感染性疾病治疗。蟾蜍甾烯是蟾酥主要的活性成分。有研究表明，蟾酥提取物口服给药后，蟾蜍甾烯成分以原型形式被胃肠道直接吸收进入体内，其余部分被肠道菌群代谢转化为相应的产物，经过肝肠循环，与蟾蜍甾烯原型一同进入体内。蟾蜍甾烯被肝脏微粒体酶代谢（如，CYP3A4）后排出体外。由于蟾蜍甾烯的体内代谢速度快，药物半衰期较短，为进一步提高其体内滞留时间，在新药研究中，可将蟾酥提取物或成分制成长循环脂质体。采用液相－质谱法测定其血药浓度，发现制剂组大鼠血药浓度下降速度较慢。采用药代动力学软件对药物浓度—时间数据进行拟合，计算药代动力学参数，发现蟾酥长循环脂质体拥有较高的生物利用度并且显著延长蟾蜍甾烯在血液中的循环时间，提高了药物的抗肿瘤活性。

## 第四节　中药新药临床前毒理学及安全性评价研究

多数中药、天然药物新药，其处方来源于古方、医院制剂或临床经验方，有一定的安全用药基础。但现代制药工业运用成分提取和纯化的新技术、新方法，制成高度富集的有效部位或有效成分的新制剂，其与传统中药汤剂相比，活性物质基础和给药方式已发生明显改变，随之而来的药物安全性也发生改变。因此，中药新药的毒理学及安全性评价十分必要。

临床前毒理学研究的目的在于揭示待测药物固有的毒性，认识毒性的性质及程度，了解毒性反应的靶器官（特别是首先出现毒性的靶器官）及毒性反应的可逆性，为临床治疗剂量的设计、安全用药和临床禁忌提供科学依据。临床前毒理学研究的任务是探析待测物进入机体后所产生的毒性反应，产生毒性反应的最小剂量、严重中毒和（或）最小致死剂量，毒性反应的起始时间、持续时间至结束时间，从而判断量－毒关系、时－毒关系；并通过一系列生理生化病理指标测试，分析中毒靶器官、毒性反应的性质和中毒机制；对严重危及生命的毒性作用需要研究拮抗或减毒措施，以保证新药进入临床具有最有利的治疗价值和最低安全风险。

中药新药临床前毒理学及安全性评价研究需要执行《药物非临床研究质量管理规范》（GLP）；实验设计遵循"具体问题具体分析"；符合随机、对照、重复的基本原则。毒理学及安全性试验的受试物应采用制备工艺稳定、符合临床试用质量标准规定，能充分代表临床试验受试物和上市药品的样品，一般用中试样品。如果由于给药容量或给药方法限制，可采用原料药进行试验。给药途径应与拟临床给药途径一致。

### 一、急性毒性试验

急性毒性是指动物一次或24小时内多次接受一定剂量的受试物，在一定时间内出现的毒性反应。对毒性的定性评估是指观察和探索给药后动物的中毒表现，出现和消失的事件过程，可能涉及的组织器官，可能的靶器官，分析中毒死亡原因等。急性毒性试验是临床前新药安全评价的第一步，了解新药急性毒性的强度，为长期毒性和其他毒性试验选择剂量提供依据。

急性毒性试验的观察期限一般为14天。观察给药后实验动物的体重、饮食、外观、行为、分泌物、排泄物、死亡情况及中毒反应（中毒反应的症状、严重程度、起始时间、持续时间、是否可逆）等（见表 8-4）。对死亡及观察期结束后的动物进行大体解剖观察或必要的组织病理学检查。考察待测药物的剂量 - 毒性反应及时间 - 毒性反应关系。

急性毒性试验一般需测定最大给药量、最大无毒性反应剂量、最大耐受量、致死量等反应剂量。最大给药量指单次或 24 小时内多次（2～3 次）给药所采用的最大给药剂量。最大无毒性反应剂量，是指受试物在一定时间内，按一定方式与机体接触，用灵敏的现代检测方式未发现损害作用的最高剂量。最大耐受量是指动物能够耐受的而不引起动物死亡的最高剂量。致死量是指受试物引起动物死亡的剂量，测定的致死量主要有最小致死量、半数致死量等。多数中药制剂相对安全，一般情况下无法测出致死量，需要重点测定最大给药量、最大耐受量或最大无毒性反应剂量。

表 8-4　急性毒性试验的一般观察结果与可能涉及的组织、器官、系统

| 观察 | 指征 | 可能涉及的组织、器官、系统 |
| --- | --- | --- |
| Ⅰ. 鼻孔呼吸阻塞，呼吸频率和深度改变，体表颜色改变 | 呼吸困难 | |
| | 腹式呼吸 | 呼吸中枢，肋间肌麻痹，胆碱能神经麻痹 |
| | 喘息 | 呼吸中枢，肺水肿，呼吸道分泌物蓄积，胆碱功能增强 |
| | 呼吸暂停 | 呼吸中枢，肺心功能不全 |
| | 紫绀 | 肺心功能不足，肺水肿 |
| | 呼吸急促 | 呼吸中枢刺激，肺心功能不全 |
| | 鼻分泌物 | 肺水肿，出血 |
| Ⅱ. 运动功能：运动频率和特点的改变 | 自发活动、探究、梳理毛发、运动增加或减少 | 躯体运动，CNS |
| | 困倦 | 睡眠中枢 |
| | 正常反射消失，翻正反射消失 | CNS，感官，神经肌肉 |
| | 麻醉 | CNS，感官 |
| | 僵住 | CNS，感官，神经肌肉，自主神经 |
| | 运动失调 | CNS，感官，自主神经 |
| | 异常运动 | CNS，感官，神经肌肉 |
| | 俯卧 | CNS，感官，神经肌肉 |
| | 震颤 | CNS，神经肌肉 |
| | 肌束震颤 | CNS，神经肌肉，自主神经 |
| Ⅲ. 惊厥（抽搐）：随意肌明显的无意识收缩或惊厥性收缩 | 阵挛性抽搐 | CNS，呼吸衰竭，神经肌肉，自主神经 |
| | 强直性抽搐 | CNS，呼吸衰竭，神经肌肉，自主神经 |
| | 强直性 - 阵挛性抽搐 | CNS，呼吸衰竭，神经肌肉，自主神经 |
| | 昏厥性抽搐 | CNS，呼吸衰竭，神经肌肉，自主神经 |
| | 角弓反张 | CNS，呼吸衰竭，神经肌肉，自主神经 |

续表

| 观察 | 指征 | 可能涉及的组织、器官、系统 |
|---|---|---|
| Ⅳ.反射 | 角膜眼睑闭合 | 感官，神经肌肉 |
| | 基本反射 | 感官，神经肌肉 |
| | 正位反射 | CNS，感官，神经肌肉 |
| | 牵张反射 | 感官，神经肌肉 |
| | 对光反射（瞳孔反射） | 感官，神经肌肉，自主神经 |
| | 惊跳反射 | 感官，神经肌肉 |
| Ⅴ.眼检指征 | 流泪 | 自主神经 |
| | 缩瞳 | 自主神经 |
| | 散瞳 | 自主神经 |
| | 眼球突出 | 自主神经 |
| | 上睑下垂 | 自主神经 |
| | 血泪 | 自主神经，出血，感染 |
| | 上睑松弛 | 自主神经 |
| | 结膜混浊，虹膜炎，结膜炎 | 眼睛刺激（激惹） |
| Ⅵ.心血管指征 | 心动过缓 | 自主神经，肺心功能低下 |
| | 心动过速 | 自主神经，肺心功能低下 |
| | 血管扩张 | 自主神经、CN3、心输出量降低，环境温度高 |
| | 血管收缩 | 自主神经、CNS、心输出量降低，环境温度低 |
| | 心律不齐 | CNS、自主神经、肺心功能低下、心肌损伤 |
| Ⅶ.唾液分泌 | 唾液分泌过多 | 自主神经 |
| Ⅷ.竖毛 | 毛囊竖毛肌收缩 | 自主神经 |
| Ⅸ.痛觉丧失 | 对痛觉刺激（如热板）反应性降低 | 感官，CNS |
| Ⅹ.肌张力 | 张力降低 | 自主神经 |
| | 张力增高 | 自主神经 |
| Ⅺ.胃肠指征 | | |
| 排便（粪） | 干硬固体，干燥，量少 | 自主神经，便秘，胃肠动力 |
| | 体液丢失，水样便 | 自主神经，腹泻，胃肠动力 |
| 呕吐 | 干呕或呕吐 | 感官，CNS，自主神经（大鼠无呕吐） |
| 多尿 | 红色尿 | 肾脏损伤 |
| | 尿失禁 | 自主感官 |
| Ⅻ.皮肤 | 水肿 | 刺激性，肾脏功能衰竭，组织损伤，长时间静止不动 |
| | 红斑 | 刺激性，炎症，过敏 |

## 二、长期毒性试验

长期毒性试验是重复给药的毒性试验的总称，描述动物重复接受受试物后的毒性特征，它是非临床安全性评价的重要内容。长期毒性试验的主要目的包括以下五个方面：①预测受试物可能引起的临床不良反应，包括不良反应的性质、程度、剂量 – 反应和时间 – 反应关系、可逆性等；②推测受试物重复给药的临床毒性靶器官或靶组织；③预测临床试验的起始剂量和重复用药的安全剂量范围；④提示临床试验中需重点监测的指标；⑤为临床试验中的解毒或解救措施提供参考信息。

### （一）试验动物

长期毒性试验一般需采用两种动物进行，一种为啮齿类，常用大鼠；另一种为非啮齿类，常用 Beagle 犬或猴。原则上，动物应雌雄各半。每组动物的数量应能够满足试验结果的分析和评价的需要。一般大鼠可为雌、雄各 10 ～ 30 只，犬或者猴可为雌、雄各 3 ～ 6 只。

### （二）给药期限

长期毒性试验给药期限的长短，通常与拟定的临床疗程长短、临床适应证、用药人群相关，应充分考虑预期临床的实际疗程。如：给药期限为 3 个月的长期毒性试验通常可支持临床疗程不超过 1 个月的药物进行临床试验。

### （三）给药剂量

一般情况下应设溶媒对照组、三个药物剂量组和阳性对照组。低剂量组原则上应高于动物药效学试验的等效剂量或预期的临床治疗剂量的等效剂量。高剂量组原则上应使动物产生明显的毒性反应，甚至可引起少量动物死亡（对于毒性较小的中药，可尽量采用最大给药量）。在高、低剂量之间设中剂量组。

### （四）观察指标

主要包括一般观察、血常规、血液生化学、体温、尿液检查、心电图检查、系统尸解和组织病理学检查。

（1）血常规　主要有红细胞计数、红细胞容积、血小板计数等 10 个指标。

（2）血液生化　主要有天冬氨酸转氨酶、丙氨酸转氨酶、碱性磷酸酶、γ – 谷氨酰转移酶、尿素氮、肌酐、总蛋白、血糖、总胆固醇、甘油三酯、钠离子浓度、钾离子、氯离子浓度、肌酸磷酸激酶等来评价药物的肝肾毒性、肌肉毒性和对血糖、血脂以及电解质的影响。

（3）尿液分析指标　主要有尿液外观、比重、pH 值、尿蛋白等指标。

（4）组织病理学　主要有心、肝、脾、肺、肾、脑、胃、小肠、大肠、垂体、脊髓、骨髓、淋巴结、膀胱、睾丸、附睾、子宫、卵巢、胸腺、肾上腺及给药局部组织等。

此外，长期毒性试验应在给药结束时留存部分动物进行恢复期观察，以了解毒性反应的可逆程度和可能出现的延迟性毒性反应。对受试物引起的严重毒性反应，应尽可能分析毒性产生原因。例如，文献报道何首乌长期给药可致大鼠肝损伤，而何首乌炮制后未见相关病理损伤；长期或超量服用补骨脂可影响胆汁酸平衡、氧化应激、脂质合成、胆汁酸代谢酶和肝再生等途径引起肝脏毒性；含有马兜铃酸的中药或中药方剂长期应用会造成肾损害。综合考虑长期毒性试验研究结果以及毒理学文献资料，提出是否需采取对中药新药处方、工艺优化以及质量控制的减毒措施。

### 三、皮肤用药毒性试验

皮肤用药毒性试验包括皮肤急性毒性试验、皮肤长期毒性试验、皮肤刺激试验和皮肤过敏试验。受试物通常为中药的外用制剂。试验动物多为家兔、豚鼠、小型猪或大鼠。

#### （一）皮肤急性毒性试验

皮肤急性毒性试验的目的是观察动物完整皮肤及破损皮肤短期内接触受试物所产生的毒性反应。观察内容主要为动物的中毒表现，包括动物体重、皮肤、毛发、眼睛和黏膜的变化，呼吸、循环、中枢神经系统、四肢活动等的变化。

#### （二）皮肤长期毒性试验

皮肤长期毒性试验的目的是观察动物完整皮肤及破损皮肤长期接触受试物，经皮肤渗透对机体产生的异常反应和反应的可逆程度。检测项目包括每日观察皮肤状况、动物体重、全身症状；皮肤病理学检查；血液学、血液生化指标、系统尸解和病理组织学检查以及皮肤吸收试验。

#### （三）皮肤刺激试验

刺激性是指非口服给药制剂给药后对给药部位产生的可逆性炎症反应，若给药部位产生了不可逆性的组织损伤则称为腐蚀性。皮肤刺激试验的目的是观察动物皮肤接触受试物后所产生的刺激反应情况。首选家兔为实验动物，其次为豚鼠。皮肤刺激试验通常采取的方法为去除受试物后在 1h、24h、48h、72h 肉眼观察和病理组织学检查并记录涂抹部位有无红斑和水肿等情况，以及上述变化的恢复情况和时间。

#### （四）皮肤过敏试验

皮肤过敏是一种受试物产生免疫学传递的皮肤反应。当动物初始接触受试物后至少 1 周，再进行受试物的激发接触，有可能导致过敏状态。皮肤过敏试验的目的是观察动物经皮肤重复接触受试物后，机体免疫系统反应在皮肤上的表现，即有无过敏反应及过敏强度如何。多采用白色豚鼠作为实验动物，每个动物实验结果按皮肤反应评分标准评分后，根据试验组与对照组豚鼠皮肤反应的差别，判断受试物对皮肤过敏反应的性质，判断致敏率和致敏强度。

### 四、特殊毒性试验及其他

特殊毒性试验包括遗传毒性试验、生殖毒性试验和致癌试验。其着眼于研究哪些因素可能对遗传物质造成损伤，从而不仅涉及一代人的健康问题，更关系到子孙后代的长远发展。其次，特殊毒性本身与遗传物质有关，从而可能与肿瘤、衰老及畸胎的发生等有关，足见其研究的意义。

#### （一）遗传毒性

遗传毒性试验方法有多种，但没有任何一种单一试验组合的方法能检测出所有的遗传毒性物质。因此，通常采用体外和体内遗传毒性试验标准结合的方法，以减少遗传毒性物质的假阴性结果。

**1. 细胞回复突变试验**　该实验的菌株主要为组氨酸营养缺陷型鼠伤寒沙门菌和（或）色氨酸营养缺陷型大肠埃希菌。原理是组氨酸营养缺陷型菌株难以在缺乏组氨酸的培养基上生长，但有致基因突变物存在，细菌由营养缺陷型回变到原养型，因而能生长形成菌落，据此判断受试物是否为致突变物。具体可采取标准平板掺入法或预培养法，在受试物被处理后 48 ～ 72h 观察每皿的回复突变菌落数。

**2. 体外哺乳动物细胞染色体畸变试验**　体外哺乳动物细胞染色体畸变试验可采用哺乳动物或人的细胞进行试验。浓度设置上至少包含 3 个可用于结果分析的浓度。一般采用诱导剂进行代谢活化。试验分为两个步骤，一是处理及收获细胞，二是读片分析。结果中应描述各浓度组细胞毒性大小的沉淀情况，结果表示为染色体结构畸变细胞的百分率。

**3. 哺乳动物体内微核试验**　采用小鼠和大鼠作为实验动物，至少设置 3 个剂量组，高剂量组应产生一定的毒性症状或骨髓毒性。采用单次给药（或 24h 内多次给药）或重复给药后镜检，描述各剂量组的毒性大小，结果表示为嗜多染细胞微核率。

### （二）生殖毒性试验

生殖系统易受外界因素的影响，而且一般比其他系统更为敏感，特别是处于妊娠状态时就更为明显。三段生殖毒性试验主要用于评价药品的生殖发育毒性。

**1. 生育力与早期胚胎发育毒性试验（一般生殖毒性试验）**　目的是评价外源化学物对配子的发育与成熟、交配行为、生育力、胚胎着床前和着床的影响。实验动物首选大鼠。

**2. 胚体－胎体毒性试验（致畸试验）**　是评价母体自胚泡着床到硬腭闭合期间（器官形成期）接触受试物对妊娠雌性和对胚体—胎体发育的有害影响。致畸性药物或化学物只要能穿透子宫或胎盘达到一定浓度，就可能对受精卵裂至胚胎发育的全过程产生影响，导致出现致畸作用或胚胎毒。

**3. 出生前后发育毒性试验（围生期毒性试验）**　受孕动物在妊娠期的第 15 天开始接触受试物，直到幼仔断奶，以评定受试物可能对胎体发育后期、母体妊娠、分娩和授乳，以及幼仔在新生期间存活和生长发育的影响。通过该试验可以评价第二阶段致畸试验未能检出的畸形。

### （三）致癌试验

药物致癌机制是一个相当复杂的过程，涉及化学致癌物诱导、癌基因活化以及抑癌基因的失活、癌变至成瘤的发生和发展。中药中不乏致癌物质存在，比如马兜铃酸类成分是一级致癌物，其在靶器官形成的 AA-DNA 加合物可引起原癌基因活化，启动致癌过程。有必要对临床可能长期服用的中药新药进行药物致癌评价，选择短期致突变性筛选试验、体外转化试验、长期致癌试验和转基因动物模型，通过肿瘤发生率评价中药新药的潜在致癌性。

### （四）其他试验

对于会使人体产生依赖性倾向的药品，需进行药物依赖性试验，如以镇痛、镇静和失眠为主要治疗目的的新药。药物依赖性试验分为身体依赖性和精神依赖性试验。在身体依赖性方面，对镇痛药需要进行自然戒断试验或替代试验，以及催促试验。对镇静催眠药要进行自然戒断试验或替代试验，以及诱导试验。精神依赖性试验可以评价新药的精神依赖性潜力，采用"自身给药"实验。这是一种操作式条件行为实验，测定静脉注射药物对动物的强化效应。

中药新药的临床研究，目的是评价某一药物对某种或者某些疾病的治疗或预防效果及安全性，其研究结论要回答该药物用于上述疾病是否具有临床实用价值及如何使用的问题，以决定该药物能否广泛应用于临床。中医药为我国人民几千年来实践与智慧的结晶，虽然其疗效在数千年的人用经验中得以验证，但其形成现代制剂后，其安全性和有效性仍需进一步研究。如盲目使用，则会引发如 20 世纪 60 ～ 70 年代美国的磺胺酏剂事件及反应停事件，严重影响人民生命健康。而中药学工作者作为人民生命健康的守护者，在保持中医药民族自信的同时，更需要具有高度责任感以及严谨的工作作风、科学的工作态度、认真负责的工作精神，从而推动我国中药新药的发展。

## 第一节　中药新药临床试验研究内容

新药的临床研究是一个有系统、有步骤的过程，以早期小规模的临床研究结果，为后续大规模的目的性更强的临床试验提供重要信息，用以判断进一步临床研究的价值和有针对性地完善、调整后续的研究计划。一般中药临床试验研究内容分为 4 期：

Ⅰ期临床试验：Ⅰ期临床试验是对药物进行初步的临床药理学及人体安全性评价试验，包括人体耐受性试验和人体药代动力学等研究。其目的是为Ⅱ期临床试验确定合适的剂量，为用药间隔和疗程等提供依据。中药新药的人体药代动力学研究应参照化学药品关于药代动力学的技术要求。人体耐受性试验是观察人体对于药物的耐受程度。由于中药具有成分复杂等特点，在无法进行药代动力学实验时，Ⅰ期临床试验主要进行人体耐受性试验。受试对象一般为健康志愿者，在特殊情况下也选择病人作为受试对象。一般受试例数为 20 至 30 例。

Ⅱ期临床试验：Ⅱ期临床试验主要对新药的有效性、安全性进行初步评价，确定给药剂量。一般采用严格的随机双盲对照试验，以平行对照为主。通常应该与标准疗法进行比较，也可以使用安慰剂，并为Ⅲ期临床试验推荐临床用药剂量。该期试验中试验组和对照组的例数都不得低于100 例。

Ⅲ期临床试验：Ⅲ期临床试验为扩大的多中心随机对照临床试验，旨在进一步验证和评价药品的有效性和安全性。典型的Ⅲ期临床试验是验证性试验。在分析Ⅱ期临床试验所获得数据的基础上，Ⅲ期临床应验证药物对目标适应证和试验人群是安全的、有效的。试验组例数一般不低于300 例，对照组与治疗组的比例不低于 1∶3，具体例数应符合统计学要求。可根据本期试验的目的调整选择受试者的标准，适当扩大特殊受试人群，进一步考察不同对象所需剂量及其依从性。

Ⅳ期临床试验：Ⅳ期临床试验是在新药上市后的实际应用过程中加强监测，在更广泛、更长期的实际应用中继续考察疗效及不良反应。可采用多形式的临床应用和研究。Ⅳ期临床试验一般可不设对照组，但应在多家医院进行，观察例数通常不少于 2000 例。本期试验应注意考察不良反应、禁忌证、长期疗效和使用时的注意事项，以便及时发现可能有的远期副作用，并评估远期疗效。此外，还应进一步考察对患者的经济与生活质量的影响。

# 第二节 中药新药临床试验研究设计与方法

中药新药临床试验研究的设计和方法需要符合《中药新药临床设计研究一般原则》的要求。该原则对指导中药新药临床试验设计和实施等发挥了重要指导作用，也是中医药科研工作的重要参考工具。同时，临床研究全过程应按照"药物临床试验质量管理规范（GCP）"进行科学管理，以保证试验质量并符合伦理学要求。除此之外，中药新药临床试验需充分关注证候转化对药物有效性、安全性评价的影响。中药复方制剂需注意方证相应，并针对预先拟定的中医证候进行评价。中药有效成分、有效部位制剂等需进行中医证候探索性研究，为Ⅲ期中医证候的确证性研究提供依据。

## 一、临床试验的设计

### （一）临床试验设计的基本原则

临床试验设计时必须遵循对照、随机和重复的原则，这些原则是减少临床试验偏倚的基本保障。

**1. 对照** 为了评价一个药物的疗效和安全性，必须设立可供比较的对照。常用的对照有安慰剂对照、阳性药对照、剂量对照等。

**2. 随机** 随机是指参加临床试验的每一个受试者都有相同机会进入试验组和对照组。随机化有利于避免选择性偏倚，使得受试者进入试验组或对照组是随机的，从而保证各种影响疗效评价和安全性评价的因素（已知或未知）在不同组别中分布均衡，保证了不同组别间的受试者的可比性。

**3. 重复** 重复是指在相同试验条件下独立重复试验的次数，在临床试验中指各组受试者的数量。足够多的重复可以增加试验的可靠性，从而正确地反映药物的疗效和安全性。

### （二）临床试验设计的基本方法

**1. 随机化** 随机化是临床试验的基本原则，不但可以排除抽样方法不正确引起的非均匀性误差、顺序误差和分配方法不当引起的分配误差，并且通过与盲法试验的结合，可以有效地排除主、客观偏性，明显提高试验的可信度。随机化方法通常分为三类：完全随机化、限制性随机化和协变量适应性随机化。通常用计算机编程来产生随机分组方案。随机分组方案需有重现性。

（1）完全随机化 除了对受试者数量以及各试验组之间受试者的分配比例有限制外，对随机化序列的产生不加任何限制。

（2）限制性随机化 主要包括分层、区组随机，是临床试验中最常用的方法。分层因素应根据试验目的和影响试验结果的因素来确定，如试验中心、疾病亚型等都可作为分层因素考虑。分层对于组间均衡性是有帮助的，但受试者数过少时，层数不宜过多，否则将给试验实施和统计带来困难。区组（即分段）随机是按区组随机地纳入受试者，同一区组内的受试者由于接受治疗的时间相近，当药物的疗效与季节或时间趋势有关时，有助于增加各组的可比性。当样本大小、分层因素及区组长度确定后，由生物统计学专业人员在计算机上使用统计软件产生随机数字表，并据此得到分组方案。

（3）协变量适应性随机化 也称为动态随机化，是依据影响临床治疗效果的预后因子（协变量）当前在各组的分布情况，调整分组概率，以控制协变量在各组的平衡。

　　无论应用何种随机化方法，均应重视随机隐藏，没有随机隐藏的随机实施过程不是真正的随机化。

　　**2. 盲法**　盲法是为了控制试验过程中的各种偏倚，包括评价偏倚、统计分析时的解释偏倚等。临床试验根据设盲的程度分为开放（非盲）、单盲、双盲。开放（非盲）指研究者和研究对象都了解分组情况；单盲指只有研究者了解分组情况，研究对象不知道自己是实验组还是对照组；双盲指研究对象和研究者都不了解试验分组情况，而是由研究设计者来安排和控制全部试验。

　　目前，中药临床研究一般采用双盲法，双盲临床试验的双盲原则自始至终贯穿于整个实验之中。双盲试验需要在试验中所采用的处理方法在用药前或用药时都无法从感官上识别出来，且在整个试验过程中都保持盲态。如果基于伦理学和可行性的考虑，不适宜采用双盲，则应考虑单盲试验或开放试验。此类试验需要注意避免由于临床试验参与人员可能知道受试者的随机化分组情况，而影响进入试验的受试者分组。同时，在此类试验中由于受试者知晓所接受的治疗，他们可能从心理上对治疗做出相应的反应，对试验结果产生偏倚。即使是疗效观测指标属于客观的指标，如生存率、病死率等，对于研究者而言，如果知晓受试者的治疗措施，则对于受试者死因的确定和死因的诊断等都有可能引起偏倚。所以，采用单盲或开放试验均应制订相应的控制偏倚的措施，使已知的偏倚达到最小。另外，当受试药物和对照药物的剂型、用法用量不同时，则采用模拟技术，如双盲双模拟技术，即为受试药物与对照药物各准备一种安慰剂，以达到试验组与对照组在用药的外观与给药方法上的一致。应在试验方案中说明采用不同设盲方法的理由，以及通过其他方法使偏倚达到最小的措施。盲法试验需要保留盲法操作过程文件的记录，并在临床试验总结报告中说明，以附件作为药品注册申请文件提交。

　　**3. 多中心临床试验**　多中心临床试验是指由一个主要研究者总负责，多个临床试验机构合作，按同一临床试验方案同时进行的临床试验。多中心试验可以在较短时间内招募试验所需的受试者，且受试者范围广，用药的临床条件广泛，试验的结果对将来的应用更具代表性。多中心临床试验要求不同中心的研究者采用相同的试验方法，所以试验过程要有严格的质量控制。

### （三）临床试验设计的基本类型

　　在临床试验设计方案中，统计设计类型的选择是至关重要的，因为它决定了样本量的估计、研究过程及其质量控制。因此，应根据试验目的和试验条件的不同，选择不同统计设计方法。

　　**1. 平行组设计**　平行组设计是指将受试者随机地分配到试验的各组，同时进行临床试验。平行对照不一定只有试验组和对照组两个组别，可为受试药物设置多个对照组，受试药物也可按若干剂量分组。对照组的选择应符合设计方案的要求。本设计的优点是有利于贯彻随机化的原则，避免非处理因素的影响，增强试验组和对照组的可比性，控制试验误差和偏性。

　　**2. 交叉设计**　交叉设计是一种特殊的自身对照设计，将每个受试者随机地在两个或多个不同试验阶段接受指定的处理（受试药物和对照药物）。这种设计有利于控制个体间的差异，减少受试者人数。最简单的交叉设计是 2×2 形式（AB/BA）。每个受试者需经历如下几个试验过程，即筛选期、第一试验阶段、洗脱期、第二试验阶段。在两个试验阶段分别观察两种药物的疗效和安全性。交叉设计资料分析时易于混杂延滞效应（前一个试验阶段处理效应对后一阶段试验的影响）。由于 2×2 交叉设计不能检测延滞效应，使用该设计需说明如何消除延滞效应，或可采用重复交叉设计，例如 ABBA/BAAB 设计。每个试验阶段后需安排足够长的洗脱期（5 至 7 个药物消除半衰期），以消除前一阶段的延滞效应对后一阶段试验的影响。交叉设计要求每个阶段的病情经恰当的洗脱后具有可比性，多用于控制病情的药物的临床试验，对于进行性疾病或有望治愈的疾病不能使用交叉设计。

**3. 析因设计**　析因设计是将试验中涉及的各因素的所有水平进行完全交叉而形成分组的试验设计，用于检验各因素间是否存在交互作用，或通过比较找出最佳组合，或比较各因素不同水平的效应大小。析因设计缺点在于当因素过多或因素的水平数过多时，分组较多，因此所需要的样本量太多。所以，进行析因设计一般要求处理因素最好在 4 个以内，各因素包括的水平数也不宜划分得过多。

**4. 成组序贯设计**　成组序贯设计是将整个临床试验分成几批，逐批序贯进行，每一批受试者试验结束后，及时对主要变量（包括有效性和安全性）进行分析，一旦可以得出结论（无效结论或有效结论）即停止试验。每一批受试者中试验组与对照组的例数相等或比例相同，且不宜太少，批次以不大于 5 为宜，以减少多次揭盲带来的 α 消耗。统计学方法必须事先说明关于处理结果和病例所指定的处理（如破盲）信息的可获得性。该设计的优势在于当受试药物的疗效明显优于对照药物或安全性风险明显高于对照药物时，可以较早终止临床试验，缩短试验时间，减少受试者的数量和风险暴露的时间。受试者以序贯的方式分批入组，对临床观察结果定期进行评估，盲底要求一次产生，分批揭盲和分析。成组序贯设计是一种便于进行期中分析的方法。尽管成组序贯设计不是唯一的可用于期中分析的方法，但它应用得最广泛。成组序贯的实施要求由申请人设立一个独立的数据安全监察委员会，定期对研究进展、安全性数据和有效性终点进行评估，向申请人建议是否继续或停止试验。

**5. 加载设计**　加载设计是联合治疗设计的一种方法，当所研究的疾病已经有一种标准治疗并且被证实能够降低该病的病死率、复发率等时，基于伦理学原则，临床试验时一般不宜中断原来的标准治疗，只能继续保持。如果使用安慰剂的盲法对照设计，则所有受试者在接受这种标准治疗的基础上，随机给予受试药物和安慰剂治疗。由于加载设计通常是在现有临床标准治疗基础上加上受试药物或安慰剂，得到的疗效是多种施加因素的结果，必然给受试药物的疗效确认带来困难。一般在临床试验中仅采用安慰剂对照难以实施，或仅以标准治疗作阳性对照难以评价，为了保护受试者，客观评价药物的真实效应时可考虑加载设计。

如果联合用药方能体现中药新药的临床价值，也可以采用加载试验设计。在采用加载设计时，所选择的标准治疗应被公认，疗效指标要明确和恰当，应能反映出所加载药物的作用。受试者选择应有可比性，一般筛选出既往使用标准治疗已经取得最大疗效，但未达到治疗目标，同时病情保持稳定的目标适应证人群作为受试者。在采用加载设计时，应注意标准治疗的标准化和一致性，其中包括规定允许标准治疗的条件，允许使用药物的种类及其剂量、方法，使用的时间等。观测指标选择应全面，除了评价受试者疾病主要疗效指标外，有时一些标准治疗药物的耗用量或使用频率，某些标准治疗已知不良反应发生的频率或严重程度的改变，也可能作为评价药物作用的指标。

当标准治疗所用药物的作用机制与受试药物不同时，加载设计研究显得更加有效。由于加载设计取得的是一种联合治疗效果，对受试药物作用的评价要恰如其分。同时需要注意的是，加载试验设计还需证明没有影响或干扰标准治疗的有效性。

加载设计的缺陷：①由于是多种药物同时使用，容易受到混杂偏倚的影响。②出现罕见或不常见的不良反应时，往往无法确定是由哪种药物或两种药物共同造成的，受试者需要承担两种药物未知的混合作用的风险，解释有时显得较为复杂或困难。③如标准治疗本身的疗效过高，由于"天花板"效应导致无法鉴别药物的疗效。加载设计由于存在以上缺陷，故使用时需慎重。

**6. 剂量 – 效应研究设计**　中药有效成分和有效部位制剂等需进行剂量 – 效应关系研究。中药复方制剂一般也应进行剂量 – 效应关系研究。中药新药剂量 – 效应的探索性临床试验通常在 II 期临床试验中完成，其研究设计的类型一般有平行量效研究、交叉量效研究、强制剂量滴定和供选择的剂量滴定等。平行量效研究是剂量研究中的常用设计方法，即随机平行的剂量 – 效应研究，把受试者随机分为数个有各自固定剂量的组。固定剂量指最终的或维持的剂量；受试者可开始时即用此剂量，也可以安全地逐渐滴定到此剂量（通常是通过强制的滴定方案）。在以上两种情况下，最终剂量应维持足够的时间来进行量效关系比较研究。

在平行量效研究中，对中药有效成分、中药有效部位的制剂应设置多个剂量组，通过试验获得剂量－效应曲线，以证明剂量－效应关系；中药复方制剂除安慰剂组以外至少应有 2 ～ 3 个剂量组。在平行量效研究中，即使未设立对照，也可以进行剂量－效应研究。值得注意的是，如果选择的多个剂量过大或剂量组间剂量梯度过小，则有可能导致不能形成量效曲线，无法获得量效关系。在此情况下，如果试验中设置了安慰剂对照，并且某剂量组与安慰剂组效应差别有统计学意义，则可以说明药物存在量效关系。因此，建议在符合伦理的前提下使用安慰剂对照。另外，增加阳性对照也可以为剂量的确定提供一定的依据。

一般情况下，剂量－效应关系临床试验要求各剂量组的效应形成较完整的量效曲线，量效曲线一般采用曲线拟合的方法获得，拟合的曲线应有统计学意义。一般不要求各剂量组间两两比较显示出统计学差异。对于中药复方制剂，由于剂量组设置相对较少，则应采用组间效应两两比较来确定量效关系，最终推荐的最佳剂量其效应与其他剂量组的效应比较，至少有一个剂量组的差异应该表现出有统计学意义的趋势。一般而言，设置的剂量组越多、剂量梯度越合理，每组所需的样本量越小，反之所需的样本量则越多。此外也可以选择交叉量效研究、强制剂量滴定等试验设计方法进行剂量－效应研究。

## 二、临床试验的方法

### （一）受试者选择标准

选择合格受试者，是设计和实施临床试验的重要环节。受试者的选择是根据临床试验目的来决定的，恰当的疾病与中医证候诊断标准是确保样本同质的关键。尤其是多中心临床试验，为了选择合适的受试者，试验设计中应确定统一的目标适应证受试者诊断标准（包括疾病与中医证候）、入选标准、排除标准、退出试验标准、剔除病例标准等。

**1. 诊断标准**　临床试验设计时应根据所确定的适应证，包括西医、中医诊断标准及中医证候辨证标准，并注明诊断标准的来源，如国际、国内标准，包括政府主管部门、全国性学术组织制订的诊断标准和权威性著作标准、行业学会性学术组织制订的诊断标准等。诊断标准原则上要公认、先进、可行。中药新药的适应证，既可以以中医疾病、证候为主，也可以以西医疾病为主。

**2. 入选标准**　入选标准是指纳入的合格受试者所应具备的条件。临床试验方案应预先明确受试者入组试验的标准并在实施中严格执行。

入选标准包括：西医疾病诊断标准，有关病情与病程的分期、分型、分级的标准或规定；中医疾病与证候诊断标准；相关实验室指标和治疗情况的具体要求；对年龄、性别、婚姻状况的规定；对职业、居住地、个人嗜好状况的规定；受试者知情同意并签署知情同意书的规定等。临床试验设计时可根据临床试验目的的需要选择合理的入选标准。

**3. 排除标准**　排除标准是指不应该被纳入试验的各种受试者情况，其目的在于排除这些情况对于研究结论的影响。排除标准是指不应该被纳入试验的各种受试者情况，其目的在于排除这些情况对于研究结论的影响。一般宜考虑下列内容：

（1）同时患有其他可能影响对目标适应证的诊断与疗效判断的疾病、证候或合并症者。

（2）已接受有关治疗，可能影响对有效性、安全性指标评价者。

（3）伴有可能影响疗效指标与安全性指标观测、判断的其他生理或病理状况，如月经期，或有心、脑、肝、肾及造血系统等严重原发性疾病者。

（4）某些可能处于高风险的人群，如孕妇、未成年人、高龄患者、过敏体质或既往有受试药物或其所含成分的不良反应史者、病情危笃而有意外事件发生可能者、疾病的晚期患者。除非是出于临床试验目的的需要。

（5）不合作者，如不愿意接受研究措施或因患有精神等疾患不能合作者。

（6）其他：如依从性差，或因某种原因不能按期随访者。

**4. 退出试验标准**　分为研究者决定的退出试验和受试者自行退出试验两种情况。无论对研究者还是受试者决定退出试验的病例，都应尽量追踪，尤其是对因安全性原因退出试验的病例，应继续随访监测和记录受试者的转归。应保留研究病历和病例报告表，并以其最后一次的检测结果结转为最终结果，对其疗效和不良反应数据纳入全数据集分析。当受试者出现病情未改善，发生了某些合并症、并发症或特殊生理变化，依从性差等情况，可考虑退出试验。

**5. 剔除病例标准**　在分析数据时，对不同的数据集应有相应的病例剔除标准。如受试者不符合纳入标准而被误纳入试验；或符合排除标准中任一项者；或虽符合纳入标准而纳入后未曾用药者；或无任何复诊记录者；或受试者于试验期间违背方案自行换药或加用非规定范围内治疗用药，特别是合用可能影响对受试药物评价的药物，影响有效性和安全性判断者，均应考虑列入相应数据集的剔除标准。对剔除病例的判断需要在盲态审核时认定。

### （二）对照的设置

临床试验中对照的设置常采用安慰剂对照、阳性药物对照。在剂量研究中也可采用剂量－效应对照。对照可以是平行对照，也可以是交叉对照。在中药新药临床试验中，根据具体的临床试验目的，同一个临床试验中可以采用一个或多个类型的对照。

**1. 安慰剂对照**　安慰剂是一种模拟药物，其外观如剂型、大小、颜色、重量等都应与试验药尽可能保持一致，但不含有试验药物的有效成分。安慰剂对照试验适用于以下情况：所研究疾病目前尚无已知公认有效的治疗方法；自限性疾病；某些慢性病自然病程反复波动变化，短期不治疗不至于明显影响疾病的预后；某些易受心理因素影响的疾病，具有精神症状的疾病或精神疾病；疗效判断缺少明确客观的检测指标；受试者使用常规治疗存在不能忍受的不良反应，且已证明常规治疗无效或其风险超出预先的估计。使用安慰剂对照应符合伦理学要求，不应损害受试者健康和加重其病情。

**2. 阳性药物对照**　对阳性药物的选择，原则上应选用有充分临床研究证据，且当前临床普遍使用的同类药物中疗效较好的已上市药物。所选阳性药物的说明书上的适应证应与药物拟定适应证一致，且阳性药物使用的剂量、给药方案必须是该药的最优剂量和最优方案。在选择已上市中成药作为阳性药物对照时，还应考虑药物与阳性药物在功能主治、中医辨证分型上的可比性；在选择化学药品作为阳性药物对照时，在适应病种上应具有可比性。

### （三）样本量

样本量的估计是临床试验设计的关键点之一。临床试验所需样本量除应满足法规最低病例数要求（如有）外，还应满足统计学的要求，以确保对试验目的给予一个可靠的回答。样本的大小通常依据试验的主要指标（疗效和／或安全性终点）来确定，同时应考虑试验设计类型、比较类型等。

### （四）给药方案

给药方案包括临床试验给药剂量、给药方法、疗程、合并治疗的规定等。

**1. 给药剂量**　给药剂量应根据Ⅰ期临床试验耐受性及药代动力学试验结果、既往临床用药经验等进行设计。安全性也是给药剂量设计时需考虑的重要因素。Ⅱ、Ⅲ期临床试验剂量一般应低于Ⅰ期的最高剂量。

**2. 给药方法**　给药方法一般根据人体药代动力学试验结果确定，否则应根据立题依据、既往临床用药经验、拟定适应证的特点、预期药物活性等因素决定，有时也需通过临床试验研究确定。

**3. 疗程**　临床试验的疗程是指对目标适应证所规定的药物治疗的持续时间。应根据疾病的发展变化规律和药物临床定位、临床试验目的、作用特点确定疗程。一般需考虑：疾病的病因、病理、发生、发展及转归规律；药理毒理研究结果；文献资料及既往临床用药经验等。

**4. 合并治疗的规定**　合并治疗是受试者在临床试验期间因疾病治疗的需要所同时进行的治疗方法，包括手术治疗、药物治疗、针灸治疗等各种临床常规治疗方法。合并治疗必须预先规定，否则会严重干扰对药物有效性和安全性的评价。

### （五）基线和均衡性

基线是指在随机化即刻或之前方案许可的时间窗内受试者的基础信息，包括临床试验预先设计的主要疗效指标和安全性指标的初始数据等。获取基线数据主要是为了评价组间的均衡性以及必要时进一步地分层分析。基线一般包括人口统计学指标（如出生日期、民族、性别、身高、体重等）、生命体征指标（体温、脉搏、心率、呼吸、血压等）、体格指标、既往病史、既往治疗史、疾病情况（如疾病诊断、分期、病情程度等）、伴随疾病和伴随治疗情况等。基线值的取得通常是在随机化之前进行。

### （六）有效性指标观测与评价

有效性指标观测与评价是药物临床试验的核心工作。有效性指标又称为疗效指标，是反映药物作用于受试者所表现出的有效性的主要观测与评价工具，主要包括疗效观测指标和以疗效观测指标为基础用于药物疗效比较的评价指标（即疗效评价标准）。疗效观测指标是用于评价药物有效性的主要观察和测量工具，可以是疾病临床终点（如死亡、残疾、功能丧失）、影响疾病进程的重要临床事件（如心肌梗死、脑卒中的发生），也可以是反映患者社会参与能力（残障）、生存能力（残疾）、临床症状和/或体征、心理状态等内容的相关量表或其他形式的定量、半定量或定性的指标；也可以是通过某些医疗仪器和设备测量手段获得的数据或检查结果，主要包括影像学、病理、生化等指标（如病理检查结果、细菌培养、血脂、血压等）。疗效评价可以是某一疗效观测指标的直接测量结果，更多的是用在直接测量结果基础上转化而来的、特定的评价指标来评价。中医证候的诊断与评价可以采用量表的方法，即根据某一中医证候相关的症状体征轻重及对中医证候属性确定的贡献度进行赋分。

### （七）安全性指标观测与评价

上市前安全性研究的目的是识别安全信号，评估安全风险，为药物风险/受益评估提供安全性数据，为上市后确定风险控制和风险最小化提供依据和方法。中药新药在临床试验前，需依据处方组成、既往临床经验、纳入目标适应证人群特点、药理毒理研究结果，进行安全性方面的临床试验设计与实施。安全性研究还应充分重视早期临床试验所发现的问题，在后续的临床试验（特别是确证性临床试验）中及时补充和完善有针对性的、敏感的安全性观测指标。需要指出的是，安全性指标不仅是指实验室检查指标，还应当包括所有的症状、体征等临床表现。

# 第三节　中药新药临床试验研究资料总结与评价

新药按要求进行临床研究结束后，其研究结果须向国家药品监督部门申请审批。中药新药临床试验研究资料总结需重视实验结果的分析，及时对临床试验设计、试验管理过程进行完整表达，以阐述试验结论的科学基础，才能对药物的安全有效性做出合理评价。按照《药品注册管理法（2020年版）》对中药新药注册分类，中药新药临床试验研究资料的内容各类别略有区别，主要包括中药新药研究背景、人用经验、临床试验及临床价值评估等。

## （一）新药研究的背景

本部分内容为拟上市新药资料的概要式总结。一般包括中药新药的处方组成、功能、主治病证、中医药理论对主治病证的基本认识、拟定处方的中医药理论、处方合理性评价、处方安全性分析和已有国家标准或药品注册标准的同类品种的比较。

## （二）人用经验

人用经验包括人用的证明性文件、既往临床应用情况概述、文献综述、既往临床应用总结报告、拟定主治概要、现有治疗手段、未解决的临床需求、人用经验对拟定功能主治的支持情况评价。关于中医药理论和人用经验部分的具体撰写要求，可参考相关技术要求、技术指导原则。

## （三）临床试验

临床试验资料是中药新药临床试验研究资料的核心部分，包括临床试验计划与方案及其附件、临床试验报告及其附件、参考文献三大部分。

**1. 临床试验计划与方案及其附件**

（1）临床试验的计划和方案　临床试验方案是指导参与临床试验所有研究者如何启动和实施临床试验的研究计划书，也是试验结束后进行的资料统计分析的重要依据，所以临床试验方案常常是申报新药的正式文件之一，同时也是决定新药临床试验能否成功的主要因素。

临床试验计划与方案包括首页、方案摘要、目录、缩写语表、研究背景资料、试验目的及观测指标、试验总体设计、受试者选择和退出（包括诊断标准、入选标准、排除标准、受试者退出试验的条件和步骤、中止试验的条件、剔除或脱落病例标准）、治疗方案（试验药品、受试者的治疗）、临床试验步骤、不良事件的观察、有效性与安全性评价、数据管理、期中分析、统计分析、试验的质量控制和保证、伦理学要求、资料保存、参考文献、主要研究者签名和日期等。

（2）知情同意书样稿与伦理委员会批准件　提供给每位受试者"受试者知情同意书"的样稿，同时提供经试验负责单位的伦理委员会批准的临床试验方案的批准文件。

（3）临床研究者手册　临床研究者手册是指在人类受试者接受药物试验的过程中，与研究相关的该试验药物的临床和非临床资料的汇编。研究手册包含下列内容：试验药物的物理、化学和药理性质，动物实验及已经进行的临床试验资料，试验可能的风险及不良反应，特殊的试验方法、观测方法及注意事项，过量使用时可能出现的后果及治疗方法等。通过研究者手册，研究者可以清晰地理解该试验及试验药物的全貌。在评价不良事件与试验药物的因果关系时，研究者手册最为重要。

（4）统计分析计划　统计分析计划是增加临床研究流程透明度、数据可信度、操作规范性、结果有效性和结论可接受度的途径之一，用于全面和翔实地记录临床研究方案中所描述的分析方法的原则，包括对主要变量、次要变量和其他数据的统计分析过程。

**2. 临床试验报告及其附件**　临床试验报告及其附件包括临床试验报告、病例报告表样稿、患者日志、与临床试验主要有效性和安全性数据相关的关键标准操作规程、临床试验方案变更情况说明、伦理委员会批准件、统计分析计划、临床试验数据库电子文件等。其中临床试验报告是通过临床试验实施后，对试验药物作用在合格受试对象身上所产生的效应，用文字所做的系统而又概括的表达和总结，此部分是整个临床研究的重要组成部分。临床报告包括报告封面、签名页、报告目录与缩略语、伦理学声明、报告摘要及报告正文。其中，报告正文为整个临床报告的最为重要的核心部位，是对整个临床试验的设计及方法的阐述，报告正文包括以下内容。

（1）试验题目　进行临床试验的中药品种的名称。

（2）前言　一般包括受试药品研究背景，研究单位和研究者，目标适应证和受试人群、治疗措施，受试者样本量，试验的起止日期，SFDA 批准临床试验的文号，制定试验方案时所遵循的原则、设计依据，对申办者与临床试验单位之间有关特定试验的协议或会议等应予说明或描述，简要说明临床试验经过及结果。

（3）试验目的　应提供对具体试验目的的陈述（包括主要、次要目的）。具体说明本项试验的受试因素、受试对象、研究效应，明确试验要回答的主要问题，明确药品的临床定位。

（4）试验管理　对试验的管理结构和实施 GCP 的情况进行描述。管理结构包括主要研究者、主要参加人员、指导委员会、管理 / 监察 / 评价人员、临床试验机构、统计分析人员、中心实验室设施、合同研究组织（C. R. O）及配送管理等。

（5）试验设计

①试验总体设计及方案的描述：试验的总体设计和方案的描述应清晰、简洁。包括下列方面：治疗方法（药物、剂量和具体用法）、受试对象及样本量、设盲方法和程度（非盲、单盲、双盲等）、对照类型、研究设计（平行、交叉）、分组方法（随机、分层）、试验各阶段的顺序和持续时间（包括随机化前和治疗后，撤药期和单盲、双盲治疗期，应指明患者随机分组的时间，尽量采用流程图的方式以直观表示时间安排情况）、数据稽查及安全性问题或特殊情况的处理预案、期中分析情况。

②试验设计及对照组选择的考虑：应阐明所设对照的确定依据及合理性。对试验设计中涉及的药物的清洗期、给药间隔时间的合理性的考虑应进行说明。如果未采用随机化分组，则应详细解释和说明用以有效克服系统选择性偏倚的其他技术措施。如果研究中不设对照组，应说明原因。

③研究对象的选择：确定合理可行的入选标准、排除标准和剔除标准。根据研究目的确定入选标准，说明适应证范围及确定依据，选择公认的诊断标准，注意疾病的严重程度和病程、病史特征、体格检查的评分值，各项实验室检验的结果，既往治疗情况，可能影响预后的因素，年龄，性别，体重，种族等。对从安全性和试验管理便利性角度考虑设立的排除标准应进行说明，并注意排除标准对整个研究的通用性及安全有效评价方面的影响。对须事先确定的剔除标准应从治疗或评价的角度考虑设立，并说明理由。

④试验过程：详细描述试验用药在临床试验中的应用过程及其相关事宜。列出试验用药的名称、剂型、规格、来源、批号、有效期及保存条件，对特殊情况的对照药品应进行说明和评价。对试验用药的用法用量应详细描述。详细描述随机化分组的方法和操作，说明随机号码的生成方法。描述盲法的具体操作方式（如何标注瓶签、编盲过程、设置应急信件，双模拟技术等）、紧急破盲的条件、数据稽查或期中分析时如何确保盲法的继续、无法设盲或可以不设盲的合理理由及如何控制偏倚。描述除试验药品外其他药品的使用、禁用、记录情况及其规定和步骤，并评价其对受试药物的结果观察的影响，阐明如何区分和判断其与受试药物对观察指标的不同效应。描

述保证受试者良好依从性的措施（如药品计数、日记卡、血／尿等体液标本药物浓度测定、医学事件监测等）。

⑤有效性和安全性指标：包括具体的有效性和安全性指标、实验室检查项目、测定时间安排、检测方法、负责人员、流程图、注意事项、各种指标的定义及其检测结果（如心电图、脑电图、影像学检查、实验室检查等）。说明不良事件数据的获得方法，实验室检查发现的不良事件的判断标准及其处理等。对判断疗效的主要终点指标应清晰阐述，并提供相应的确定依据（如出版物、研究指导原则等）。

⑥数据质量保证：对保证指标测量的数据达到准确可靠的质量控制过程进行简要阐述，包括监察／稽查的情况、数据录入的一致性、数值范围和逻辑检查、盲态审核及揭盲过程等。

⑦统计处理方案及样本量确定：应明确列出统计分析集（按意向性分析原则确定的全分析集FAS、符合方案集PPS、安全性数据集）的定义、试验比较的类型（如优效性、等效性或非劣效性检验）、主要指标和次要指标的定义、各种指标的统计分析方法（为国内外所公认的方法和软件）、疗效及安全性评价方法等。

⑧期中分析：说明有无期中分析，如进行期中分析，应按照所确定的试验方案进行并说明 α 消耗函数的计算方法。

（6）结果与讨论

①受试人群分析：使用图表表述所有进入试验的受试者的总人数，提供进入试验不同组别的受试者人数、进入和完成试验每一阶段的受试者人数、剔除或脱落的受试者人数；分析人口统计学和其他基线特征的均衡性，以主要人口学指标和基线特征数据进行可比性分析，一般包括对全数据集的分析和符合方案数据集的分析，或对以依从性、并发症、基线特征等方式分类的数据集的分析；分析依从性，应说明依从性分析的方法和结果，说明依从性状况对试验结局的影响。分析和说明合并用药、伴随治疗情况，分析受试者被剔除或脱落的原因（可采用列表方式表述）。

②试验方案的偏离：所有关于入选标准、排除标准、受试者管理、受试者评估和研究过程的偏离均应阐述。

③有效性评价：建议采用全数据集和符合方案数据集分别进行疗效分析，应对所有重要的疗效指标进行治疗前后的组内比较，以及试验组与对照组之间的比较。对中药应进行证的疗效分析，应分析合并用药、伴随治疗对试验结局的影响，应注意随访结果分析。多中心研究的各中心应提供多中心临床试验的各中心小结表，内容应包括该中心受试者的入选情况、试验过程管理情况、发生的严重和重要不良事件的情况及处理、各中心主要研究者对所参加的临床试验的真实性的承诺等。对临床试验报告需要进行中心效应分析。

④安全性评价：安全性分析包括3个层次：首先，应说明受试者用药的程度（试验药物的剂量、用药持续时间、受试者人数）。其次，应描述较为常见的不良事件和实验室指标改变，对其进行合理分类及组间比较，以合适的统计分析比较各组间的差异，分析影响不良反应／事件发生频率的可能因素（如时间依赖性、剂量或浓度、人口学特征等）。最后，应描述严重的不良事件和其他重要的不良事件。应注意描述因不良事件（不论其是否被否定与药物有关）而提前退出研究的受试者或死亡患者的情况。

## （四）临床价值评估

临床价值评估主要为基于风险获益评估，结合中医药理论、人用经验和临床试验，评估药物的临床价值及申报资料对于拟定功能主治的支持情况。

扫一扫，查阅本章数字资源，含PPT、音视频、图片等

中药新药研制与开发是一项协同创新工作，发明人投入了大量的人力和物力，其中凝结了发明人创造性的劳动，由此而产生的知识产权应当受到法律的保护。我国已经形成了一套较为完整的知识产权保护体系，新药研制的团队和研究者，需了解和熟悉这套保护体系的内容。

## 第一节　中药新药知识产权及其保护方式

中药新药研究中的专利现状分析包括授权药品类别及专利申请质量、专利的科技成果转化困难。中药新药知识产权保护方式包括五种，分别是专利行政保护、药品行政保护、TRIPS 保护、运用法律手段保护和专有技术保护。通过对我国中药新药研究专利现状进行分析，可了解在中药新药研究与开发中知识产权管理工作中可能出现的纰漏，对知识产权的保护提出一些建设性的建议。对新药研究与开发中的知识产权保护提出的建议有四条，分别是专利布局与完善、建立科学而规范的管理制度、建立专利使用以及转化的机制和加强专利人员培训。

### 一、中药新药研究中的专利现状分析

#### （一）授权药品类别及专利申请质量

目前我国授权的药品类别中，中药的授权比例占据了很大一部分，而生物药及化学药的授权种类相对较少。而国外与国内的授权药品种类的情况相反，生物药与化学药的授权比重比较大，中药的比重却很少。一方面，生物药与化学药的成本比较大、技术要求高、研发时间长且风险也是相对较高的，而中药具备我国传统医药学的优势，主要由我国提出申请。另一方面，国内的生物药与化学药主要以仿制药为主，将药品开发集中于剂型和规格的改变，这样的药品是不受专利保护的。我国的药品授权在质量上与国外相比还有一定的差距，市场竞争的压力也很大。

#### （二）专利的科技成果转化困难

我国有职务的医药专利多以单位的形式来申请。单位在申请专利后，将专利产品商品化以及市场化，并通过专利的特权垄断市场，以此获得较高经济收益。我国对高等院校以及科研院所的资金投入很大，即使研发出了新成果，但大多以论文的形式发表，没有对研发成果申请专利来保护自身的知识产权。大部分的个人专利申请，都因为资金难以保障导致专利难以维系，为了获取经济效益还需要找生产厂家以及投资者。因此，专利的科技成果转化较困难。

## 二、中药新药知识产权保护方式

### （一）专利行政保护

行政保护通常是一国在特定的时期对国外专利产品以及对本国某些比较薄弱的产业在特定时间、特定条件下给予的一种国内保护措施。有新颖性的中药配方或提取方法申请发明专利时，是否需要到其他国家专利局申请，应具体问题具体分析。当发明的创造性不符合专利法的规定，或者是由于不属于专利法规定的保护范围，也可能是由于该技术本身市场寿命较短或经济前景及市场前景不是特别理想时，申请专利保护并不一定能获得批准，此时就不一定非要申请专利不可。因为一项发明专利的审批，通常需要 3 ～ 5 年的时间，而且需要花费大量费用，最终能获得发明专利权的比例也不太高。根据国家药品监督管理局发布的《新药保护和技术转让的规定》第四条规定：新药经国家药品监督管理局批准颁发新药证书后即获得保护。

为落实党中央、国务院有关决策部署，国家知识产权局研究起草了专利法修改相关条款和细化配套规定。2020 年 6 月 28 日，第十三届全国人大常委会第二十次会议对《专利法修正案（草案 )》（以下简称《草案》）进行了第二次审议，2020 年 10 月 17 日通过，于 2021 年 6 月 1 日起施行。《草案》规定：为补偿新药上市审评审批占用时间，对在中国获得上市许可的新药发明专利，国务院专利行政部门可以应专利权人的请求给予专利期限补偿，补偿延长期限不超过 5 年，新药上市后总有效专利权期限不超过 14 年。

### （二）药品行政保护

世界各国的药品行政保护在不同时期有不同程度的规定。如中美双方在关于保护知识产权谅解备忘录的基础上出台的《药品行政保护条例》，是对 1993 年 1 月 1 日以前，中国的《专利法》没有药品化合物专利，只有药品制造专利保护的一种补充措施，若干年后会逐渐自动失去保护的意义。对国外申请人申请行政保护获准后的药品，提供 7 年 6 个月行政保护期。如《药品注册管理办法》实施前的原《新药审批办法》《新生物制品审批办法》对国内的化学药、中药及生物制品实行新药保护制度，给予 6 ～ 12 年的新药保护期（一类新药 12 年；二类、三类新药 8 年；四类新药 6 年 )。另外根据《中药品种保护条例》，对质量稳定、疗效确切的中药品种实行分级保护制度。

### （三）TRIPS 保护

"TRIPS" 协议是《与贸易有关的知识产权协议》( Agreement on Trade-Related Aspects of Intellectual Property Rights ) 的简称，是知识产权保护的国际标准。TRIPS 的宗旨是期望减少国际贸易中的扭曲和障碍，促进对知识产权充分、有效的保护，同时保证知识产权的执法措施与程序不至于变成合法的障碍。由于各方面的原因，如药品的上市审批有时会占用很长时间，有时某些专利实施上只获得不到 10 年的市场独占期，这和其 20 年的专利有效期相差很大。因此对于那些实际保护时间过短的专利药，很多发达国家和地区往往再延长它的市场独占期 4 ～ 5 年的时间。当我们在这些国家得到专利保护后，应与 TRIPS 相适应，享受应有的权利，自动地延长专利保护期限。对于新药研发中，未披露的试验数据和其他数据（以下简称"药品数据"），《药品管理法实施条例》及管理办法均做了相应的保护性规定，以阻止其他任何人对这些药品数据的不正当商业利用。实际上，根据 TRIPS 协议，在新药研发中的未披露试验数据和其他数据应当视为

"未披露过的信息专有权"而受到保护，只是对此类药品数据保护期限之长短没有明确规定，大多数国家给予新化学成分药品 5 ～ 10 年的数据保护期限。

### （四）运用法律手段保护

中国知识产权保护的法律制度除了专利法、商标法、著作权法、反不正当竞争法等，还在知识产权海关保护、植物新品种保护、中药品种保护等方面也有相应的法规或条例出台。授予新药研发者药品专利权，不仅旨在使其付出的创造性劳动和研发投入成本有所回报，更希望鼓励其为攻克疾病、实现人类长远健康发展而付出努力。

《中华人民共和国专利法》六十八条规定：假冒专利的，除依法承担民事责任外，由负责专利执法的部门责令改正并予公告，没收违法所得，可以处违法所得五倍以下的罚款；没有违法所得或者违法所得在五万元以下的，可以处二十五万元以下的罚款；构成犯罪的，依法追究刑事责任。由于知识产权的无形性及载体的多样性而表现出各式各样的、复杂的侵权行为，因此当发现自己的专利权被侵犯时，要积极运用法律手段与专业人士联合起来，向有关部门提出诉讼，维护自己的正当合法利益。新药研究涉及多学科交叉，其知识权益的保护不仅仅是在完成之后，而应当是在立项之初、研究之中和完成之后的全过程中都设计好妥善的保护方式，并在实施过程中采取有效的保护方法和严密的保密措施，做到有备无患，以完善的专利战略来保障自己的合法权益。另外，为解决知识产权保护中存在的维权举证难、赔偿低等问题，国家知识产权局还积极推动和配合专利法等法律的修改完善，建立健全的知识产权惩罚性赔偿制度，切实加大知识产权保护力度。

### （五）专有技术保护

专有技术是指未公开的技术，不受专门的知识产权（如《专利法》）保护，但可以通过《合同法》《反不正当竞争法》《刑法》及《民法通则》等有关条款来进行保护。所有人仅以保密来维持其存在的价值，并对其占有。专有技术一旦泄露公开，则成为公开技术，任何人都可以运用。在策略的选择上，需要在研发过程中综合平衡、考量以公开换保护的专利形式，采取保密措施的利与弊，并结合自身体系情况及注册审批流程要求，再决策以何种方式进行药品保护，比如中国驰名的云南白药，就是通过"保住秘密就保护了市场"，成为国家保密级处方，被列为国家级绝密资料。云南白药特殊的配方和工艺通过商业秘密进行法律保护，因无人能够通过反向工程破译，企业因此获得自主定价权和不公开配方的权利。

通常在化学原料药及生物制品的生产中需要较多及较高水平的技术支持，在专利 / 行政保护期 / 监测期内或者其后，都要依靠专有技术来确保质量与成本优势，以参与市场竞争，并继续获取超额利润。另外，新《办法》中有关新药的原药品注册申请人未披露试验数据将受 6 年保护规定，这里的未披露试验数据就是专有技术。6 年的保护要比不超过 5 年的监测期为长，体现了对专有技术的重视与保护程度。作为一种特殊的商品，新药开发成本高、周期长，这两个因素相结合使知识产权保护显得至关重要。西方发达国家对药品有完善的知识产权保护制度，形成了以专利保护为核心，商标和商业秘密（包括专有技术及经营秘密）为辅的一体化保护体系及经营模式。因此创立一种新的药品种类意味着制药商的垄断，能对以此为基础的制药公司提供所需的保护，使其能够弥补研发投资并产生回报，与其他行业相比，专利在制药业尤为有效。实践表明，绝大多数专利药品的经济寿命不但能达到保护期限，而且在保护期后收入下降的情况下依然能通过非专利的其他知识产权的综合保护获取超额收益，延续其经济寿命。在评估实践中，新药作为一项无形资产，通常是按照专有技术或者笼统的新药技术进行定义，人们容易忽略新药是一种受到多种知识产权综合保护的比较特殊的技术无形资产。机械地套用行政保护期限来确定新药的经济寿命使之被低估，对这一点是必须予以关注和矫正的。

### 三、对新药研究与开发中的知识产权保护的建议

#### （一）专利布局与完善

专利布局是指申请人综合产业、市场和法律等因素，以核心专利为基础，结合技术发展路径、产品保护需要等，围绕核心专利布局一系列外围专利，将核心专利有效保护起来，延长专利寿命，构建严密高效的专利保护网。如果说一份好的申请文件可以减小专利申请失败的可能，那么好的专利布局则可以防止专利被恶意侵权，被对手二次开发，从而更好地保护创新成果。

专利布局与完善的关键在于完善中药专利撰写申请，明确中药专利权利主体，扩大保护客体。具有优势的中药专利申请应该注意以下几点：首先，撰写申请时的语言必须专业化，尤其是制药原料、工艺技术等；其次，在扩大保护范围的同时要兼顾到对部分技术秘密进行适当隐藏，比如中药复方产品中中药的种类不应过多；最后，在权利要求中应尽可能列举中药可能的变形及延伸的制剂方法等，将保护范围最大化。强化中药专利申请意识、提高专利申请水平、强化中药专利申请意识的主体是企业管理者及科研人员，应加强其对中药专利重要性及专利保护意识的提升。还要注意利用现代科技，明确中药品种专利保护范围，完善中药专利侵权认定制度，并采取有效的措施提高我国中药专利转化率。

#### （二）建立科学而规范的管理制度

我国对于科研工作的管理是十分重视的，而在多年的管理工作经验中，也形成了一套符合我国国情的科研管理体制，这对于我国科学技术的发展起到了非常大的作用。在一些医学领域的知识产权管理工作中，管理者对于知识产权保护的意识不强，对知识产权的具体管理方法也不是很了解，这就造成了没有一个完整的管理体系对知识产权进行保护。对于这种现象，知识产权保护的相关管理部门的人员应具备一定的知识产权保护的相关专业知识，对知识产权的保护形成一定的保障作用。另外，管理部门应划出专项资金，用于对知识产权的日常管理费用。成立管理部门主要是为了保护新药研发者的知识产权不受他人侵犯，也避免新药研发者侵犯他人的权益，通过监督管理并协助的形式，帮助他们申请专利，积极促进新药研发出来之后的利用以及转化等。

#### （三）建立专利使用及转化的机制

之所以建立专利使用以及转化机制，主要是因为一些个人或者单位虽获得专利，但由于自身资金不足，无法将专利转化为相应的经济报酬，这时就应该建立这种机制。国家制定科研机构与其他单位合作的方式，既可以解决研发者的资金问题，又可以促进单位的创新。另外研究机构也可以主动向相关的单位推荐自身的科研成果，比如参加一些医药展览会以及科研研讨会等。另外，科研机构也可以将科研人员入驻到单位，为单位培养相关的技术人员。

#### （四）加强专利人员培训

提高知识产权保护意识，加强对专利人才的培训，这是一个非常复杂的工作。在条件允许的情况下，知识产权局及科研机构应对知识产权加强保护力度，培训出一批知识产权专业的人才。

经过多种渠道以及路径，积极开展办学工作，争取培养一批懂得知识产权保护的专业人才。只有在专利人才的带领下，单位或个人才会了解知识产权保护的重要性。同时，在进行知识产权转移时，要制定相关的技术转移的管理方法，让他们懂得知识产权各方面的工作，确保自身利益不受侵害。在现在知识产权保护受到重视的局面下，研发者在对新药的研究与开发中获取相应知识产权后，还要继续提升自身的创造能力，进一步推动新药研发进程。研发者还应根据国家颁布的法律法规，对知识产权的价值进行保护。科研单位在竞争力日益加大的情况下，应更注重单位知识产权的保护。另外，科研机构应重视自己的求生手段，通过对专利技术的转让等操作来获取一定的资金支持；通过对我国新药研究专利现状进行分析，了解新药研究与开发中知识产权管理工作中可能出现的纰漏，对知识产权的保护提出一些建设性的建议。

## 第二节　中药新药研发过程中的专利保护

中药新药研发过程中能够受专利保护的内容，包括两点：一是发明专利保护的内容，保护的内容包括产品保护、方法保护和药物用途发明保护。其中产品保护又包括复方中药产品、单方中药产品、中药有效部位产品和中药单体化合物产品；方法保护是指对新药研发过程中的一些有关炮制方法、提取分离方法、制备方法、测定方法等方法类发明给予专利保护；药物用途发明保护主要是指对已知药物新用途的专利保护。二是中国专利法规定了授予专利权的必要条件，即授予专利权的发明和实用新型，应当具备新颖性、创造性和实用性，包括中药专利申请的新颖性审查、中药专利申请的创造性审查和中药专利申请的实用性审查。

### 中药新药研发过程中能够受专利保护的内容

中药的新药研发包括处方设计、工艺设计、药理实验、临床研究等一系列的理论、实验和临床实践工作。在这些科研工作过程中，会产生各种各样的发明创造，具体哪些内容属于专利法保护的范围，是发明人最关心的问题之一。专利授权中最重要的授权实质条件是所请求保护的客体需具备三种性质——新颖性、创造性和实用性，否则无法获得授权。

#### （一）发明专利保护的内容

由于中药领域的产品主要是药品，能够申请发明专利的发明创造一般包括产品发明、方法发明和用途发明。专利保护的创新药品是唯一的，其独占性可体现在对市场利益的垄断，包括对创新药品的生产、销售、使用和进口的垄断。

**1. 产品保护**　中药的产品，一般是指药物制剂产品。但作为专利保护客体的中药产品，包括了原料产品和中间产品，例如中药材的炮制品和提取物。中药产品一般分为以下四类：

（1）复方中药产品　所谓复方中药产品，是指以两个或两个以上具有药理活性的中药原料组成处方而制备的中药制剂。中药领域的全部复方产品，均可以申请发明专利保护，而且根据《专利法》及其实施细则的规定，药品原料及其组方制剂也只适宜申请发明专利。

复方中药制剂组方是依据中医药理论，在中医辨证论治基础上，按照君、臣、佐、使的组方原则配伍而成，体现了中医药的理论特色。从专利保护的角度分析，复方中药产品实际上是由多味中药材加工制备而成，其化学组成并不十分清楚，尽管有的药物制剂当中所含有的主要活性成分已经清楚，就是一种药物组合物，在专利保护领域称这种中药制剂为混合物。鉴于中药产品组成的复杂性，在专利保护的范围描述方面，即专利申请的权利要求撰写方面，具有其独特的撰写方式。一般来说，以制备药物的原料处方组成为特征表述该药物产品，能够获得较为宽泛的保护范围，由于原料处方当中的各组分用量表示了处方组成配伍的比例关系，因此，在专利要求当中一般要记载各组分的用量关系。这种表述可以有如下几种：

①完全以原料为特征表述所要求保护的产品。

【例1】一种治疗口腔溃疡的中成药，其特征在于它是由下述重量配比的原料制成的药剂：黄芩10～20份、黄芪10～20份、甘草6～14份、白芍6～12份、三七10～18份、冰片10～20份、地骨皮10～18份、薄荷8～16份、当归4～8份、栀子10～16份、生地黄4～10份、陈皮6～10份。

②以原料和产品剂型为特征表述所要求保护的产品。

【例2】一种治疗急性胃炎的中成药，其特征在于它是由下述重量配比的原料制成的胶囊剂：柴胡提取物15～25份，白术提取物8～18份，黄芩提取物5～15份，葛根提取物5～15份，茯苓3～7份，陈皮1～3份。

以原料、产品剂型和方法步骤为特征，表述要求被保护的产品，这种表述当中的制备方法和步骤可以是常规的，也可以是特定的。

（2）单方中药产品　所谓单方中药产品，是指以一种具有药理活性的中药原料制备而成的中药制剂。对于单方产品来说，其中的单味中药一般要经过提取其有效成分之后才制成制剂。所以，单方产品的权利要求撰写方式一般是以原料和制备方法为特征进行表述。

【例3】一种板蓝根注射用原位凝胶，其特征在于该板蓝根注射用原位凝胶由30～75重量份板蓝根提取液作为活性成分与药用载体组成，制备方法如下：取处方量板蓝根原生药（以干燥品计），常规水提醇沉法制备板蓝根提取液；将吐温80、丙二醇和苯甲醇加入板蓝根提取液中，之后加注射用水稀释至适当浓度；再将处方量的凝胶基质和羟丙基甲基纤维素撒在上述板蓝根溶液水面上，4℃左右冷藏过夜，得到澄清、无团块、分散均匀的溶液，以氢氧化钠调节pH为6.0～6.5，0.22μm微孔滤膜滤过；再用注射用水定容，搅拌均匀，即得。

（3）中药有效部位产品　所谓中药有效部位产品，通常是指从中药原料当中提取分离的药物活性成分制成的中药制剂。由于所分离出的活性成分只是一类或几类化学物质，而尚不能分离到化合物的水平。因此，严格来说，中药有效部位也是一种混合物。在此，将其单独列为一类产品，主要是因为这种有效部位相对于上述几种产品来说，是相对纯的活性物质，只不过目前还不能清楚地描述其化学结构式。正是由于这一原因，这种产品的权利要求撰写方式也是以原料和提取、分离方法为特征进行描述。

【例4】一种藏茴香药材挥发油有效部位，其特征在于它是以下述方法获得：采用水蒸气蒸馏法提取挥发油，药材与水的重量比例为1:5～1:8，提取时间为150～180分钟，得到挥发油有效部位；或采用超临界萃取法提取挥发油，超临界萃取条件：介质为二氧化碳，温度为35℃～45℃，压力为10～30MPa，$CO_2$流量为30～70L/h的条件下，进行恒温恒压循环萃取，萃取1～2h出料，得挥发油有效部位。对于这类产品，还可以在权利要求当中增加光谱学特征。

一般以上述有效部位为活性成分的药物制剂，所含有的辅料为常规辅料，所以中药有效部位的制剂也是以该有效部位为特征描述其保护范围的。

（4）中药单体化合物产品　所谓中药单体化合物产品是指在分离获得的中药有效部位基础上，进一步分离得到化学结构式清楚的化合物制成的制剂。这类化合物虽然是从中药当中分离获得的，但也可以通过化学合成的途径获得。例如，紫杉醇就是从药用植物红豆杉当中分离获得的一种具有抗癌活性的化合物。这类化合物产品的权利要求撰写方式是以该化合物的化学结构式或者其化学通式为特征进行描述的。

**2. 方法保护** 方法保护是指对新药研发过程中的一些有关炮制方法、提取分离方法、制备方法、测定方法等方法类发明给予专利保护。

（1）中药的炮制方法 对于中药材的加工处理等炮制工艺，也是方法类型的发明，可以申请专利。一般来说，能够申请炮制工艺方法专利的发明创造，包括了对已知炮制方法的改进、新的炮制工艺方案等，这类专利申请的权利要求撰写方式也是以该方法的步骤和技术参数为特征的。

**【例 5】**一种醋莪术饮片及其炮制方法，其特征在于该饮片中，姜黄素含量在 1% 以上，挥发油含量在 0.9mL/100g 以上，该炮制方法能有效提高莪术中姜黄素含量，且挥发油损失量较低。

（2）中药的提取分离方法 从中药当中提取、分离其有效成分的方法，属于方法类型的发明创造，可以对其申请发明专利，一般这种类型的发明是与特定的方法步骤和技术参数相联系的，因此，这类专利申请的权利要求撰写方式是以该方法的步骤和技术参数为特征的。

（3）中药的制备生产方法 中药的制备方法，一般是指中成药的制备过程，只要该过程具备能够授予专利权的条件，即可以作为专利保护的对象。作为中药的制备方法，其内容包括制备药物的原料组成、制备步骤和产品剂型。一般来讲，能够获得专利保护的中药制备方法是具有特殊工艺或者特殊剂型的制备方法。专利申请权利的撰写方式一般以其独特的制备工艺步骤为特征描述其要求保护的范围，由于原料属于方法的重要组成部分，在撰写制备方法专利时，应当包括原料的内容。

（4）中药的测定方法 这里所说的测定方法，包括了对单味药分离出的有效成分的测定方法，也包括中药产品质量控制的测定方法，以及在中药新药研发过程中所发明的任何新的测定方法。这种方法类型的发明创造，其保护范围也是与其方法步骤及参数和试剂密切相关的，因此，其专利撰写的要求一般也就包括了上述这些特征。

**3. 药物用途发明保护** 主要是指对已知药物新用途的专利保护。一般来说，作为一种已知的药物产品，如果在实验研究或者临床研究过程中发现了该药物新的医疗用途，是一种发明创造，属于《专利法》保护的范围。为了对药物领域里的老药新用途的发明创造给予专利保护，以鼓励发明人从事药物新用途的开发研究，专利制度里设置了这种用途发明的保护方式。

中药用途专利保护的内容实质上就是已知药物的新适应证。也就是说，一旦申请人获得用途专利保护，未经该专利权人的许可，任何人不得以经营性目的使用该用途。

## （二）授予中药专利权的必要条件

中国《专利法》规定了授予专利权的必要条件，即授予专利权的发明和实用新型，应当具备新颖性、创造性和实用性。具体到中药新药研发过程中的专利授权条件如下：

**1. 中药专利申请的新颖性审查** 新颖性是指在申请日以前没有同样的发明或者实用新型在国内外出版物上公开发表过、在国内公开使用过或者以其他方式为公众所知，也没有同样的发明或者实用新型由他人向国务院专利行政部门提出过申请并且记载在申请日以后公布的申请文件中。中药专利申请的新颖性要求是，在申请日以前的现有技术当中没有记载与专利申请完全相同的技术方案。如果记载相同的技术方案，该专利申请丧失新颖性。

**2. 中药专利申请的创造性审查**

（1）中药产品专利申请的创造性判断 按照中药产品的组成可将其划分为多活性组分的复方产品和单活性组分的单方产品。对于中药的复方产品申请来说，大多数申请的产品是以本领域的常规技术工艺制成，而产品的医疗作用与生产该产品的原料配方组成有着密切的关系，原料组成这一重要的技术特征是大多数复方中药专利申请的发明点之所在。因此可以说，在评价中药复方产品的创造性时，制备该产品的原料组成是决定性的影响因素。

首先，中药复方产品的创造性判断分如下几种情况：如果申请人所要求保护的产品，其原料组成是对现有方剂的改进，进行药味加减或替代，申请人应当提供可信性的对比实验数据或者对比疗效资料，说明这种改进与已有技术相比产生了何种意外的突出效果，其创造性才可以被确认。

**【例6】**现有技术中的生脉饮口服液用于治疗心悸、气短等心气虚证，如果在此基础上增加了黄芪，制成一种新的口服液，申请人应当有可信性的对比实验资料或者对比疗效资料，说明在现有技术的基础上增加黄芪之后，制成的新产品与已知的生脉饮口服液相比具有某些突出的意外效果。

**【例7】**一种清热解毒治疗咽喉肿痛的专利申请药物是由下述组分组成的口服液：金银花10份、连翘10份、板蓝根10份、紫花地丁10份。而现有技术当中记载了治疗相同疾病的药物，是由下述组分制成的口服液：金银花10份、连翘10份、大青叶10份、蒲公英10份。两者在组方原则上是相同的，都是清热解毒，不同之处是以大青叶替换了板蓝根，以蒲公英替换了紫花地丁。由于板蓝根和大青叶在清热解毒功效方面类似，紫花地丁和蒲公英也是清热解毒作用相类似的药，所替换的药物在作用、在方剂中的地位及用量方面均没有实质性的差别，也没有产生意外的突出效果，因此，这种替换属于本领域普通技术人员的一般性选择，发明与现有技术的药物相比在剂型、原料、方法方面不具备实质性区别，是不具备创造性的。

如果一项专利申请的中药是以原料处方中各组分之间的相互配比为特征，申请人应当以可信性的对比数据或临床对比观察资料，说明由于这种特殊的配比改变，使得形成的新产品产生了意外的突出效果或新的医疗用途，该产品才具备创造性。

**【例8】**四逆汤与通脉四逆汤均由附子、干姜和炙甘草制成，但是，两者的用量不同，四逆汤的用量附子（12g）、干姜（4.5～9g）、炙甘草（6g），功用回阳救逆，主治心肾阳衰寒厥证。而通脉四逆汤的用量附子（20g）、干姜（9～12g）、炙甘草（6g），功能破阴回阳，通达内外，主治少阴病阴盛格阳证。假设前者作为现有技术，后者作为专利申请的话，后者则具有创造性。

如果专利申请的中药组成是一种全新的配方，现有技术当中没有记载与之相近或类似的产品，这种全新的中药具备创造性。

如果一种中药，由于制备方法的不同使得所制备的产品性能产生了意外的突出效果，这种方法制备的产品具备创造性。在此，需要特别注意的是，首先这种产品要具备新颖性。也就是说，经过这种不同的制备方法生产出的产品，在产品的特征上应当有别于现有技术，如果是已知的产品，作为产品已经不具备新颖性，这种情况下只能获得方法专利。其次，还要满足中药单方产品的创造性判断条件。对于单方中药专利申请来说，如果一种物质（植物、动物、矿物等）在文献中从未有过记载，或者即使记载过，但从未记载过具备的药用作用，只要这种物质制成的中药具有诊断、治疗或预防疾病的作用，用这种物质制成的药物就具备创造性。如果一项中药产品的专利申请是以一种从已知中药原料中提取的有效部位作为活性成分，且这种活性成分是新分离出来的、过去未曾报道过的物质，由于和已有技术相比，从该已知原料中分离出了新物质，只要申请人以可信性的药效资料证实了其医疗作用，该产品即具备创造性。

（2）中药制备方法专利申请的创造性判断　对于已知产品（复方或单方）的制备方法，在生产过程中如果采用了不同于现有技术的炮制工艺、提取工艺、分离工艺或其他制剂工艺，既可以是某一过程方法的改进，也可以是多步骤的改进，而且，对于该方法的每一具体步骤来说，可能均属于常规方法，只要该专利申请的有益效果是由于工艺方法产生的，与现有技术相比有实质性区别或产生了意外的突出效果，这种方法即具备创造性。

对于所产生的有益效果来说，分两种情况：①由于方法的改进给产品性能带来了改善，如增加了新用途，或者使得原来的疗效有所提高，或降低了不良反应，或延长了储存期、提高了纯度、改善了口感等。②给生产过程带来了改善，例如成本的降低、生产危险程度的降低、生产能耗的降低、原料资源的保护和利用、环境污染的降低、工艺的简化、质量控制的再现性提高等。

（3）中药用途专利申请的创造性判断　关于用途创造性的判断，应当是与现有技术的对比，也就是说，一种已知的产品过去没有这种用途，该用途也不能从其组成或现有技术当中轻易推导出来，专利申请给出了一种新用途，只要这种新用途是可信的，则被认为是与现有技术相比具备创造性。由于新用途发明的关键之处在于新的药理作用，因此，这种申请对于药效资料的可信性要求比较严格。

**3. 中药专利申请的实用性审查**　实用性是指发明的客体必须能够在产业上制造或者使用，并且能够产生积极效果。授予专利权的发明，必须是能够达到实际目的且能够应用的发明。

对于中药来说，发明一种药物，应当是具有医疗作用的产品，能够再现性地达到其治疗目的，这种再现性包括了产品的再现性和医疗效果的再现性，如果所发明的产品疗效不固定，无再现性，不能达到其发明目的，则不具备实用性。

对于一件复方中药专利申请，如果现有技术当中没有记载与之相类似的药物，这种情况下需要证实该药物具有医疗效果，并且该药物能够工业化生产，其实用性才能够被确认。对于单方中药专利申请来说，如果一种物质（植物、动物、矿物等）在文献中从未被记载过，或者虽然记载过，但从未记载过具备的药用作用，只要申请人以可信性的数据或临床资料证明用这种物质制成的中药具有诊断、治疗或预防疾病的作用，并且该药物能够进行工业化生产，用这种物质制成的药物即具备实用性。

# 第十一章
# 中药保健食品概述

扫一扫，查阅本章数字资源，含PPT、音视频、图片等

## 第一节　中药保健食品概念、范围与特点

随着经济的发展和社会的进步，人们对于身体素质的要求越来越高，自我保健的意识也在不断增强，在食品工业的飞速发展下，食品保健意识深入人心，现今中药运用于食品保健领域已比较广泛。中医药历来注重食补、药膳和食疗，现存最早的中医理论典籍《黄帝内经》中首先提出了食养的概念；《神农本草经》记载的许多药食同源的动植物药材，具有显著的养生保健功能；唐代孙思邈的《备急千金要方》、宋代陈直的《养老奉亲记》、元代忽思慧的《饮膳正要》等专著都有食疗的记载，这些古籍为中药保健食品的发展奠定了坚实的基础。从古到今，中医药文化的源远流长体现了中华民族的文化自信，如今要对中药保健食品进行研究与开发，更体现了国民对文化的继承与发扬。

### 一、中药保健食品概念及范围

保健食品系指具有特定保健功能的食品，即适宜于特定人群食用，具有调节机体功能，不以治疗疾病为目的的食品。中药保健食品系指在中医药理论指导下，在中医药材中添加经卫生部门批准的食品或药品，按特定的制备工艺进行制作，经过安全性和功能性评价，由国家行政管理部门批准的具有调节人体生理功能，有助于健康的食品。

中药保健食品在保健食品范畴内，而保健食品必须符合下列要求：①经必要的动物和／或人群功能试验，证明其具有明确、稳定的保健作用；②各种原料及其产品必须符合食品卫生要求，对人体不产生任何急性、亚急性或慢性危害；③配方的组成及用量必须具有科学依据，具有明确的功效成分。如在现有技术条件下不能明确功效成分，应确定与保健功能有关的主要原料名称；④标签、说明书及广告不得宣传疗效作用。另外凡声称具有保健功能的食品必须经卫健委审查确认。

中药保健食品的范围：①天然食品如水果、蔬菜、禽肉蛋、水产品等；②卫健委公布的既是食品又是药品的药材。现阶段我国《既是食品又是药品的物品名单》显示，收录的物质共有93种，下面列出部分已批准的药食两用的药材：蝮蛇、薤白、百合、龙眼肉、牡蛎、肉桂、菊花、丁香、红花、橘红、鸡内金、桑叶、荷花、紫苏叶、砂仁、八角茴、香橼、木瓜、火麻仁、青果、代代红、佛手、山楂、小茴香、栀子、沙辣、桑椹、罗汉果、枸杞子、大枣、麦芽、乌梅、胡椒、菊苣、香薷、薄荷、广藿香、马齿苋、蜂蜜、陈皮、花椒、茯苓、白芷、芦根、白茅根、山药、高良姜、甘草、生姜、杏仁、刀豆、决明子、薏苡仁、芡实、白果、白扁豆、肉豆蔻、莲

子、莱菔子、郁李仁、赤小豆、桃仁、黑芝麻、黄芥子、淡豆豉、榧子、余甘子、乌梢蛇、昆布、酸枣仁、金银花、鱼腥草、益智仁、胖大海、蒲公英、葛根、淡竹叶。

## 二、中药保健食品的特点

### （一）以中医药理论为指导

中医学具有完整的理论体系，这一独特的理论体系内容广泛，具有指导中药用于预防、诊断、治疗疾病或者调节人体机能的作用。目前，中医药在保健食品方面日益发展，中医药在保健食品中的应用一直都有，如《饮膳正要》所记载的山萸肉粥、枸杞羊肾粥就有减缓老年虚损病的作用；又如《粥谦》中由桑葚子、糯米、冰糖制成的桑仁粥对头晕、目眩、失眠、健忘等证候的治疗有一定效果。

中药保健食品中用到药食两用的药材配伍需要遵循中医药理论的规律，即考虑人体的整体观念、阴阳学说、五行学说、气血观念及体质学说和药材的四气、五味、归经、升降浮沉等特性。

中医学认为，人体是一个有机整体，构成人体的各个组织器官在结构上是相互沟通的，在功能上是相互协调、相互为用的，在病理上是相互影响的。

"五脏一体观"系指人体以五脏（肝、心、脾、肺、肾）为中心，通过经络系统把六腑（胆、小肠、胃、大肠、膀胱、三焦）、官窍（口、鼻、舌、耳、眼）等有机地联系起来，并通过精、气、血、津液的作用而形成完整统一的整体。如果脏腑失调，人体其他器官也会有相应的变化，如脾气虚的人表现为面色萎黄、食欲大减、容易疲倦等，这时可以用健脾益气的中药加以调理。

"阴阳"代表一切事物内部的对立统一关系，只有阴阳平衡了，人体的生命活动才能稳定有序。中药的运用需要根据人体的阴阳来配伍，如阳胜则热，宜用寒药制其阳，即"热者寒之"，阴胜则寒，宜用温热药以制其阴，即"寒者热之"。

"五行"系指木、火、土、金、水五种物质的运动变化。五行是通过相生相克的循环达到生态平衡，如果五行中的某一行出现了问题，也会影响其他行。食物的五大味道可概括为五行：酸属木，辣属金，甜属土，苦属火，咸属水。中药保健食品在一定程度上可协调五行在人体内的平衡。

"气与血"均是构成人体和维持人体生命活动的基本物质，气是血生成和运行的动力，血是气的物质基础和载体。气血有温煦、滋润、濡养的作用，所以选择补气血的保健类食品显得尤为重要，如被称为"补血果"的桑椹由于含有丰富的天然铁，被医学界誉为二十一世纪的保健果佳品。

选择保健食品还要根据个人的体质，中医理论的体质分类是为了更好地对不同体质人群进行用药和养生保健，如虚热体质的人宜多吃清热利湿的食物，如红小豆、绿豆、莲子等。

食用保健食品时除了要考虑人的因素外，还要考虑药材的因素。首先是药材的四气，《神农本草经》认为，四气主要是指寒、热、温、凉。《素问》中提到"治寒以热，治热以寒"，所以选用保健食品其实也要符合四气的理论，如热证宜选用芦根饮、绿豆汤等。其次是药材的五味。五味泛指食物或药物的酸、苦、甘、辛、咸五种滋味，甘味能补虚缓急；酸味能敛肺涩肠；苦味能降泄燥湿；咸味能软坚散结；辛味能发表行散；当出现虚汗时可选用具有酸味的乌梅、山楂等。再者是药材的归经。归，即归属，指药物作用的归属；经，即人体的脏腑经络。归经，即药物作用的定位。当药材作为食品时，其对人体的脏腑经络的影响也有一定的范围和选择性，如心火上炎时，可食用安神代茶饮、蜜饯百合等。最后是药物的升降沉浮，它是指中药作用于人体的四种趋向。升是指上升、提升；降是指下降、降逆；沉是指内行泄利；浮是指外行发散。食物升降沉浮的作用与其自身的性味有关，治疗病势下陷或外邪在表的病证宜选用具有升浮作用的食品，如八角茴香炖牛肉。

### （二）具有功能性但不以治疗疾病为目的

保健食品是食品的一个种类，具有一般食品的共性。食品指各种供人食用或者饮用的成品和原料以及药食两用的物品，但是不包括以治疗为目的的物品。保健食品有一定的功能性，这是其与一般食品最大的区别。

随着越来越多的保健品投入市场，国家行政主管部门对于保健食品的功能也在不断修订和完善。2019年4月，国家市场监管总局发布《关于征求调整保健食品功能意见》的公告，要对保健食品功能进行相应的调整，并且规定对一些保健功能要进行必要的研究论证。其中已经注册备案的首批拟调整的功能：补充矿物质和维生素、有助于增强免疫力、缓解体力疲劳、有助于抗氧化、有助于促进骨健康、有助于润肠通便、有助于调节肠道菌群、有助于消化、辅助保护胃黏膜、耐缺氧、有助于调节体脂、有助于改善黄褐斑、有助于改善痤疮、有助于改善皮肤水分状况、辅助改善记忆、清咽润喉、改善缺铁性贫血、缓解视觉疲劳、有助于改善睡眠、补充 β – 胡萝卜素；有待进一步研究论证的保健功能：辅助降血脂、辅助降血糖、辅助降血压、对化学性肝损伤有辅助保护功能、对辐射危害有保护功能；拟取消的保健功能：改善生长发育、促进泌乳、延缓衰老。对保健食品的功能调整进一步规范化了保健食品的使用，以防人们以治疗疾病为目的来使用。保健食品最终被人们所食用，其规范化体现了中药文化的科学性、合理性，同时引导研究者在研究中保持实事求是、科学严谨的态度。

### （三）注重保护脾胃

胃为水谷之海，主消化；脾为胃行其津液，主运化。二者燥湿相济，升降协调，胃纳脾化，互相为用，构成了既对立又统一的矛盾运动，共同完成水谷的消化、吸收和转输的任务。所以中医认为脾胃是人体脏腑中的重要器官，《脾胃论》中说"胃中元气盛，则能食而不伤，过食而不饥；脾胃俱旺，则能食而不肥……"这就阐明了脾胃之气的盛衰与食物消化之间的关系。

古人在食疗中就如何保护脾胃之气提出了两大措施：首先是常把升阳益胃及温补命门之火的思想作为提高脾胃功能的措施；其次是在膳食中加入具有消导、温中、理气、芳香化浊作用的药物，以增进食纳，提高运化功能。如羊羔酒主阳虚，有健脾胃的作用；枣汁有养脾胃，生津液，补气，主大惊的作用；白粳米粥、白籼米粥等粥类易消化，能养脾胃，生津液，调中健脾等。这些都是以上两大措施的实践。

### （四）配伍注意药食宜忌

中药配伍中有"十九畏和十八反"，若违背了配伍禁忌，可能会加重病情或增加新病情。《黄帝内经》提到五脏病有所宜有所忌，如脾病者宜食粳米饭、牛肉、枣、葵，心病者宜食麦、羊肉、杏，肺病者宜食黄黍、鸡肉、桃、葱，肝病者宜食麻、李、韭，肾病者宜食猪肉、栗、藿等；心病禁咸，肝病禁辛，脾病禁酸，肺病禁苦，肾病禁甘。这些都是古代医家留下来的经验，现在仍然有参考价值。

在制备中药保健食品时，需要考虑食物与食物或食物与药物间的饮食禁忌问题。古代文献记载有猪肝忌与荞麦、豆酱同食，否则引发痼疾；蜂蜜不宜与生葱、莴苣同食，不然引起腹泻等。现代的《饮食禁忌》书中也提到食物之间的搭配禁忌，如羊肝与竹笋相克，同食会引起中毒；海味食物与含鞣酸食物相克：海味食物中的钙质与鞣酸结合成一种新的不易消化的鞣酸钙，它能刺激肠胃并引起不适感，出现肚子痛、呕吐、恶心或腹泻等症状，含鞣酸较多的水果有柿子、葡萄、石榴、山楂、青果等；鸡蛋与豆浆同食会降低蛋白质吸收；等等。

# 第二节　中药保健食品研发现状与发展趋势

中药保健食品在不断的发展过程中，有很多进步的地方，但同时也存在很多问题。中药保健食品是一类介于食品与药品的物质，发展还不够成熟、大众接受认可度还不够高，下面对中药保健食品的研发现状及发展趋势进行阐述，通过剖析以更好地促进中药保健食品的发展。

## 一、中药保健食品研发现状

### （一）我国中药保健食品发展概况

中药保健品在 20 世纪 80 年代就已经兴起，那时候上市的中药保健食品就已经有 1000 种左右，这时候的中药保健品主要以滋补保健和营养强化食品为主，剂型相对较少。后来，我国颁布了《保健食品管理办法》，使中药保健食品越来越规范化，之后陆续颁布的一系列规章和技术要求使中药保健食品规范化地发展。随着科技的进步和社会的发展，人们的生活水平不断提高，"花钱买健康"也成为人们的一种消费时尚，消费者普遍认为中药保健品能够强身健体，促进身体健康。因此促使中药保健品的需求量不断增大，中药保健食品的市场也越来越繁荣，中药保健食品的种类和产量也在不断上升。

### （二）目前中药保健食品的目标人群

第一类目标人群是中老年人。进入老年的人生理上会表现出新陈代谢放缓、抵抗力下降、生理机能下降等特征。随着社会老龄化的日益加重，中国的老年人越来越多，所占人口比例也越来越高，据统计，我国 80 岁以上的老年人早已突破两千万，失能、半失能老人也越来越多，由于中药保健食品的特点，多数老人都会选择用中药保健食品进行调理。中年人是社会中坚，肩负民族与社会责任，任务重，责任大，无论是对事业还是家庭，期望都比较高。长期持续承受的压力严重地威胁着中年人的心身健康，特别容易导致他们精神不振、疲劳、引发胃肠道疾病，严重的还可能引发冠心病、糖尿病、癌症等高危疾病，能够预防这类疾病的中药保健食品特别受他们的欢迎。

第二类目标人群是妇女儿童。妇女是消费保健品的主力大军，每年女性在健康和美容的保健品上消费庞大。保持青春美丽是每个女性一直追求的，与抗衰老、养容美颜有关的保健品是她们购买的主要产品。如补血佳品"复方阿胶浆"含有的中药成分有补血滋阴、益气养荣、填精生髓的功效，常用于气血两亏所致的面色萎黄或苍白、头发干枯无光泽、头晕失眠、食欲不振、月经量少及崩漏等症状。儿童是祖国的花朵，是长辈们的"宝贝"，他们的健康是家人关注的重点。国外营养学界最近提出：原则上凡是能提高儿童免疫力、促进其身体 / 智力发育的保健产品都能被用于儿童保健食品的生产原料。这类保健食品不分儿童性别、年龄均可服用。如市面上适宜儿童食用的保健食品有多种维生素 / 矿物质，其有助于儿童成长发育和增进健康，提高抗病能力；服用柠檬酸锌不仅能促进智力和身体发育，还有助于改善儿童视力、防止近视。

### （三）中药保健食品市场现状及存在的问题

**1. 中药保健食品市场现状**　据国家食品药品监督管理总局 – 前瞻产业研究院调查数据显示，2019 年统计保健品相关产业约有 2455 家。近十年中国保健品行业的市场规模呈现不断增长的趋势，中国保健品行业的市场规模在 2019 年达到 411 亿美元，折合人民币约 2835 亿元。

中国保健品行业的市场规模呈现不断增长的趋势，而中药保健食品的逐年增长趋势也不例外，其在 2019 年突破了 950 亿元。在出口方面，近五年我国中药保健品出口额整体保持平稳；在进口方面，则略有增长。其中国家的扩大进口政策有一定的影响，其次是国民对中药保健品的需求不断增大。据相关数据显示，2019 年中药保健品全年进口额达 5.56 亿美元，同比增长 24.77%。在众多进口保健品中，燕窝的进口额增长率最大，同比增长高达 43.8%。

目前我国中药保健品领域涉及的企业众多，其中无限极、同仁堂、东阿阿胶、新时代健康和健康元等企业的中药保健品产品注册数量比较突出，均超过 10 种。比较这五家企业中药保健品产品注册数量，同仁堂远远领先于其余企业，注册数量达到 100 种。截至 2020 年 9 月，中国中药保健品行业市场参与者产品注册数量显示，同仁堂注册数量达到 111 种。

2020 年，在新型冠状病毒的影响下，人们对健康的意识逐渐加强，同时人们对中药的认识更进了一步，对中药保健品的需求也稍有增加。据报道，2020 年 7 月份以来，中药保健品在大多数药店的价格有 10% 左右的涨幅。

**2. 目前中药保健食品存在的问题**　尽管目前中药保健食品的市场很大，但是在研发、评价等各个方面仍然存在很大的问题，如果问题长期积累得不到解决，将来会制约中药保健食品行业的发展。中药复方保健品在配方理论、保健功能声称、功能、安全性评价及技术、适宜人群范围、食用注意事项等方面缺乏中医药理论的支撑，使保健功能和功能描述之间的关系模糊，用量大小和配伍关系确定的证据缺乏，工艺简单，标准粗劣，功能因子、有效成分不清楚，导致产品开发盲目，产业低质量发展。诸多问题的存在，体现了很多人思想道德低下，为人不诚信，社会责任感不强，科研态度不端正，这些都会引发一系列问题。而各种各样的问题制约了在健康中国战略中大健康产业"防、治、养"模式的链式产业形成。

（1）人们对中药保健食品认识不足　《保健食品管理办法》中明确规定，保健食品虽然具有功能，但是不能以治病为目的食用，把保健食品当作加药食品或者食品与药品的中间产物是错误的认识。特别是上了年纪的老人会把保健食品当作药来使用，这种现象在农村最常见。目前我国中药类保健食品多数以胶囊、口服液的剂型出现在市面，但是其实传统食品属性的中药保健品也有很多，由于推广层面不广或自身对传统类型的保健品不了解，导致人们对这类保健品的认识不足而不会合理利用起来。

（2）中药保健食品的标签及宣传存在很多问题　许多中药保健食品批文仍然存在着在标签、说明书以及广告上宣传保健功能的问题，有的还故意夸大保健功能和疗效，还有的缺乏食用的注意事项、饮食宜忌等。还有些企业为了追求较高的经济效益，不惜高价进行广告宣传。这样虽然有可能提升了公司的形象，吸引更多的消费者，但是无形之中激化了企业与企业之间的竞争，不利于中药保健食品的发展。

（3）保健品消费者的盲目消费　盲目消费的理由一般有以下几种：①当得不到专业人士的指导又缺乏相关的健康卫生知识时，消费者不清楚自己该用哪种保健食品，这个时候他们容易受到虚假宣传的诱惑而上当受骗，买了不适合自己的保健食品。②从众心理、攀比心理比较严重，如今的物质越来越丰富了，人们跟风消费的问题也越来越严重，保健食品消费似乎成为了一种潮流。③盲目信任价格昂贵的保健产品，很多人有贵的东西一定是好东西的错误心理，由于这种非理性消费使得部分保健产品价格异常高涨。④认为保健食品无害，把它当作普通食品来食用，一方面容易造成过度消费，另一方面容易打破身体平衡而导致疾病的发生。

（4）中药保健食品研发问题　中药保健食品的研发存在安全、有效、质量等方面的风险与隐患。目前比较突出的问题有以下几个。

问题一：中药保健食品研发过程脱离了中医药理论的指导，而是按照西药保健食品的方式进行。这种做法忽略了中药保健食品的特点，容易导致剂型及配伍的错误选择，使保健食品的有效性、质量下降。

问题二：非法添加化学成分。据有关部门统计，中药保健食品中出现的非法添加化学成分主要有以下几类：①在辅助降血脂类中药保健食品中添加洛伐他汀、烟酸等；②在糖尿病类保健食品中添加盐酸二甲双胍、格列苯脲等；③在改善睡眠类中药保健食品中添加硝西泮、地西泮等。添加的成分隐秘而复杂，严重威胁到人民群众服用中药保健食品的安全性，不利于中药保健类食品的发展。

问题三：现有的中药保健食品多数只有短期的喂食试验，不足以充分暴露所有的安全隐患，长期服用有可能发生安全问题。

问题四：功效成分不够明确。目前已经明确的中药保健食品主要成分有多糖类、皂苷类、酶类、低聚糖等，但是功能因子结构、含量及作用尚未明确，这一问题导致我国很多已经上市的中药保健食品功效成分不能被检测出来，同时给监管部门带来了困扰。

（5）中药保健食品监管不足　中药类保健食品的来源复杂，能够作为原料的中药品种就很多。由于现在越来越多的人工种植中药基地的出现，导致中药的质量好坏要同时考虑产地、品种、气候等因素，由于受到多种因素的影响，近年来中药原料陆续出现问题。同时，还存在保健类中药食品准入门槛低、临床试验不足、安全性评价方法不全、管理制度不完善等问题。与国家对医药行业的严格规范管理比较，我国的保健行业管理是有很多漏洞的。没有规矩不成方圆，监管不足是保健行业发展不起来的一个重要原因。

## 二、中药保健食品发展趋势

### （一）消费人群范围扩大

随着自然环境的变化，生活节奏的加快，工作压力的变大以及生物学因素的影响，人们的健康状态也随之发生了变化。现在的人们不只存在健康和疾病两种状态，还有介于这两者之间的状态，被我国学者称为"亚健康"状态。

亚健康状态是一种非病非健康的状态，表现为人体在社会适应能力、心理、身体等方面出现程度不一的健康问题，极其容易向疾病发展。现在像这种处于亚健康状态的人群范围不断扩大，逐渐从中老年人向年轻人扩散。在人们看来，保健食品的组成既是食物也是药物，有一定的营养也有一定功能，是亚健康人群倾向的消费品，通过保健食品可以调节身体机能，强身健体。

### （二）往普通食品形态方向发展

我们都知道，目前中药保健食品的剂型跟药品的剂型相似，如软胶囊、硬胶囊、口服液、片剂、颗粒剂、散剂、丸剂等，这些剂型很可能是人们错把中药保健食品当药吃的缘故。所以未来中药保健食品可能会往普通食品的形态发展。

随着人们生活水平的提高，食品种类也越来越多样化，有些发达城市的人们生活节奏快，更加倾向于便捷快速的食品。如饮料已经成为日常生活的必需品，市场需求的急剧增加使饮料工业得到了迅速的发展，把保健食品制成饮料类食品已经成为了一种趋势。饮料的类型又分为固体饮料、液体饮料、浓缩饮料等，现在有人研制出以天麻、苦瓜和绿茶为原料的具有保健作用的植物饮料。保健食品以罐头的形式出现也是一种趋势。由于长期食用精米细面、鸡鸭鱼肉等，出现"富贵病"的人也越来越多，而五谷杂粮逐渐成为人们饮食的"新宠"，为了方便快捷，有人开发出了一种保健型五粮饭罐头制品，相类似的还有我们熟悉的八宝粥。还有一些酒类，如有滋阴养血、生津润燥功能的桑椹酒、有活血化瘀及清肺利咽作用的橄榄酒等，制作方法简单，可以自己制备。饼干作为生活中比较常见的食品，既方便食用、可快速补充能量又方便携带，所以某些中药保健食品以饼干的形式出现将会有很大的发展前景。现在人们选择食品不仅关注其价格和口感，还关注其保健、营养作用，有研究者针对这一需求研制出了丁香花暖胃保健食品等。

### （三）中药保健食品的总体价格水平下降

除了少数含珍稀中药的保健品，一般保健品在日益走进寻常百姓家的同时，价格将会有下降的趋势。一方面，原来城市的百姓是保健品消费的主体，但是随着农村百姓生活水平逐渐提高，他们将会越来越注重身体健康，将会有越来越多的农村百姓食用保健食品，加上将来由于各种因素导致保健食品的消费者会横跨各个年龄段，消费群体的持续扩大在一定程度上会促进行业生产的规模化，产品普及化，进而导致价格下降。另一方面，由于将来保健食品形态的普通化、食品化，以及保健品行业之间的竞争，无形之中会导致保健食品的降价。

### （四）科研投入逐步增加

随着社会平均学历水平普遍提高，人们对保健品也有了更加科学的认识，对保健品的技术含量要求也越来越高。人们对保健品认识的变化，将会促进各大企业研究院所增大对中药保健品的研发投入。利用高新技术对中药保健品进行研发是一大趋势。

现代生物技术在保健食品领域中的应用有发酵工程、酶工程、细胞工程等。发酵工程主要采用现代发酵设备对细胞或者菌株进行放大培养和控制性发酵来获得食品或食品功能成分；酶工程主要包括微生物细胞发酵产醇、动植物细胞培养产酶、酶的提取分离、酶的修饰等；细胞工程是主要以细胞为对象，以生命科学为理论，应用相关原理与技术，获得特定细胞、组织的一门技术，主要用于生产功能型食品和食品添加剂，如利用胡萝卜生产胡萝卜素。膜分离技术可以用于保健食品制备工艺中原料的分离、纯化、浓缩、精提等。其中微孔过滤可以除去保健食品中的菌类；超滤技术可以用于提取液中不同分子量的物质分离；反渗透技术可以用于提取液的浓缩或提取功能分子等。超临界流体萃取是以超临界流体作为溶剂，从固体或液体中萃取可溶组分的分离操作，可用于热敏性物质和高沸点物质的分离纯化，该技术能够提高中药中有效成分的利用率，避免造成浪费，其生产成本也不高，未来将在保健食品中应用更加广泛。其他高新技术还有冷冻干燥技术、冷杀菌技术等。

### （五）监督管理、评价体系逐步完善

监督管理的完善包括强化准入制度、完善维权管理、加大广告整治和宣传力度。强化准入制度有：①整合注册商标，要求申请过程要向相关部门提供保健食品的功能性说明、研发过程、基础原资料、说明书以及样品试验结果等基础数据，这些解决了前面提到的一些中药保健食品功能模糊、注意事项不明确的问题，特别是有效防止了非法添加化学成分的问题出现。②对保健食品进行功能以及相应成分的验收。自然营养成分和特殊性功效是保健食品的关键组成部分，只有明确规定具体内容才能体现实际价值。对功能功效成分的审查是规范保健食品质量的根本，对生产经营商还有一定的约束力。为了确保成分的价值及科学性，可以向大众公示相关信息，及时展示新发现和科研新成果，从而提升大众使用保健食品的信心和认知水平。完善维权管理是指相关部门要积极提升对法律依据的认知和管理水平，积极引导民众用法律武器维护正当的权益。一方面使民众的权益受到保障，另一方面约束了不法分子的违法行为。针对前面提到的中药保健食品的标签及宣传问题，在标识上增加限定用语，注明潜在风险，进一步完善保健食品广告监管法律制

度，明确、清晰地界定虚假广告、宣传等违法行为，加大广告监管和处罚力度，追究违法广告商和传播媒体的责任，同时建立举报奖励制度，促使广大消费者、政协委员、新闻媒体进行监督，使监督成为一种常态。加大正面宣传和舆论引导，通过开展日常知识普及和培训宣传，在恰当时候发布监督检查和抽检情况，让民众充分了解保健食品质量安全、消费知识。

评价体系的完善包括功能性评价的完善和安全性评价的完善。国家批准的保健食品功能多数比较单一，且评价方法和评价指标多数是以生化指标为基础，忽视了与中医相关的指标。建立完善的中药保健食品评价体系，各个阶段都不能少，可以从原材料的种植、采收、储存、炮制、成分提取、制备工艺等环节都采取相应的评价措施，以确保功能性成分不丢失，也能保证各个环节制出的中间产物是安全的从而确保最终产品的安全性。为了评价的统一化、标准化，还应建立一个完善的关于中药实验方法的配套系统和中医药系统，以确保中药保健食品的科学规范化生产，同时也便于监管部门的质量审查。另外还要加强安全性评价，包括原料药安全性和产品安全性。严查原料药中农药、重金属、有毒有害物质超标的药材，植物在种植、采收、加工、储藏过程中都有可能受到污染，加强检测，可避免毒素在中药材中积累，特别要注意检测致畸、致癌的微生物毒素，以免给食用安全带来隐患。产品的安全性主要靠检测其毒性加以保证，所以毒性安全实验需要更加规范化，要建立完善的毒性实验体系，运用现代毒理学技术，针对保健食品安全性设计实验，结合中医体质辨识，建立适宜的安全性早期预警评价技术，构建产品安全性研究的技术方法体系。

### （六）对天然药源的挖掘将会更加广泛深入

中药保健食品利用最多的资源是植物类、动物类、矿物类，这些也是传统中药一直沿用至今的。随着技术的发展和人们对大自然的探索，将会有越来越多的资源被开发出来。如海洋药物类保健品的研发，我国有广阔的海洋区域，至今为止，海洋里的一些动植物对人类仍然是个谜，通过未来的技术可能会将这些动植物研究透彻，海洋动植物的药用价值将会进一步确定，出自海洋的中药保健食品将不断被研发出来。

## 第三节　中药保健食品研究与开发的依据

从事中药保健食品研究与开发工作必须遵循相关法律法规，从民众需求、生产现状及产品市场等实际出发，以确保中药保健食品研究与开发工作的科学、规范、合理。

### 一、法定依据

法定依据是指中药保健食品工作中应遵循的国家药品、食品标准及相关管理法规。

### （一）《食品安全法》

食品安全（food safety）指食品无毒、无害，符合应当有的营养要求，对人体健康不造成任何急性、亚急性或者慢性危害。食品安全既包括生产的安全，也包括经营的安全；既包括结果的安全，也包括过程的安全；既包括现实的安全，也包括未来的安全。

为保证食品安全，保障公众身体健康和生命安全，制定本法。在我国，食品安全受到国家高度重视，在1995年最早颁布了《中华人民共和国食品卫生法》。2009年2月28日，十一届全国人大常委会第七次会议通过了《中华人民共和国食品安全法》。2013年1月23日，国务院食品安全委员会第五次全体会议，进一步建立食品药品安全监管制度，进一步完善食品药品准入制度。2013 年 5 月 6 日，国务院常务会议，第十二届全国人大常委会第九次会议初次审议了《中华人民共和国食品安全法（修订草案）》。2014 年 12 月 25 日，食品安全法修订草案二审稿，草案二审稿增加了关于食品贮存和运输、食用农产品市场流通、转基因食品标识等方面内容。二审稿规定，生产经营转基因食品应当按照规定进行标识。2015 年 3 月，国家食品药品监督管理总局表示，《食品安全法》最快上半年出台。2015 年 4 月 24 日，新修订的《中华人民共和国食品安全法》经第十二届全国人大常委会第十四次会议审议通过。新版《食品安全法》共十章，154条，于 2015 年 10 月 1 日起正式施行。

根据新《食品安全法》规定，食品安全标准是强制执行的标准。下面节选部分内容。

**第二十六条**　食品安全标准应当包括下列内容：

食品、食品添加剂、食品相关产品中的致病性微生物，农药残留、兽药残留、生物毒素、重金属等污染物质以及其他危害人体健康物质的限量规定；食品添加剂的品种、使用范围、用量；专供婴幼儿和其他特定人群的主辅食品的营养成分要求；对与卫生、营养等食品安全要求有关的标签、标志、说明书的要求；食品生产经营过程的卫生要求；与食品安全有关的质量要求；与食品安全有关的食品检验方法与规程；其他需要制定为食品安全标准的内容。

**第三十三条**　食品生产经营应当符合食品安全标准，并符合下列要求：

具有与生产经营的食品品种、数量相适应的食品原料处理和食品加工、包装、贮存等场所，保持该场所环境整洁，并与有毒、有害场所以及其他污染源保持规定的距离；具有与生产经营的食品品种、数量相适应的生产经营设备或者设施，有相应的消毒、更衣、盥洗、采光、照明、通风、防腐、防尘、防蝇、防鼠、防虫、洗涤以及处理废水、存放垃圾和废弃物的设备或者设施；有专职或者兼职的食品安全专业技术人员、食品安全管理人员和保证食品安全的规章制度；具有合理的设备布局和工艺流程，防止待加工食品与直接入口食品、原料与成品交叉污染，避免食品接触有毒物、不洁物；餐具、饮具和盛放直接入口食品的容器，使用前应当洗净、消毒，炊具、用具用后应当洗净，保持清洁；贮存、运输和装卸食品的容器、工具和设备应当安全、无害，保持清洁，防止食品污染，并符合保证食品安全所需的温度、湿度等特殊要求，不得将食品与有毒、有害物品一同贮存、运输；直接入口的食品应当使用无毒、清洁的包装材料、餐具、饮具和容器；食品生产经营人员应当保持个人卫生，生产经营食品时，应当将手洗净，穿戴清洁的工作衣、帽等；销售无包装的直接入口食品时，应当使用无毒、清洁的容器、售货工具和设备；用水应当符合国家规定的生活饮用水卫生标准；使用的洗涤剂、消毒剂应当对人体安全、无害；法律、法规规定的其他要求。

**第六十七条**　预包装食品的包装上应当有标签。标签应当标明下列事项：名称、规格、净含量、生产日期；成分或者配料表；生产者的名称、地址、联系方式；保质期；产品标准代号；贮存条件；所使用的食品添加剂在国家标准中的通用名称；生产许可证编号；法律、法规或者食品安全标准规定应当标明的其他事项。

**第七十一条**　食品和食品添加剂的标签、说明书，不得含有虚假内容，不得涉及疾病预防、治疗功能。生产经营者对其提供的标签、说明书的内容负责。食品和食品添加剂的标签、说明书应当清楚、明显，生产日期、保质期等事项应当显著标注，容易辨识。食品和食品添加剂与其标签、说明书的内容不符的，不得上市销售。

**第七十三条**　食品广告的内容应当真实合法，不得含有虚假内容，不得涉及疾病预防、治疗功能。食品生产经营者对食品广告内容的真实性、合法性负责。

**第七十四条**　国家对保健食品、特殊医学用途配方食品和婴幼儿配方食品等特殊食品实行严格监督管理。

第七十五条　保健食品声称保健功能，应当具有科学依据，不得对人体产生急性、亚急性或者慢性危害。

保健食品原料目录和允许保健食品声称的保健功能目录，由国务院食品药品监督管理部门会同国务院卫生行政部门、国家中医药管理部门制定、调整并公布。

保健食品原料目录应当包括原料名称、用量及其对应的功效；列入保健食品原料目录的原料只能用于保健食品生产，不得用于其他食品生产。

第七十六条　使用保健食品原料目录以外原料的保健食品和首次进口的保健食品应当经国务院食品药品监督管理部门注册。但是，首次进口的保健食品中属于补充维生素、矿物质等营养物质的，应当报国务院食品药品监督管理部门备案。其他保健食品应当报省、自治区、直辖市人民政府食品药品监督管理部门备案。

进口的保健食品应当是出口国（地区）主管部门准许上市销售的产品。

第七十七条　依法应当注册的保健食品，注册时应当提交保健食品的研发报告、产品配方、生产工艺、安全性和保健功能评价、标签、说明书等材料及样品，并提供相关证明文件。国务院食品药品监督管理部门经组织技术审评，对符合安全和功能声称要求的，准予注册；对不符合要求的，不予注册并书面说明理由。对使用保健食品原料目录以外原料的保健食品做出准予注册决定的，应当及时将该原料纳入保健食品原料目录。

依法应当备案的保健食品，备案时应当提交产品配方、生产工艺、标签、说明书以及表明产品安全性和保健功能的材料。

第七十八条　保健食品的标签、说明书不得涉及疾病预防、治疗功能，内容应当真实，与注册或者备案的内容相一致，载明适宜人群、不适宜人群、功效成分或者标志性成分及其含量等，并声明"本品不能代替药物"。保健食品的功能和成分应当与标签、说明书相一致。

第七十九条　保健食品广告除应当符合本法第七十二条第　款的规定外，还应当声明"本品不能代替药物"；其内容应当经生产企业所在地省、自治区、直辖市人民政府食品药品监督管理部门审查批准，取得保健食品广告批准文件。省、自治区、直辖市人民政府食品药品监督管理部门应当公布并及时更新已经批准的保健食品广告目录以及批准的广告内容。

第八十二条　保健食品、特殊医学用途配方食品、婴幼儿配方乳粉的注册人或者备案人应当对其提交材料的真实性负责。

省级以上人民政府食品药品监督管理部门应当及时公布注册或者备案的保健食品、特殊医学用途配方食品、婴幼儿配方乳粉目录，并对注册或者备案中获知的企业商业秘密予以保密。

保健食品、特殊医学用途配方食品、婴幼儿配方乳粉生产企业应当按照注册或者备案的产品配方、生产工艺等技术要求组织生产。

第八十三条　生产保健食品，特殊医学用途配方食品、婴幼儿配方食品和其他专供特定人群的主辅食品的企业，应当按照良好生产规范的要求建立与所生产食品相适应的生产质量管理体系，定期对该体系的运行情况进行自查，保证其有效运行，并向所在地县级人民政府食品药品监督管理部门提交自查报告。

## （二）《保健食品注册与备案管理办法》

《保健食品注册与备案管理办法》是为规范保健食品的注册与备案，根据《中华人民共和国食品安全法》制定，由国家食品药品监督管理总局于2016年2月26日发布，自2016年7月1日起施行，现行版为2020年修订版。下面节选部分内容。

第三条　保健食品注册，是指市场监督管理部门根据注册申请人申请，依照法定程序、条件和要求，对申请注册的保健食品的安全性、保健功能和质量可控性等相关申请材料进行系统评价和审评，并决定是否准予其注册的审批过程。保健食品备案，是指保健食品生产企业依照法定程序、条件和要求，将表明产品安全性、保健功能和质量可控性的材料提交市场监督管理部门进行存档、公开、备查的过程。

**第五十四条** 申请保健食品注册或者备案的，产品标签、说明书样稿应当包括产品名称、原料、辅料、功效成分或者标志性成分及含量、适宜人群、不适宜人群、保健功能、食用量及食用方法、规格、贮藏方法、保质期、注意事项等内容及相关制定依据和说明等。

**第五十五条** 保健食品的标签、说明书主要内容不得涉及疾病预防、治疗功能，并声明"本品不能代替药物"。

**第五十七条** 保健食品名称不得含有下列内容：虚假、夸大或者绝对化的词语；明示或者暗示预防、治疗功能的词语；庸俗或者带有封建迷信色彩的词语；人体组织器官等词语；除"®"之外的符号；其他误导消费者的词语。

保健食品名称不得含有人名、地名、汉语拼音、字母及数字等，但注册商标作为商标名、通用名中含有符合国家规定的含字母及数字的原料名除外。

**第六十八条** 有下列情形之一的，市场监督管理部门取消保健食品备案：备案材料虚假的；备案产品生产工艺、产品配方等存在安全性问题的；保健食品生产企业的生产许可被依法吊销、注销的；备案人申请取消备案的；依法应当取消备案的其他情形。

### （三）其他关于保健食品的标准、规定

《总局关于印发食品生产经营风险分级管理办法（试行）》适用于食品药品监管部门对食品经营者和添加剂生产者的分级管理，可起到强化食品生产经营风险管理、科学有效实施监管的作用，提高工作效能和食品安全保障能力。

《保健食品良好生产规范》规定了保健食品生产企业的机构和人员、厂房设施、原料成品、生产过程、品质和卫生管理方面的基本技术要求。本法是保健食品生产质量管理的基本准则。

《食品安全国家标准 预包装特殊膳食用食品标签》规定了特殊膳食用食品的定义、基本要求，适用于预包装特殊膳食用食品的标签（含营养标签），分为强制表示和可选标示内容。

### 二、市场依据

中药保健食品的研究在不断发展，科学技术水平也越来越高，保健食品的功能作用越来越多被证实，越来越多消费者把健康和食品联系起来，因此具有营养又具有保健功能的保健食品备受人们的青睐。市场需求及发展方向一定程度上影响了中药保健食品的应用前景，研究者根据市场来进行针对性研究，抓准目标市场、了解市场需求与容量、摸清同类产品的情况等，明确中药保健食品的优势，开展具有中医药特色的保健品，确保中药保健食品的市场前景，是中药保健食品研究工作中的重要环节。

总的来说，研究中药保健食品必须遵循各项相关法律、法规，从市场、现状及趋势等多个角度审视中药保健食品的各项研究，以确保研究成果的权威性、规范性、可行性与经济性。

第十二章

# 中药保健食品申报与审批

扫一扫，查阅本章数字资源，含PPT、音视频、图片等

## 第一节 中药保健食品的申报材料

保健食品的申报材料应完整，保健食品注册申请人或者备案人应当对所提交材料的真实性、完整性、可溯源性负责，并对提交材料的真实性承担法律责任。

### 一、中药保健食品的申报材料目录

根据《保健食品注册与备案管理办法》（2016 年 2 月 26 日国家食品药品监督管理总局令第 22 号公布，根据 2020 年 10 月 23 日国家市场监督管理总局令第 31 号修订）的规定，不同申报类别的保健食品申报材料目录有所不同，详见下述内容。

**1. 国产保健食品注册申报材料目录**

（1）保健食品注册申请表；申请人对申请材料真实性负责的法律责任承诺书。

（2）注册申请人主体登记证明文件复印件。

（3）产品研发报告，包括研发人、研发时间、研制过程、中试规模以上的验证数据，目录外原料及产品安全性、保健功能、质量可控性的论证报告和相关科学依据，以及根据研发结果综合确定的产品技术要求等。

（4）产品配方材料，包括原料和辅料的名称及用量、生产工艺、质量标准，必要时还应当按照规定提供原料使用依据、使用部位的说明、检验合格证明、品种鉴定报告等。

（5）产品生产工艺材料，包括生产工艺流程简图及说明，关键工艺控制点及说明。

（6）安全性和保健功能评价材料，包括目录外原料及产品的安全性、保健功能试验评价材料，人群食用评价材料；功效成分或者标志性成分、卫生学、稳定性、菌种鉴定、菌种毒力等试验报告，以及涉及兴奋剂、违禁药物成分等检测报告。

（7）直接接触保健食品的包装材料种类、名称、相关标准等。

（8）产品标签、说明书样稿；产品名称中的通用名与注册的药品名称不重名的检索材料。

（9）3 个最小销售包装样品。

（10）其他与产品注册审评相关的材料。

**2. 进口保健食品注册申报材料目录**

申请首次进口保健食品注册，除提交国产保健食品注册申报材料目录规定的材料外，还应当提交下列材料：

（1）产品生产国（地区）政府主管部门或者法律服务机构出具的注册申请人为上市保健食品境外生产厂商的资质证明文件。

（2）产品生产国（地区）政府主管部门或者法律服务机构出具的保健食品上市销售一年以上的证明文件，或者产品境外销售以及人群食用情况的安全性报告。

（3）产品生产国（地区）或者国际组织与保健食品相关的技术法规或者标准。

（4）产品在生产国（地区）上市的包装、标签、说明书实样。

（5）由境外注册申请人常驻中国代表机构办理注册事务的，应当提交《外国企业常驻中国代表机构登记证》及其复印件；境外注册申请人委托境内的代理机构办理注册事项的，应当提交经过公证的委托书原件以及受委托的代理机构营业执照复印件。

**3. 国产保健食品备案提交资料目录**

（1）保健食品备案登记表，以及备案人对提交材料真实性负责的法律责任承诺书。

（2）备案人主体登记证明文件复印件。

（3）产品配方材料。

（4）产品生产工艺材料。

（5）安全性和保健功能评价材料。

（6）直接接触保健食品的包装材料种类、名称、相关标准等。

（7）产品标签、说明书样稿；产品名称中的通用名与注册的药品名称不重名的检索材料。

（8）产品技术要求材料。

（9）具有合法资质的检验机构出具的符合产品技术要求全项目检验报告。

（10）其他表明产品安全性和保健功能的材料。

**4. 进口保健食品备案提交材料目录**

进口保健食品备案，除提交国产保健食品备案提交材料目录规定的材料外，还应当提交下列材料：

（1）产品生产国（地区）政府主管部门或者法律服务机构出具的注册申请人为上市保健食品境外生产厂商的资质证明文件。

（2）产品生产国（地区）政府主管部门或者法律服务机构出具的保健食品上市销售一年以上的证明文件，或者产品境外销售以及人群食用情况的安全性报告。

（3）产品生产国（地区）或者国际组织与保健食品相关的技术法规或者标准。

（4）产品在生产国（地区）上市的包装、标签、说明书实样。

（5）由境外注册申请人常驻中国代表机构办理注册事务的，应当提交《外国企业常驻中国代表机构登记证》及其复印件；境外注册申请人委托境内的代理机构办理注册事项的，应当提交经过公证的委托书原件以及受委托的代理机构营业执照复印件。

## 二、中药保健食品的申报材料要求

下面以国产保健食品注册申报材料为例，说明申报材料的要求。

**1. 保健食品注册申请表以及申请人法律责任承诺书**

（1）保健食品注册申请表

①配方：必须提供全部原辅料、食品添加剂的准确名称和含量或比例，原料按用量大小以递减顺序排列，辅料、食品添加剂列在其后。

②功效成分：有功效成分的，应标明功效成分的名称及含量，如"每100g或100mL含"或"每片、每支含"。

③保健功能：产品声称的保健功能应当已经列入保健食品功能目录，并且必须使用标准功能用语，如"免疫调节""延缓衰老"等。

（2）提供注册申请人对申请材料真实性负责的法律责任承诺书。

**2. 注册申请人主体登记证明文件复印件**　申请人应提供《企业法人营业执照》《事业单位法人资格登记证》《民办非企业单位法人登记证书》《社会团体法人登记证书》等符合法律规定的法人或者其他组织证明文件复印件。

**3. 产品研发报告**

（1）产品安全性论证报告

①原料和辅料的使用依据。

②产品配方配伍及用量的安全性科学依据。

③安全性评价试验材料的分析评价。

④关于配方及适宜人群、不适宜人群、食用方法和食用量、注意事项等的综述。

（2）产品保健功能论证报告

①配方中主要原料具有功能作用的科学依据，其余原料的配伍必要性。

②产品配方配伍及用量具有保健功能的说明和科学依据。

③产品保健功能试验评价材料、人群食用评价材料等的分析评价。

④关于配方及适宜人群、不适宜人群、食用方法和食用量等的综述。

（3）生产工艺研究报告

①剂型选择和规格确定的说明和科学依据。

②辅料及用量选择的说明和依据。

③影响产品安全性、保健功能等的主要生产工艺和关键工艺参数的研究报告。

④中试以上生产规模的工艺验证报告及样品自检报告。

⑤无适用的国家标准、地方标准、行业标准的原料，应提供详细的制备工艺、工艺说明及工艺合理性依据。

⑥产品及原料制备工艺过程中使用的加工助剂的名称、标准号及标准文本。

⑦产品生产工艺材料、配方中辅料、标签说明书的辅料、剂型、规格、适宜人群、不适宜人群项以及产品技术要求的生产工艺、直接接触产品的包装材料、原辅料质量要求中涉及的工艺内容等的合理性综述。

（4）产品技术要求研究报告

①鉴别方法的研究材料。

②产品理化指标的选择、指标值制定及其检测方法研究的过程和依据。

③功效成分或标志性成分指标及其检测方法的研究材料。

④装量差异或重量差异指标的制定依据。

⑤全部原辅料质量要求制定的依据。

⑥产品稳定性试验方法、检测项目及检测方法等，以及注册申请人对稳定性试验结果进行的系统分析和评价。

⑦产品技术要求文本。

产品技术要求范本：

---

**中文品名**

**汉语拼音名**

【配方】应列出全部原辅料名称和重量。各原料顺序按其在产品中的功效作用或用量大小排列；辅料按用量大小列于原料后。

【生产工艺】描述主要生产工艺，包括主要工序、关键工艺参数或参数合理范围。

【性状】描述产品剂型、色泽、形态、气味。

【鉴别】阐述根据研究确定的鉴别方法。

【检查】阐述根据研究结果和法规要求确定的检查项目和检查方法或执行标准，可使用表格表示。

【含量测定】阐述根据研究结果确定的功效性成分或标志性成分的测定方法、含量限度。

【保健功能】按照保健食品功能目录描述。

【适宜人群】按《保健功能及相对应的适宜人群、不适宜人群》表进行表述。

【不适宜人群】按《保健功能及相对应的适宜人群、不适宜人群》表进行表述。

【食用方法及食用量】食用量应标示每日食用量或每日食用次数及每次食用量。若不同的适宜人群需按不同食用量摄入，则应分类标示；食用方法可加列"餐后服用"等注意事项。描述顺序为：食用量、食用方法。

【规格】根据食用方法和食用量确定。单剂量包装的产品应规定每个包装的装量；一般每个最小独立包装不小于单次最小食用量，也不得大于单次最大食用量。

【贮藏】阐述根据稳定性考察结果确定的贮存条件。

【保质期】阐述根据稳定性考察结果确定的保质期，表示为：××个月。

---

#### 4. 产品配方材料

（1）产品配方表包括原料和辅料的名称及用量。按照原、辅料的作用主次顺序列出全部原料和辅料的名称、用量，原料和辅料的名称应用规范的标准名称。原、辅料用量以制成 1000 个制剂单位（如 1000 片、1000mL 或 1000g）的量作为配方量。

（2）原辅料的质量要求、生产工艺、质量检验合格证明。

（3）提取物、水解物类原料或辅料还应提供使用依据、使用部位的说明等。

（4）动植物原料应注明种属来源和使用部位。

（5）对原料炮制有明确要求的，应注明原料的炮制规格，如生、盐制、蜜制、煅等；以提取物为原料的产品，原料名称应以"×× 提取物"表示。

（6）对原料纯度有明确要求的，应提供原料的纯度自检报告。

（7）必要时还应按规定提供使用部位的说明、品种鉴定报告等。

#### 5. 产品生产工艺材料

（1）生产工艺简图　介绍生产过程的主要工序和环节，并注明相关技术参数。

（2）生产工艺说明　结合工艺流程图对生产工艺做进一步详细说明。

①详细描述产品生产过程的主要环节及工艺技术参数。必要时还应注明所用设备的名称及型号。以含有中药原料的颗粒剂为例，应包括原、辅料的质量要求、药材前处理、投料、提取、分离纯化、浓缩、干燥、混合、颗粒成型、质检、包装等全部过程。

②说明半成品/中间体的质量控制方法及质量要求。说明影响产品质量的关键步骤，提供工艺参数的控制范围。

③中药提取物的制备或其分离纯化工艺比较复杂，不适合在生产工艺说明中阐明的，应以"××× 提取物的制备"等形式附于其后，主要应包括生产工艺简图及说明，提供工艺技术条件及参数。

④列表说明主要生产设备的名称及型号，说明生产厂房的洁净度要求。

（3）以配方中含有中药原料的颗粒剂为例说明产品生产工艺材料

1）工艺流程图：用方框、箭头和简单的文字扼要介绍生产过程的主要步骤及主要技术参数。

2）生产工艺说明：对生产工艺做进一步详细说明，此外还应包括生产设备一览表，生产环境的洁净度级别及有关情况等内容。

①药材的鉴定与前处理：详细说明药材的基源、产地、采收期、鉴定方法和依据，净制、切制、粉碎的方法及要求达到的技术指标；详细说明炮制方法和依据，自行制定炮制方法的，应提供方法建立的依据。

②加工助剂：列出所使用的所有加工助剂名称、来源、质量、等级，并提供使用依据。

③投料：详细列出物料名称、数量、规格、投料方式和顺序等。

④提取：详细说明提取方法、溶剂种类、溶剂用量、提取温度、提取时间、提取次数、提取设备等工艺条件与参数。

⑤过滤：说明过滤方法、设备要求及相关参数。

⑥浓缩（蒸发）：说明浓缩方法、设备要求、浓缩温度、浓缩压力、浓缩后物料达到的相对密度（注明测定温度）等。

⑦分离纯化：详细说明分离纯化的方法及相关技术参数。

⑧干燥：详细说明干燥方法、设备要求、工艺条件与参数。

⑨成型：详细说明成型所用辅料名称、用量、质量等级，以及成型工艺条件参数、环境要求等。

⑩包装：说明包装材料的种类名称、规格，并提供相应的证明文件及其质量标准，注明内包装量。

**6. 安全性和保健功能评价材料**

（1）食品检验机构的资质证明文件。

（2）具有法定资质的食品检验机构出具的安全性试验评价材料。

（3）具有法定资质的食品检验机构出具的保健功能试验评价材料。

（4）具有法定资质的食品检验机构出具的人群食用评价材料（涉及人群食用评价试验的）。

（5）三批样品的功效成分或标志性成分、卫生学、稳定性试验报告（委托检验的，被委托单位应为具有法定资质的食品检验机构）。

（6）菌种鉴定报告、具有法定资质的食品检验机构出具的菌种毒力试验报告等。

（7）具有法定资质的食品检验机构出具的涉及产品的兴奋剂、违禁药物成分等检测报告。

**7. 直接接触保健食品的包装材料种类、名称、相关标准等**

（1）提供包装材料规范的名称和种类、标准号。

（2）提供包装材料的来源及证明材料。

（3）从产品性质、生产、运输、贮藏及使用过程的要求，说明包装材料的选择依据。

**8. 产品标签、说明书样稿，证明产品名不重复的检索材料**

（1）产品标签说明书　须注明各项内容与产品安全性、保健功能研发报告相关内容相符，涉及产品技术要求的内容应与产品技术要求相符。具体内容包括产品名称、原料、辅料、功效成分或者标志性成分及含量、适宜人群、不适宜人群、保健功能、食用量及食用方法、规格、贮藏方法、保质期、注意事项等内容及相关制定依据和说明等。主要内容不得涉及疾病预防、治疗功能，并须声明"本品不能代替药物"。

（2）不重名的检索材料　申请人从国家药监局网站或国家市场监督管理总局网站数据库检索后，自行出具拟申请注册的保健食品通用名（以原料名称命名或者保健食品注册批准在先的除外）与已注册的药品名称不重名的检索报告或与已批准注册的保健食品名称不重名的检索报告。

以原料或原料简称以外的表明产品特性的文字作为产品通用名的，还应提供命名说明。

产品标签、说明书样稿：

---

本品是由×××、×××为主要原料制成的保健食品。经动物和/或人体试食功能试验证明，具有×××的保健功能（营养素补充剂只需注明"具有补充×××的保健作用"）。

【保健食品名称】××××。

【主要原辅料】按配方书写顺序列出所有的原、辅料。

【功效成分或标志性成分及含量】按最小食用单元（如每片、每瓶等或每100g、100mL）列出所含功效成分或标志性成分的名称及含量。

【保健功能】按照保健食品功能目录描述。

【适宜人群】按《保健功能及相对应的适宜人群、不适宜人群》表书写。

【不适宜人群】按《保健功能及相对应的适宜人群、不适宜人群》表书写。

【食用量及食用方法】表示为"每次××（g、mL），每日××次"，或"每次××（片、粒、包），每日××次"。

【规格】①液态保健食品：表示为"××毫升（或mL）"；②固态与半固态保健食品：表示为"××毫克、克（或mg、g）"；③片剂等有内包装的制剂：表示为"××片"。

【保质期】标注为"保质期××个月"或者"保质期至××××年××月××日"等。

【贮藏方法】标注贮藏条件和贮藏方式。

【注意事项】标注"本品不能代替药物"等（必要时可增加与产品特性有关的注意事项）。

---

**9. 三个最小销售包装样品** 距保质期届满不少于3个月，包装应完整，贴有标签，标签内容应与申报资料中相应的内容一致。

**10. 其他与产品注册审评相关的材料**

（1）样品生产企业质量管理体系符合保健食品生产许可要求的证明文件复印件，或样品生产质量管理体系有效运行的文件。

（2）样品为委托加工的，应提供委托加工协议原件。

（3）载明来源、作者、年代、卷、期、页码等的科学文献全文复印件。

# 第二节　中药保健食品的申报与审批程序

根据《保健食品注册与备案管理办法》的规定，生产使用保健食品原料目录以外原料（以下简称目录外原料）的保健食品和进口首次进口的保健食品（属于补充维生素、矿物质等营养物质的保健食品除外）应当申请保健食品注册。生产使用的原料已经列入保健食品原料目录的保健食品和进口首次进口的属于补充维生素、矿物质等营养物质（其营养物质应当是列入保健食品原料目录的物质）的保健食品应当依法备案。已注册的保健食品原料已经列入保健食品原料目录，注册人申请变更注册，或者申请延续注册的，应当按照备案程序办理。

## 一、注册申请与审批流程

保健食品注册，是指市场监督管理部门根据注册申请人申请，依照法定程序、条件和要求，对申请注册的保健食品的安全性、保健功能和质量可控性等相关申请材料进行系统评价和审评，并决定是否准予其注册的审批过程。

国产保健食品注册号格式为：国食健注G+4位年代号+4位顺序号；进口保健食品注册号格式为：国食健注J+4位年代号+4位顺序号。

## （一）注册申请

注册申请包括拟在中国境内生产销售的国产保健食品注册申请、已在境外生产销售的保健食品拟在境内上市的进口保健食品注册申请、在保健食品注册人的指导下技术受让方提出的技术转让产品注册申请、保健食品注册证书及其附件所载明内容变更的变更注册申请、已经生产销售的保健食品注册证书有效期届满需要延续的延续注册申请。

**1. 国产、进口保健食品注册申请与审批流程** 见图 12-1。

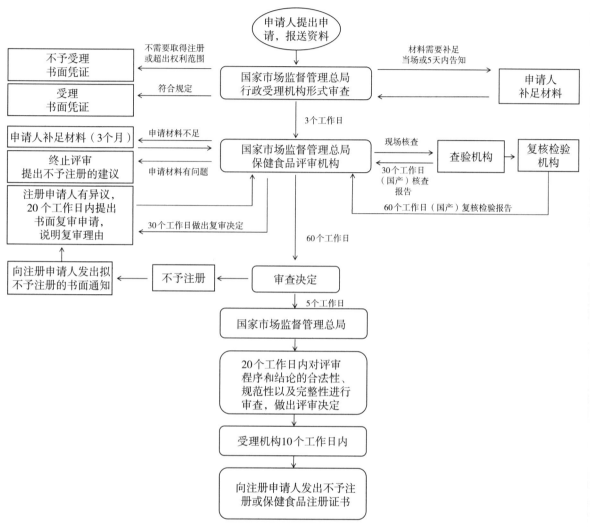

**图 12-1 国产、进口保健食品注册申请与审批流程**

国产保健食品注册申请人应当是在中国境内登记的法人或者其他组织；进口保健食品注册申请人应当是上市保健食品的境外生产厂商。注册申请人将保健食品注册申报材料报送到国家市场监督管理总局行政受理机构，受理机构在受理后 3 个工作日内将申请材料送交国家市场监督管理总局保健食品审评机构。审评机构组织审评专家对申请材料进行审查，需要补正材料的，一次告知需要补正的全部内容，注册申请人应当在 3 个月内一次提供补充材料。需要开展现场核查的，通知查验机构按照申请材料中的产品研发报告、配方、生产工艺等技术要求进行现场核查，并对下线产品封样送复核检验机构检验。查验机构应在 30 个工作日内完成现场核查，并将核查报告送交审评机构。复核检验机构对申请材料中测定方法的科学性、复现性、适用性进行验证，对产品质量可控性进行复核检验，并应在 60 个工作日内完成复核检验，将复核检验报告送交审评机构。首次进口的保健食品境外现场核查和复核检验时限，根据境外生产厂商的实际情况确定。

审评机构在 60 个工作日内完成审评工作，认为申请材料不真实、产品存在安全性或者质量可控性问题，或者不具备声称的保健功能的，应当终止审评，提出不予注册的建议。同时向注册申请人发出拟不予注册的书面通知。注册申请人可以在 20 个工作日内向审评机构提出书面复审申请并说明复审理由。复审的内容仅限于原申请事项及申请材料。

审评机构认为申请材料真实，产品科学、安全、具有声称的保健功能，生产工艺合理、可行和质量可控，技术要求和检验方法科学、合理的，提出予以注册的建议。

审评机构作出综合审评结论及建议后，应在 5 个工作日内报送国家市场监督管理总局。国家市场监督管理总局应在 20 个工作日内对审评程序和结论的合法性、规范性以及完整性进行审查，并作出准予注册或者不予注册的决定。并自作出决定之日起 10 个工作日内，由受理机构向注册申请人发出保健食品注册证书或者不予注册决定。

注册申请人对不予注册的决定有异议的，可以向国家市场监督管理总局提出书面行政复议申请或者向法院提出行政诉讼。

**2. 技术转让产品的注册申请**　审评程序简化。符合要求的，国家市场监督管理总局为受让方核发新的保健食品注册证书，并对转让方保健食品注册证书予以注销。受让方除提交规定的注册申请材料外，还应当提交经公证的转让合同。

**3. 变更注册申请**　保健食品注册证书及其附件所载明内容变更的，由保健食品注册人申请变更并提交书面变更的理由和依据。注册人名称变更的，由变更后的注册申请人申请变更。

**4. 延续注册申请**　保健食品注册证书有效期为 5 年，保健食品注册人应当在有效期届满 6 个月前提出延续注册申请。接到保健食品延续注册申请的市场监督管理部门应当在保健食品注册证书有效期届满前作出是否准予延续的决定。逾期未作出决定的，视为准予延续注册。

### （二）保健食品注册审评的内容

保健食品注册审评机构组织对申请材料中的下列内容进行审评，并根据科学依据的充足程度明确产品保健功能声称的限定用语：

1. 产品研发报告的完整性、合理性和科学性。
2. 产品配方的科学性、产品安全性和保健功能。
3. 目录外原料及产品的生产工艺合理性、可行性和质量可控性。
4. 产品技术要求和检验方法的科学性和复现性。
5. 标签、说明书样稿主要内容以及产品名称的规范性。

### 二、保健食品备案

保健食品备案，是指保健食品生产企业依照法定程序、条件和要求，将表明产品安全性、保健功能和质量可控性的材料提交市场监督管理部门进行存档、公开、备查的过程。

国产保健食品备案号格式为：食健备 G+4 位年代号 +2 位省级行政区域代码 +6 位顺序编号；进口保健食品备案号格式为：食健备 J+4 位年代号 +00+6 位顺序编号。

国产保健食品的备案人应当是保健食品生产企业，原注册人可以作为备案人；进口保健食品的备案人，应当是上市保健食品境外生产厂商。

国家市场监督管理总局行政受理机构负责接收首次进口的属于补充维生素、矿物质等营养物质的保健食品备案材料。省、自治区、直辖市市场监督管理部门负责接收本行政区域内保健食品备案材料。市场监督管理部门收到备案材料后，符合要求的，当场备案，发放备案号，并将备案信息在其网站上公布；不符合要求的，一次告知备案人补正相关材料。

# 中药保健食品研发流程与工艺研究

## 第一节　中药保健食品研发流程

中药保健食品的研发流程主要包括可行性分析、选题、立题、设计方案、组织实施、资料撰写与整理、申报与审批、转让与保护、投产与销售等。其中申报与审批的具体内容见第十二章。

### 一、可行性分析

在研发中药保健食品之前，首先要进行市场调研，包括预期市场、市场容量、市场需求、目标人群、竞争状况、研发产品的市场定位等信息。通过对目标市场消费者的消费心理、消费行为、消费需求和可接受价格等进行认真调研，掌握消费者的消费行为和动机。对研发的中药保健食品所能达到的功能和科技水平要定位准确。通过市场调查和文献资料检索，或利用大数据分析，统计出已上市同类产品数和比例，分析拟研发产品具有的自身特点和优势。对产品在功能、配方、原料特点、制剂工艺、适应人群等方面可能带来的社会效益和经济效益进行评估和预测。尤其是要考虑经济效益，包括生产成本、保本点（是指能收回投资而实现有效销售的最小值）和投资收益率。

$$保本点 = \frac{新产品开发投资}{可能价格 - 成本}$$

根据保本点可以推算拟研发的产品能给企业带来的经济效益。生产能力和市场销量大于保本点就赢利，差值越大，赢利越多，反之则亏损。中药保健食品的研发一定要考虑成本，社会效益和经济效益分析要到位。当然，新产品具有确切稳定的功能是其市场稳定的保证。

### 二、选题

选题是指在研究项目范围内选择拟研究课题的过程，也是一个发现问题、提出问题的过程，是立题的前提条件，往往有新的解决问题的思路、方法和见解产生。选题好与不好是中药保健食品研发能否成功的关键，直接影响产品研发的前景和企业的效益。选题时应坚持科学性、创新性和可行性原则，同时还要考虑上市后市场的接受程度和经济效益。

### 三、立题

立题是指经过科学论证后对拟研发的中药保健食品的研究课题进行确定。实际上就是按照科研管理的有关规定确定研发计划、制定实施方案、落实研发经费、组织研究人员的过程。除国家、地区或部门按规划要求下达的研究任务或基金资助课题以外，也可以根据需要自行选课题研发。

## 四、设计方案

首先应进行文献检索，查阅大量文献，根据拟研发中药保健食品定位的功能及其依据的科学理论与相关学科的专业知识，结合产品的审批要求，设计出一套科学、严谨的研发方案（包括配方筛选、剂型的选择、制备工艺、质量标准的研究及卫生学、稳定性、安全性及功能性检测等）。要明确研究目的、研究要求和研究内容，在中医药传统理论的指导下，采用先进的研究方法与手段，制定详细的具体实施方案，以便研究工作有计划、规范、高效地开展，使研发工作能按计划有序完成。

## 五、组织实施

组织各学科、各专业、各层次研究人员组成研究团队，合理分工，按研究计划开展各项研究工作。在研究过程中，应按既定计划和方案进行，各项工作要按总体要求同步进行。在具体实施时，严格按规范操作，研究记录要及时、准确和完整，数据处理与分析要严密，保证研究结果客观、真实和可靠。研究期间，相关领域学术有新进展或法规有修订，则研究工作必须及时做出相应的修改和补充。

## 六、资料撰写与整理

主要依据《保健食品注册申请申报资料项目要求》（试行）撰写与整理中药保健食品的申报资料。

### （一）申请表的填写

**1. 配方**    必须提供中药保健食品全部原料及辅料（包括食品添加剂）的准确名称和含量（比例）。各种原料按其使用量大小依次递减顺序排列，食品添加剂列入其后。

**2. 功效成分**    无功效成分的应标明产品发挥主要功效作用的原料名称及含量（用百分比表示）。有功效成分的，应标明功效成分名称及含量。

**3. 保健功能**    已由中药保健食品主管部门公布的保健功能项目，必须填写标准功能用语，未经主管部门公布的保健功能项目，应用简练、准确和概括性的词句表示其申报的保健功能。

### （二）申报材料应按下列顺序逐项撰写

1. 名称及配方资料、配方依据。
2. 生产工艺资料。
3. 质量标准。
4. 毒理学安全性评价报告。
5. 保健功能评价报告。
6. 功效成分鉴定报告。
7. 功效成分检验方法。
8. 稳定性试验报告。

9. 卫生学检验报告。

10. 产品标签及说明书。

11. 国内外有关资料。

12. 其他材料。

### 七、申报与审批

国家市场监督管理总局食品审评中心负责全国中药保健食品的注册管理与审批工作，根据 2020 年 10 月 23 日执行的《保健食品注册与备案管理办法》，中药保健食品实行注册制，其现场考察由国家市场监督管理总局食品审评中心组织。研究工作完成后，应及时整理申报资料，由研发单位或与其他单位一起向国家市场监督管理总局食品审评中心提出申报要求，国家市场监督管理总局食品审评中心对全部申报资料进行全面技术审查，审查合格后，国家市场监督管理总局发给批准文号。

### 八、转让与保护

研发单位在完成中药保健食品一个阶段的研究工作之后，就可以进行技术转让，也可在研究工作基本完成后进行转让。技术转让必须签订合同，以求得保护，也可向国家知识产权局申请专利保护。若是企业研发的新中药保健食品，在正式投产以前，也可申请专利，办理条码等，以求技术保护。

### 九、投产与销售

新中药保健食品投产前一般要进一步摸索工艺，使实验工艺能适应大生产的需要。同时还要进一步观察产品的功能、安全性及质量的稳定性。投产后必须按相关法规的规定，及时开展广告宣传等，尽快拓宽新产品的市场，扩大其销路。

## 第二节　中药保健食品工艺研究

我国有着广泛药食同源的中药材资源和丰富的中医药文化，这些都为中药保健食品研究提供了基础。中药保健食品研发是在中医药理论指导下进行的，将纯天然的中药材加工成食品，充分发挥其保健作用。而中药保健食品研发中生产工艺研究是最重要的环节，从生产工艺剂型的选择，到提取、分离、浓缩、干燥等前处理技术工艺条件的优选，再到产品配方、成型工艺条件的筛选等方面研究其生产工艺。积极引入先进的科学技术，设计合理的生产工艺路线，从而使得生产工艺科学化、合理化，确保中药保健食品的安全性、功能性和稳定性。

### 一、中药保健食品前处理技术

#### （一）粉碎技术

**1. 粉碎**　是指借机械力或其他方法将大块固体物料破碎成适宜程度的颗粒或粉末的操作过程。

粉碎的目的：①增加物料的表面积，促进有效成分的溶解与吸收，提高难溶性物料的生物利用度；②为进一步制备多种剂型，如散剂、颗粒剂、胶囊剂、片剂、丸剂等；③有利于有效成分的浸出;④有利于后道工作进行。如混合、干燥和贮藏,便于调剂和服用。

**2. 粉碎的方法**

(1)开路粉碎与循环粉碎　①开路粉碎是指物料只经粉碎设备一次粉碎即得到粉碎产品的粉碎方式,一般适用于粗碎或预粉碎。②循环粉碎是指在粉碎产品中,若含有尚未达到粉碎粒径的粗颗粒,则将粗颗粒分离出来再返回粉碎设备继续粉碎,又称闭路粉碎,适用于细碎或对粒度范围要求较严格的粉碎。

(2)干法粉碎与湿法粉碎　①干法粉碎是指将物料直接粉碎或先将物料干燥(水分＜5%)再进行粉碎的方法。②湿法粉碎是指在药物中加入适量液体进行研磨粉碎的方法,又称加液研磨。液体的选用以物料遇湿不膨胀、不起化学变化、不影响保健效果为原则,通常选用水或乙醇。粉碎冰片、薄荷脑时通常加入少量的乙醇或水;粉碎麝香时常加入少量水,俗称"打潮","轻研冰片,重研麝香"。朱砂、珍珠、炉甘石等采用"水飞法"粉碎,即利用粗细粉末在水中悬浮性质不同,将不溶于水的药物反复研磨制备所需粒度粉末的粉碎方法。

(3)单独粉碎和混合粉碎　①单独粉碎是指将单一物料单独进行粉碎的方法。需单独粉碎的有:贵重细料(如牛黄、人参、麝香等,避免损失),毒性或刺激性物料(如马钱子、蟾酥、轻粉等,避免损失和污染,利于劳动保护),氧化或还原性强的物料(如硫黄、雄黄、火硝等,避免混合粉碎发生爆炸),质地坚硬不便与其他物料混合粉碎(如磁石、代赭石等)。②混合粉碎是指将几种性质和硬度相近的物料一起进行粉碎的方法。混合粉碎可以节省时间,提高生产效率。混合粉碎可以适当降低含有大量糖分、树脂、树胶、黏液质等黏性物质的物料单独粉碎的难度,还可降低富含油脂性成分的种子类及动物皮、肉、筋、骨等物料单独粉碎的难度。但物料混合后产生潮湿或液化现象时需避免混合粉碎。

(4)低温粉碎　是指将物料冷却后或在低温条件下进行粉碎的方法。低温粉碎是利用物料在低温下脆性增强的特性,易于粉碎,多用于热塑性、强韧性、热敏性、挥发性及熔点低的物料粉碎。

(5)超微粉碎　是指采用适当的技术和方法将药材粉碎成10μm以下粉末的粉碎技术。超微粉碎具有速度快、时间短、粒径细、分布均匀、节省原料等特点。

## (二)筛析技术

**1. 筛析**　是指固体粉末的分离技术。筛即过筛,析即离析,是指粉碎后的粉末借助外力作用使粗粉和细粉得以分离的操作。

筛析的目的:①将不同的粒度范围的粉末分成不同等级,满足不同剂型需要;②对粉末起混合作用,保证粉末的均一性;③及时将符合细度要求的粉末筛出,避免过度粉碎,减少能量消耗,提高粉碎效率。

**2. 药筛的种类与规格**　根据药筛的制作方法不同,可以分成编织筛和冲制筛两种。我国制药工业用筛的标准是美国泰勒标准和《中国药典》标准。习惯以目数表示筛号,即每英寸(2.54cm)长度上的筛孔数目表示,目数越大,粉末越细。《中国药典》一部所选用的药筛,选用国家标准的R40/3系列,共规定了9种筛号。

**3. 粉末的分等**　粉碎后的药粉必须经过筛选才能得到粒度比较均匀的粉末,以适应医疗和制剂生产需要。筛选方法是以适当筛号的药筛过筛。过筛的粉末包括所有能通过该药筛筛孔的全部粉粒。如通过一号筛的粉末,并不都是近于2mm直径的粉粒,包括所有能通过二至九号筛甚至更细的粉粒在内。富含纤维的中药在粉碎后,有的粉粒呈棒状,其直径小于筛孔,而长度则超过筛孔直径，过筛时，这类粉粒也能直立地通过筛网，存在于过筛的粉末中。为了控制粉末的均匀度，《中国药典》规定了最粗粉、粗粉、中粉、细粉、最细粉和极细粉 6 种粉末规格。

### （三）混合技术

**1. 混合** 是指将两种或两种以上的物料均匀地掺杂在一起的方法。目的是使多组分物质含量均匀一致，是保证制剂质量的重要措施之一。

**2. 混合的方法**

（1）过筛混合 通过过筛的方法使多种组分的物料混合均匀，但对于密度相差悬殊的组分，过筛之后还要进行搅拌才能混合均匀。

（2）搅拌混合 少量物料配制时，可以通过反复搅拌使之混合。但该法不适用于大量物料组分混合，制剂生产中常采用搅拌混合机，经过一定时间混合，可使之均匀。

（3）研磨混合 对于一些结晶性药物粉末，可以在研钵中进行研磨混合，但该法不适用于吸湿性和爆炸性组分的混合。

### （四）浸提技术

**1. 浸提** 是指采用适当的溶剂和方法使原料所含有效成分或有效部位浸出的操作。浸提过程一般可分为浸润、渗透、解吸、溶解、扩散等相互联系的阶段。

**2. 浸提溶剂** 用于原料浸提的液体称浸提溶剂。溶剂的选择与应用，关系到有效成分的浸出、产品的有效性、安全性、稳定性及经济效益。优良的溶剂应：①最大限度地溶解和浸出有效成分，最低限度地浸出无效成分和有害物质；②不与有效成分发生化学变化，亦不影响其稳定性和功效；③比热小，安全无毒，价廉易得。④燃点高，不易着火。

常用溶剂：

（1）水 极性大，溶解范围广，经济易得。有机酸盐、苷类、蛋白质、鞣质、色素、多糖类（果胶、黏液质、菊糖、淀粉等）以及酶和少量的挥发油均能被水浸提。

（2）乙醇 其溶解性介于极性和非极性溶剂之间，为半极性溶剂，能与水以任意比例混溶，既可以溶解水溶性的某些成分，如生物碱及其盐类、苷类、糖类等，又能溶解非极性溶剂溶解的树脂、挥发油、芳烃类化合物等。

（3）其他 除水和乙醇作为常用的溶剂以外，其他有机溶剂如乙醚、氯仿、石油醚等也可以应用，但针对性强，一般仅用于某些有效成分的纯化精制。使用这类溶剂，最终产品须进行溶剂残留量的限度测定。

**3. 浸提方法** 原料浸提方法的选择应根据配方原料特性、溶剂性质、剂型要求和生产实际等综合考虑。常用的浸提方法有煎煮法、浸渍法、渗漉法、回流法、水蒸气蒸馏法等。近年来，超临界流体提取法、超声波提取法等新技术也在中药保健食品有效成分提取研究中被应用。

（1）煎煮法 是指用水作溶剂，将原料加热煎煮，提取有效成分的方法。本法适用于有效成分能溶于水，且对湿、热较稳定的原料。

（2）浸渍法 是指用适当的溶剂，在一定的温度下，将原料放在溶剂中浸泡一定的时间，以浸提有效成分的一种方法。浸渍法按浸提的温度和浸渍次数可分为：冷浸渍法、热浸渍法、重浸渍法。本法适用于黏性较大、无组织结构的原料、新鲜及易于膨胀的原料、芳香性原料等。通常用不同浓度的乙醇或白酒作为溶剂。

（3）渗漉法　是指将原料粗粉置渗漉器内，连续从渗漉器的上部加入溶剂，渗漉液不断从其下部流出，从而浸出原料中有效成分的一种方法。渗漉法可分为单渗漉法、重渗漉法、加压渗漉法、逆流渗漉法。本法适用于名贵原料及高浓度制剂，一般用乙醇或白酒做溶剂。

（4）回流法　是指用乙醇等挥发性有机溶剂浸提，浸提液被加热，挥发性溶剂馏出后又被冷凝，重复流回浸出器中浸提原料，这样周而复始，直至有效成分回流浸提完全的方法。回流法可分为热浸回流法和冷浸回流法。本法适用于物理性质较稳定，不易受热破坏的有效成分提取。

（5）水蒸气蒸馏法　是指将含有挥发性成分的原料与水共蒸馏，使挥发性成分随水蒸气一并馏出的一种浸出方法。水蒸气蒸馏法分为：共水蒸馏法（即直接加热法）、通水蒸气蒸馏法及水上蒸馏法3种。本法适用于具有挥发性，能随水蒸气蒸馏而不被破坏，与水不发生反应，又难溶或不溶于水的化学成分的浸提、分离，如挥发油的浸提。

（6）超临界流体提取法　是指利用超临界流体的强溶解特性，对原料成分进行提取和分离的一种方法。超临界流体是超过临界温度和临界压力的非凝缩性高密度流体，其性质介于气体和液体之间，既具有与气体接近的黏度及高的扩散系数，又具有与液体相近的密度。在超临界点附近压力和温度的微小变化都会引起流体密度的很大变化，有选择地溶解目标成分，而不溶解其他成分，从而达到分离纯化所需成分的目的。一般用 $CO_2$ 作萃取剂。本法适用于亲脂性、分子量小的物质的萃取；对于分子量大、极性强的物质萃取时需加改性剂及提高萃取压力。

（7）超声波提取法　是指利用超声波通过增大溶剂分子的运动速度及穿透力以提取原料有效成分的方法。

超声波提取的特点：利用超声波的空化作用、机械作用、热效应等增大物质分子运动频率和速度，增加溶剂穿透力，从而提高药材有效成分浸出率；与煎煮法、浸渍法、渗漉法等传统的提取方法比较，超声波提取具有省时、节能、提取率高等优点。

（8）微波提取法　是指利用微波对原料与适当溶剂的混合物进行辐照处理，从而在短时间内提取原料有效成分的一种新的提取方法。

微波提取的特点：①微波对极性分子的选择性加热从而对其选择性溶出；②微波提取只需几秒到几分钟，大大降低了提取时间，提高了提取速度；③微波提取由于受溶剂亲和力的限制较小，可供选择的溶剂较多，同时减少了溶剂的用量；④微波提取应用于大生产，安全可靠，无污染，生产线组成简单，可节省投资。

### （五）压榨技术

**1. 压榨**　是用机械力的方法使物料细胞破碎，出汁出油的操作。

**2. 压榨的方法**　一般采用专用压榨机，常见的有螺旋式压榨机和辊式压榨机。

（1）螺旋压榨机　螺旋轴上的螺纹是螺旋压榨机的重要组成部分，通过螺旋轴的转动，使物料在榨膛中产生摩擦作用从而达到使物料液体组分挤出的目的。

（2）辊式压榨机　目前有横卧式和竖立式两种，多用横卧式压榨双辊、三辊、四辊等。横卧式压榨三辊应用较多。

### （六）分离技术

**1. 分离**　将固体－液体非均相体系用适当方法分开的过程称为固－液分离。原料提取液的精制、物料重结晶等均要分离操作，料液除菌也可用分离技术。分离方法一般有3类：沉降分离法、离心分离法和滤过分离法。

**2. 分离方法**

（1）沉降分离法　是指固体物与液体介质密度相差悬殊，固体物靠自身重量自然下沉，用虹吸法吸取上层澄清液，使固体与液体分离的一种方法。本法适用于溶液中固体微粒多而质重的粗分离，对固体物含量少，粒子细而轻的浸出液不适用。

（2）离心分离法　是指将待分离的浸出液置于离心机中，借助于离心机的高速旋转所产生的离心力，使浸出液中的固体与液体，或两种密度不同且不相混溶的液体混合物分开。本法可用于含水量较高、含不溶性微粒的粒径很小或黏度很大的滤浆分离。果汁、牛乳、鱼肉制品、淀粉、蔗糖、酵母等常用离心分离的方法，生产能力大，分离效果好，成品纯度高。

（3）滤过分离法　是指将固–液混悬液通过多孔介质，使固体粒子被介质截留，液体经介质孔道流出，从而实现固–液分离的方法。滤过方法主要有常压滤过法、减压滤过法、加压滤过法、薄膜滤过。

## （七）精制技术

**1. 精制**　是指采用适当的方法和设备除去原料提取液中杂质的操作。常用的精制方法有水提醇沉淀法、醇提水沉淀法、大孔树脂吸附法、超滤法、盐析法、酸碱法、澄清剂法、透析法、萃取法等。

**2. 精制的方法**

（1）水提醇沉淀法　是指先以水为溶剂提取原料有效成分，再用不同浓度的乙醇沉淀去除提取液中杂质的方法。本法广泛用于原料水提液的精制，以降低制剂的服用量，或增加制剂的稳定性和澄明度，也用于制备多糖和糖蛋白。

（2）醇提水沉淀法　是指先以适宜浓度的乙醇提取原料有效成分，再用水除去提取液中杂质的方法。其原理及操作与水提醇沉淀法基本相同。本法适用于提取有效物质为醇溶性或在醇、水中均有较好溶解性的原料，可避免原料中大量淀粉、蛋白质、黏液质等高分子杂质的浸出；通过水处理又可较方便地将醇提液中的树脂、油脂、色素等杂质除去。

（3）酸碱法　是指针对单体成分的溶解度与酸碱度有关的性质，在溶液中加入适量酸或碱，调节 pH 值至一定范围，使单体成分溶解或析出，以达到分离目的。

（4）大孔树脂吸附法　是指将原料提取液通过大孔树脂，吸附其中的有效成分，再经洗脱回收，除掉杂质的一种精制方法。该方法采用特殊的有机高聚物作为吸附剂，利用有机化合物与其吸附性的不同及化合物分子量的大小，通过改变吸附条件，选择性地吸附原料浸出液中的有效成分，去除无效成分，是一种新的纯化方法。

（5）其他　①盐析法：是指在含某些高分子物质的溶液中加入大量的无机盐，使其溶解度降低，沉淀析出，与其他成分分离的一种方法。本法适用于蛋白质的分离纯化。②澄清剂法：是指在原料浸出液中加入一定量的澄清剂，利用它们具有可降解某些高分子杂质，降低药液黏度，或能吸附、包合固体微粒等特性来加速药液中悬浮粒子的沉降，经滤过除去沉淀物而获得澄清药液的一种方法。③透析法：是指利用小分子物质在溶液中可通过半透膜，而大分子物质不能通过，达到分离的方法。本法可用于除去中药提取液中的鞣质、蛋白质、树脂等杂质，也常用于植物多糖的纯化。

## （八）浓缩技术

**1. 浓缩**　是指在沸腾状态下，经传热过程，利用气化作用将挥发性大小不同的物质进行分离，从液体中除去溶剂得到浓缩液的工艺操作。浓缩是原料成型前的重要工序，是提高液体浓度的操作过程，一般用于中药保健食品有效成分的浓缩、果汁加工等。

**2. 浓缩的方法**

（1）常压浓缩  是指料液在一个大气压下进行蒸发的方法，又称常压蒸发。常压浓缩的特点：浓缩速度慢、时间长，药物成分易破坏；适用于非热敏性料液的浓缩，而对于含热敏性成分的料液则不适用。常压浓缩时应注意搅拌以避免料液表面结膜，影响蒸发，并应随时排走所产生的水蒸气。

（2）减压浓缩  是指在密闭的容器内，抽真空降低内部压力，使料液的沸点降低而进行的浓缩方法，又称减压蒸发。减压浓缩的特点：能防止或减少热敏性物质的分解；增大传热温度差，强化蒸发操作；并能不断地排除溶剂蒸气，有利于蒸发顺利进行；同时，沸点降低，可利用低压蒸气或废气加热。

（3）薄膜浓缩  是指使料液在蒸发时形成薄膜，增加气化表面进行浓缩的方法，又称薄膜蒸发。薄膜浓缩的特点是蒸发速度快，受热时间短；不受料液静压和过热影响，成分不易被破坏；可在常压或减压下连续操作；能回收溶剂重复利用。

（4）冷冻浓缩  是指利用冰与水溶液之间相平衡原理的一种浓缩的方法，有利于热敏性液体的浓缩，避免了芳香物质因加热而受到损失，最大限度保留了产品的色、香、味，常用于果汁、饮料和生物制品等的浓缩。

（5）反渗透浓缩  是指采用半透膜的分离方法，在膜分离中，如果通过半透膜的只是溶剂，则可使溶液浓缩。本法适用于果蔬汁及食品溶液的浓缩，能保持原有风味、营养成分、增加稳定性等。

## （九）干燥技术

**1. 干燥**  是指利用热能除去含湿的固体物质或膏状物中所含的水分或其他溶剂，获得干燥物品的工艺操作。

**2. 干燥方法**

（1）烘干法  是指将湿物料摊放在烘盘内，利用热的干燥气流使湿物料水分气化进行干燥的一种方法。常用设备有烘箱和烘房。①烘箱：又称干燥箱，适用于各类物料的干燥或干热灭菌，小批量生产。由于是间歇式操作，向箱中装料时热量损失较大，若无鼓风装置，则上下层温差较大，应经常将烘盘上下对调位置。②烘房：为供大量生产用的烘箱，其结构原理与烘箱一致，但由于容量大，在设计上更应注意温度、气流路线及流速等因素间的相互影响，以保证干燥效率。

（2）真空干燥  又称减压干燥法，是指在负压条件下而进行干燥的一种方法。其特点是干燥温度低，干燥速度快；减少了物料与空气的接触机会，避免污染或氧化变质；产品呈海绵状、蓬松易于粉碎；适用于热敏性或高温下易氧化的物料干燥，但生产能力小，劳动强度大。减压干燥效果取决于负压的高低（真空度）和被干燥物的堆积厚度。

（3）喷雾干燥法  是指利用雾化器将一定浓度的液态物料，喷成雾滴，在热气流中干燥成粉末状或颗粒状的方法。最大特点是物料受热表面积大，传热传质迅速，水分蒸发极快，几秒钟内即可完成雾滴的干燥，特别适用于热敏性物料的干燥。

（4）沸腾干燥法  又称流化床干燥，是指利用热空气流使湿颗粒悬浮，呈流态化，似"沸腾状"，热空气在湿颗粒间通过，在动态下进行热交换，带走水气而达到干燥的一种方法。本法适用于湿粒性物料的干燥；干燥速度快，产品质量好，制品干湿度均匀，没有杂质带入；干燥时不需翻料，且能自动出料，节省劳动力；适于大规模生产；但热能消耗大，清扫设备较麻烦。

（5）冷冻干燥法　是将被干燥液体冷冻成固体，在低温减压条件下将水分直接升华除去的干燥方法。其特点是物料在高度真空及低温条件下干燥，可避免成分因高热而分解变质，适用于极不耐热、易氧化物品的干燥。干燥制品外观优良，质地多孔疏松，易于溶解，且含水量低，一般为1%～3%，利于物料长期贮存。但冷冻干燥需要高度真空及低温，设备特殊，耗能大，成本高。

（6）远红外线干燥法　是指利用远红外线辐射器产生的电磁波被含水物料吸收后，直接转变为热能，使物料中水分气化而干燥的一种方法。远红外线干燥属于辐射加热干燥，适用于热敏性、熔点低、吸湿性强的物料以及某些物体表层的干燥。物料受热均匀，产品的外观好，质量高。

（7）微波干燥法　是指利用一种高频波将其在电磁场中所吸收的能量转化为热能，使物料内部均匀加热，迅速干燥的一种方法。微波干燥的特点是穿透力强，可以使物料的表面和内部能够同时吸收微波，使物料受热均匀，因而加热效率高，干燥时间短，干燥速度快，产品质量好，兼有杀虫和灭菌的作用，适用于含有一定水且受热稳定的物料干燥或灭菌。

（8）其他　①鼓式干燥法：是指将湿物料粘附在金属转鼓上，利用传导方式提供气化所需热量，使物料得到干燥的一种方法，又称鼓式薄膜干燥法或滚筒式干燥法。本法适于浓缩液及黏稠液体的干燥；对热敏性物质液体可在减压情况下使用；干燥物料呈薄片状，易于粉碎；常用于物料浸膏的干燥等。②吸湿干燥法：是指将湿物料置干燥器中，用吸水性很强的物质作干燥剂，使物料得到干燥的一种方法。干燥器可分为常压干燥器和减压干燥器，小型的多为玻璃制成。常用的干燥剂有硅胶、氧化钙、粒状无水氯化钙、五氧化二磷、浓硫酸等。

## 二、中药保健食品的形态与剂型

中药保健食品的形态与剂型主要分为三类：第一类是液体，如露剂、鲜汁、茶饮、酒剂、口服液等；第二类是半固体，如煎膏剂等；第三类是固体，如散剂、颗粒剂、胶囊剂、片剂、丸剂、茶剂、饼干、糖果、糕等。

中药保健食品的形态与剂型是根据产品配方中原料的特点及功效成分的性质、保健功能的特点和需要、食用人群的顺应性、产品保质期的需要以及生产条件和"五方便（服用、携带、生产、运输、贮藏方便）"的要求等依据来选择，经过综合分析和研究评价来确定，以达到安全有效、质量稳定、五方便的目的。

## 三、中药保健食品的成型工艺

成型工艺研究是中药保健食品研制的重要环节，应以国家市场监管总局发布的《保健食品注册与备案管理办法》为指导，对产品配方的配伍关系、保健功能、功效成分等进行分析，并应用现代科学技术及生产方法进行剂型选择、工艺路线设计、工艺技术条件筛选等系列研究，使生产做到科学、合理、先进、可行。

### （一）液体类中药保健食品的成型工艺

**1. 露剂**

（1）露剂的概念　露剂是指用水蒸气蒸馏法制得的一种液体。原料一般含芳香性、挥发性成分较多，如花、茎枝、果实等。

（2）特点　芳香宜人、服用方便。

（3）制法　多采用水蒸气蒸馏法制备。该法是将含有挥发成分的原材料洗净、粉碎，放入蒸馏器中，加适量的水进行加热、冷凝，收集蒸馏液至原料重量的 6～10 倍即可。必要时可蒸馏数次。

**2. 鲜汁**

（1）鲜汁的概念　鲜汁是指直接用新鲜的水果、蔬菜或其他天然新鲜原料，经压榨或其他方法取得的汁液。以水果为原料配成的汁称为果汁，以蔬菜为原料配成的汁称为蔬菜汁。

（2）特点　①营养丰富，含有多种营养成分。②具有良好的感观性能，味浓色清，能引起饮用欲望。③清凉爽口，尤适宜夏天饮用。

（3）制法

①原料的选择与清洗：一是挑选合适的品种，如柑橘、柠檬、苹果、桃子、葡萄、菠萝、芒果、胡萝卜等比较适合加工成鲜汁的果蔬；二是挑选原料，剔除有霉变腐烂、严重损伤、青果、病虫害等的果蔬。加工前需对原料进行清洗，洗去果蔬表面的污泥杂质及残留农药，再用消毒液进行消毒，常用 0.1%～0.3% 高锰酸钾溶液浸泡。

②榨汁和滤过：多数果蔬采用压榨法榨汁，对于难以用压榨法获取果汁的，则可采用加水浸提来提取果汁。一般榨汁前需进行破碎工序，以提高出汁率，但不要磨碎果皮和种子。榨出的果汁要进行澄清和滤过，除去汁液中的混浊物质，才能得到澄清的鲜汁。

③调整：通过滤过后的果蔬汁按成品果蔬汁标准加以调整。先测定果蔬汁的酸度，可溶性固形物，并检查其色泽和香味。然后按成品果蔬汁的标准规定值添加适量的糖或酸等进行调整。一般调整是分批间歇操作，添加的糖或酸使用前要进行溶解、滤过、冷却。

④脱气和均质：经调整后的果蔬汁需进行脱气处理。除去果蔬汁中的空气，可以避免或减少氧化，防止变色和变味，防止细菌的繁殖或减少对容器内壁的腐蚀。一般采用真空脱气机去除果蔬汁中的空气。均质的目的是使汁液中的颗粒进一步粉碎，并使之均匀地分散在饮料中，保持较好的外观和品质。均质是混浊果蔬汁生产的关键工序，常用设备有高压均质机和胶体磨。

⑤杀菌和冷却：杀菌和冷却的目的是防止果蔬汁在浓缩过程中受微生物和酶的影响。

⑥浓缩和包装：浓缩的目的是提高糖度和酸度，增加产品的稳定性，抑制微生物繁殖，提高饮料中固形物的比例，缩小汁液的体积，便于贮存和运输。包装多采用无菌包装，即把已杀菌并冷却的果蔬汁，在无菌条件下，分装并密封在已杀菌的容器里，以达到非冷藏条件下长期保藏的目的。

**3. 茶饮**

（1）茶饮的概念　茶饮是指以含茶叶或不含茶叶的原料（质地轻薄，或具有芳香性、挥发性成分的原料），用沸水冲泡、温浸而成的一种专供饮用的液体。常用的原料有植物的花、叶、果实、皮、茎枝、细根等。

（2）特点　配料灵活，使用方便，饮用随意，像喝茶一样频频饮服，边饮边兑加沸水，直至味淡为止。茶饮分为袋泡茶、茶块两大类，其中袋泡茶最受欢迎。袋泡茶的特点是体积小，利于贮藏，便于携带，使用方便。袋泡茶适用于质地较轻、疏松，有效成分易于浸出的原材料，尤其适用于含挥发性成分的原材料。

（3）制法

①袋泡茶：袋泡茶一般可分为全生料型和半生料型两种。

全生料型：将原材料（或含茶叶）粉碎成粗末，经干燥，灭菌后，分装入滤袋中即得。

半生料型：将部分原材料粉碎成粗末，部分原材料（或含茶叶）煎煮后去渣取汁，浓缩成浸膏后吸收到原材料的粗末中，经干燥、灭菌后，分别装入耐温的滤袋中即得。

②茶块：将原材料粉碎成粗末、碎片，用面粉作黏合剂。也可将部分原材料煎煮去渣取汁，提取浓缩成稠膏作为黏合剂，与剩余原料粗末混匀，制成软材或颗粒，用模具或压茶机压制成一定的形状，低温干燥而成。

**4. 酒剂**

（1）酒剂的概念　是指原料用蒸馏酒浸提制成的澄清液体制剂。蒸馏酒多为谷类白酒。酒剂多供内服，常加矫味剂和着色剂。

（2）特点　酒剂含乙醇，能助功效，增加水中难溶性成分的溶解度，使用方便，易于保存、稳定性好等优点。但小儿、孕妇、心脏病及高血压患者不宜服用。

（3）制法　酒剂常用的制备方法有浸渍法、回流法、渗漉法等。

①冷浸法：药材处理后置带盖容器中，加规定量的白酒密闭浸渍，取上清液，药渣压榨，压榨液与上清液合并，加入糖或蜂蜜，搅拌溶解、静置，滤过澄清，分装。

②热浸法：又称煮酒法，系将药材加工后置带盖容器中，加规定量的白酒，用蒸气或水浴加热，待酒欲沸时取下，连渣倾入另一带盖容器中，后续同冷浸法操作制备。

③回流热浸法：药材处理后，以规定白酒为溶剂回流提取 2～3 次，滤过，合并滤液，加入糖或蜂蜜，搅拌溶解、静置，滤过澄清，分装。

④渗漉法：药材处理后，以白酒为溶剂，按渗漉法操作，收集渗漉液，按需加入糖和蜂蜜，搅拌，密闭静置，滤过澄清，分装。

**5. 口服液**

（1）口服液的概念　是指将原材料用水或其他溶剂，采用适宜的方法提取制成的口服液体剂型。

（2）特点　①能浸出原材料中的多种有效成分，保证综合功效。②吸收快，显效迅速。③能大批量生产，使用方便。④多在液体中加入了矫味剂，外观和口感好，易为人们所接受。⑤成品中加入适宜的防腐剂，并经灭菌处理，密封包装，质量稳定，不易变质。⑥服用量减小，便于携带、保存和服用。

（3）制法　一般分为浸提、纯化、浓缩、配液、分装、灭菌等制备工艺过程。

①浸提：将原材料前处理后，一般采用煎煮法进行浸提，含挥发性、芳香性成分原料用"双提法"或超临界液体法先提取挥发性成分，药渣再与其他原材料一起煎煮提取。热敏性成分多采用渗漉法，合并汁液，减压浓缩，滤过备用。

②纯化：为了减少口服液中的沉淀，需采用纯化处理，提取液多采用热处理冷藏或水提醇沉处理，除去不溶物和沉淀杂质。也可采用超滤、离心、絮凝、酶处理等方法进行纯化。

③浓缩：纯化后的提取液再进行适当浓缩。其浓缩程度一般以每日服用量在 30～60mL 为宜。

④配液：分装前可合理添加矫味剂和防腐剂，搅拌均匀，进行粗滤、精滤后，即可。常用的矫味剂有蜂蜜、单糖浆、甘草甜素、蛋白糖等；防腐剂有山梨酸、苯甲酸和对羟基苯甲酸酯类等。

⑤分装：将配好的液体及时灌装入无菌、洁净、干燥的容器中，密封。

⑥灭菌：分装后，采用多种灭菌法（如煮沸法、流通蒸汽法、热压法等）进行灭菌，也可在无菌条件下灌装后不经灭菌，直接包装。

## （二）半固体类中药保健食品的成型工艺

### 煎膏剂

（1）煎膏剂的概念 煎膏剂又名膏滋，是指原料经过加水煎煮，去渣浓缩后，加入蜂蜜或糖制成的稠厚的、半流体状的剂型。所用的蜂蜜为炼蜜，糖大多为冰糖或蔗糖，也有用红糖，糖也必须经过炼制。

（2）特点 浓度高，体积小，稳定性好，利于保存，携带方便，口感好，便于服用，作用和缓、持久。

（3）制法 煎膏剂的制备工艺一般分为煎煮、浓缩、收膏、分装四个步骤。

①煎煮：将原材料前处理后，根据原料性质，加水煎煮2～3次，每次2～3h，滤过，合并滤液，静置，滤过待用。

若原料为鲜品，可榨取汁液，其渣再加水煎煮，取汁去渣，与前面的汁液合并备用；配方中若含有胶类，应烊化后在收膏时加入。贵重细料药可粉碎成细粉在收膏后加入。

②浓缩：将滤液浓缩至产品所规定的相对密度，或者取浓缩液滴在滤纸上，如果滴液周围无渗出的水迹，即达到了要求，即得"清膏"。

③收膏：取清膏，在100℃下加入规定量的炼蜜或炼糖（一般不超过清膏量的3倍），用小火煎熬，不断搅拌，撇去浮沫，当膏液稠度达到所规定的相对密度（一般要求在1.4左右）即可停火。亦可用经验法判断：沸腾时蜜膏表面出现"龟背纹"，用细棒挑起出现"挂旗"现象；或取膏液蘸于食指与拇指上共捻，能拉出约2cm左右的白丝（俗称"打白丝"）；或蘸液滴于滤纸上，不现水迹等即可。

④分装：多采用大口瓶盛装，容器应洁净、干燥、消毒，待煎膏冷却至室温后分装，避免发霉变质。

## （三）固体类中药保健食品的成型工艺

### 1. 散剂

（1）散剂的概念 散剂是指一种或数种原料经粉碎、均匀混合而制成的粉末状剂型。

（2）特点 ①比表面积较大，易分散、奏效迅速；②制法简单，剂量易于调节；③运输、携带、贮藏方便。

（3）制法 散剂的制备工艺分为粉碎、过筛、混合、分剂量以及包装等程序。

①粉碎与过筛：将配方中的原料采用适宜的方法粉碎、过筛，以达到散剂粉末细度的要求。

②混合：是指将多种固体粉末相互交叉分散的过程。混合的主要方法有研磨混合、搅拌混合与过筛混合。

③分剂量：是指将混合均匀的散剂按照所需剂量进行分装的操作过程。常用的方法有重量法、容量法。

④包装：散剂表面积大，易吸湿受潮而使质量下降，应选用适宜的包装材料，防止吸湿，常用的包装材料有光纸、蜡纸、玻璃瓶（管）、塑料瓶、铝塑袋、硬胶囊等。

### 2. 颗粒剂

（1）颗粒剂的概念 是指原料提取物与适宜辅料或与部分原料细粉混合制成的具有一定粒度的干燥颗粒状剂型。

（2）特点　①吸收快、作用迅速；②使用方便，稳定性较好；③体积缩小，便于运输、携带、服用和贮藏；④味甜，口感好。

（3）分类及制法　颗粒剂按照溶解性能和溶解状态可分为可溶颗粒、混悬颗粒和泡腾颗粒。可溶性颗粒又分为水溶性颗粒和酒溶性颗粒。

①水溶性颗粒剂：制备过程可分为提取、精制、制粒、干燥、整粒、包装等步骤。

提取：大多数原料用煎煮法提取。将原料前处理后，按常法煎煮或根据原料性质选用渗漉法或浸渍法或回流法提取。含芳香性、挥发性成分的原料可用"双提法"或先提取挥发性成分后，原料渣再加水按常规煎煮法提取。

精制：将提取液采用乙醇沉淀法、离心法、大孔树脂吸附法、絮凝沉淀法、膜分离法等 精制纯化后，再继续浓缩至适宜相对密度的稠浸膏。

制粒：是制备颗粒的关键技术，直接影响到产品的质量，常用的制粒方法有挤出制粒法、快速搅拌制粒法、流化喷雾制粒法、干法制粒法等。

干燥：湿颗粒应及时干燥，一般温度控制在 60 ～ 80℃较好，干燥时温度应逐渐上升。干燥程度应适宜，水分应控制在 2% 以内。

整粒：干燥的颗粒应先经一号筛筛除大颗粒，再用五号筛筛除细粉，使颗粒均匀。粗颗粒可以适当破碎后再次整粒，筛除的细粉可重新制粒或并入下次同一批号细粉中混匀制粒。

包装：整粒后的干燥颗粒应及时密封包装。可选用不易透气、透湿的包装材料，如复合塑料袋、不透气的塑料瓶或铝箔袋等，并贮存于干燥阴凉处。

②酒溶性颗粒剂：酒溶性颗粒应能溶于白酒，服用时可加入一定量的白酒溶解成为澄清的酒溶液。其原料的提取一般以乙醇为溶剂，采用浸渍法、渗漉法或回流提取法等方法提取，回收乙醇后浓缩至适宜相对密度的稠浸膏备用。

其他的制备工艺，如精制、制粒、干燥、整粒、包装等步骤同水溶性颗粒剂的制法。

③混悬性颗粒剂：是指配方中一部分原料提取制成稠膏，另一部分原料粉碎成细粉末，二者混合制成颗粒。混悬性颗粒剂用水冲后不能全部溶解，呈混悬液体。细粉末多由含挥发性或热敏性成分的原料制成或为贵重细料物质。

混悬性颗粒剂的制法：普通原材料采用适宜的方法提取，提取液浓缩至稠膏备用；含有挥发性或热敏性成分的原料粉碎成细粉，一般过 6 号筛备用。将稠膏、细粉、糖粉按比例均匀混合制成软材，过 1 号筛（12 ～ 14 目）制成湿颗粒，干燥、整粒、分装即得。

④泡腾颗粒剂：是指由原料提取物和泡腾崩解剂等辅料组成，遇水后迅速产生二氧化碳气体，使药液呈泡腾状态的颗粒剂。常用作泡腾崩解剂的有机酸为枸橼酸或酒石酸等，弱碱为碳酸钠或碳酸氢钠等。

泡腾颗粒剂的制法：将原料采用适宜的方法提取制成清膏或干浸膏粉末，分成两份，一份加入有机酸及其他辅料制成酸性颗粒，干燥备用；另一份加入弱碱及其他辅料制成碱性颗粒，干燥备用。将两种颗粒均匀混合，整粒，包装即得。

**3. 胶囊剂**

（1）胶囊剂的概念　是指采用适宜的加工方法将原料加工后，加入适宜的辅料混合均匀，直接填充于空心胶囊或密封于软质囊材中而制成的剂型。

（2）特点　①可掩盖原料不适当的苦味及臭味，提高原料稳定性，适用于对光和热敏感的物质，便于保存。②外观光洁、美观，容易吞服，服用、携带方便，囊壳上着色和印字便于识别。③与片剂、丸剂相比，一般生物利用度要高。④可弥补其他剂型的不足。如果原料含油量高或呈液态或剂量小、难溶于水、消化道内不易吸收，可溶于适当的油中，制成软胶囊。⑤将原料制成颗粒，采用不同释放速度材料包衣制成微丸或微囊，填充于空心胶囊可达到定时定位释放的目的。

（3）制法

①硬胶囊剂的制法：可分为空心胶囊的制备和填充物的制备、填充、封口、包装等工艺。

空心胶囊的制备：明胶是制备空心胶囊的主要原料。制备空胶囊时还应添加适当的辅料，以保证其质量。其制备工艺可分为溶胶、蘸胶、制坯、干燥、拔壳、切割、整理、检查、包装等过程。空胶囊的规格按大小来分有 8 种，常用的为 0 ～ 3 号，一般是凭经验或试装来决定选择适当规格的空心胶囊。

填充物的制备：硬胶囊中的填充物，除特殊规定外，一般均要求是混合均匀的细粉或颗粒、结晶、微丸、小丸、微囊等固体。小批量制备可用手工填充，大批量生产可用自动填充机填充。填充时会发生小剂量的损耗而使胶囊含量不足，故在加工时应按实际需要的剂量多准备几份，待全部填充于胶囊后再将多余的粉末拿开。如果填充物是浸膏粉，应保持干燥，添加适当的辅料，混合均匀后再填充。

胶囊的封口：有平口与锁口两种。生产中一般使用平口胶囊，待填充后可在胶囊的套合处包封上一层或多层包衣材料，以防填充物漏泄，或采用锁口胶囊。

②软胶囊的制法：软胶囊的制备过程包括囊材的制备及填充物的准备、填充与成型等工艺。

囊材的制备：软胶囊囊材的组成主要是胶料（明胶或阿拉伯胶）、增塑剂（甘油、山梨醇等）、附加剂（防腐剂、香料、遮光剂等）和水。软胶囊的形状有球形、椭圆形等多种。

填充物的准备：在保证填充物达到保健量的前提下，软胶囊的容积要求尽可能减小。软胶囊中填充物如为固体物时，原料粉末应通过五号筛，并混合均匀。

填充与成型：软胶囊的填充与成型是同时进行的。制备方法可分为压制法（模压法）和滴制法两种。

压制法：是将胶液制成厚薄均匀的胶片，再将填充物置于两个胶片之间，用钢板模或旋转模压制软胶囊的一种方法。小批量生产时用压丸模手工压制，大批量生产时采用自动旋转轧囊机生产。

滴制法：是指通过滴制机制备软胶囊的方法。利用明胶液与油状填充物为两相，分别盛装于贮液槽中，通过双层喷头（外层为明胶，内层为油状填充物）按不同速度喷出，使明胶液包裹填充物后，滴入另一种不相混溶的冷却液中，在表面张力的作用下，使明胶液进入冷却液后形成球形并凝固成软胶囊。

**4. 片剂**

（1）片剂的概念　是指原料提取物、提取物加原料细粉或原料细粉与适宜辅料混合均匀压制或用其他方法制成的圆片状或异形片状的剂型。

（2）特点　①通常片剂的溶出度及生物利用度较部分丸剂好；②剂量准确；③质量稳定；④服用、携带、运输和贮存等较方便；⑤机械化生产，自动化程度高，产量大，成本低。

（3）制法　片剂的制法有颗粒压片法和直接压片法，以颗粒压片法应用较多，颗粒压片法又分为湿颗粒法和干颗粒法，前者适用于原料不能直接压片，或遇湿、遇热不起反应的片剂制作。

①湿颗粒法压片：湿颗粒法的制备工艺为原料处理、制软材、制颗粒、干燥、整粒、压片、包衣、质检、包装等工艺过程。下面重点介绍湿颗粒法的关键工艺。

原料的处理：按配方的要求选用合适的材料，并进行适宜的前处理。含挥发性成分较多的原材料如薄荷、紫苏叶等，可用单提挥发油或双提法。含纤维较多、质地疏松、黏性较大或质地坚硬的原料可以提取成稠浸膏或干浸膏。某些结晶性或颗粒状物，如大小适宜并易溶于水者，只需过筛使成均匀颗粒或经干燥加适量润滑剂即可压片。一般要求过 5 ～ 6 号筛。

制粒：片剂的原辅料大多要事先制成颗粒才能进行压片，制粒是湿法制粒压片法的关键操作，其目的是增加物料的流动性和可压性，减少细粉吸附和容存的空气以减少片剂的松裂，避免粉末分层和细粉飞扬。

不同原料的制粒主要分为全粉制粒法、半浸膏制粒法、全浸膏制粒法及提纯物制粒法等。

全粉制粒法：将全部物料粉碎成细粉，加适宜的黏合剂或润湿剂混匀制软材，制颗粒。

半浸膏制粒法：将配方中部分原料粉碎成细粉，其余原料提取制成稠浸膏，将浸膏、细粉及辅料混匀制软材，制颗粒。

全浸膏制粒法：是指将配方中全部原料提取制成干浸膏，粉碎成干浸膏粉，加适宜的润湿剂制软材制颗粒。或将配方中原料提取制成一定密度的提取液后经喷雾干燥法制颗粒。

提纯物制粒法：是将提纯物细粉（有效成分或有效部位）与适量稀释剂、崩解剂等混匀后，加入黏合剂或润湿剂，制软材，制颗粒。

干燥：制成的湿颗粒要及时进行干燥，含水量应控制在 3% ～ 5% 为宜。

压片前处理：压片前需将干颗粒再次过筛制成均匀干颗粒。配方中含有挥发油或挥发性物料时，应先用乙醇溶解稀释后均匀喷雾于颗粒上，加入润滑剂与崩解剂混匀即得。

压片：压片前要先计算出片的重量。若片数和片重未定时，则先称出颗粒总重量然后计算相当于多少个单服重量，再依照单服重量的颗粒重量，决定每次服用的片数，进一步计算出每片的重量。若配方中规定了每批原料应制的片数及每片重量时，则所得的干颗粒重应恰等于片数与片重之积，即干颗粒总重量（主料加辅料）等于片数乘以片重。如果干颗粒总重量小于片数乘以片重时，则应补充淀粉等辅料，使两者相等。

半浸膏片的片重：片重 =（干颗粒重 + 压片前加入的辅料重量）÷ 理论片数 =［（成膏固体重 + 原粉重）+ 压片前加入的辅料重量］÷ 原料总重量 / 每片原料量 =［（原料重量 × 收膏 %× 膏中含总固体 %+ 原粉重）+ 压片前加入的辅料质量］÷（原料总重量 / 每片原料量）

若已知每片主料成分含量时，可通过测定颗粒中主料成分含量再确定片重。

片重 = 每片含主料成分量 ÷ 干颗粒测得的主料成分百分含量

②干颗粒法压片：是指不用润湿剂或液态黏合剂而制成颗粒进行压片的方法。其优点在于物料不需要经过湿润和加热的过程，可以缩短工时，并可缩短工艺流程，尤其适用于受湿、热易变质的原料压片。

③粉末直接压片：是指将原料的粉末与适宜的辅料混合后，不经过制颗粒而直接压片的方法，尤其适用于对湿、热不稳定的物料，也能提高难溶性物料的生物利用度。

压片时常用的压片机有单冲压片机和旋转式压片机两种。一般用于新产品的试制或小批量生产用单冲压片机。大批量生产时宜用旋转式压片机，生产能力较高，在生产中广泛使用。

# 第十四章
# 中药保健食品质量评价与安全性、功能性评价研究

扫一扫，查阅本章数字资源，含PPT、音视频、图片等

## 第一节　中药保健食品质量评价研究

自中华人民共和国建立以来，人民政府十分重视和关心食品生产与经营的卫生管理，曾经颁布了许多食品卫生标准和管理办法。2015年5月24日实施的《食品安全国家标准 保健食品》（GB 16740—2014）就保健食品的原料和辅料，色泽、滋味、气味和状态等感官要求，理化指标，污染物限量，真菌毒素限量，微生物限量，食品添加剂及营养强化剂等技术指标做出了相关规定。

根据保健食品的定义，我国保健食品分为两类：一是调节机体功能的保健食品；二是营养素补充剂，以补充一种或多种维生素、矿物质而不以提供能量为目的的产品，其作用是补充膳食供给的不足，预防营养缺乏和降低某些慢性退行性疾病的危险性，此类产品仅限于补充维生素和矿物质。保健食品功效成分主要分为碳水化合物、蛋白质、酶及氨基酸、脂肪和脂肪酸、维生素、皂苷类、黄酮类以及微量元素，其中碳水化合物主要包括糖类和纤维素，其功效成分的质量直接影响保健食品的质量。此外，保健食品的原料在生长、采集、贮存等过程中，由于环境条件等各个方面因素的影响，易存在农药残留及毒素，影响保健食品质量，且在其加工处理过程中易出现微生物、重金属和食品添加剂等含量不符合规定，所以还需对其进行卫生质量分析。其中对微生物的检验一般是选用特定培养基培养再经生化试验进行鉴定。综上所述，保健食品的质量控制主要包括两个方面：一是其功能成分的质量控制；二是其从原料采集到加工处理各个过程的质量控制。保健食品应符合GB 16740的各项要求和检验方法规定。对于不同配方、不同形态、不同工艺的产品，应同时制定符合要求的理化、功效成分/标志性成分、微生物等指标对产品质量进行有效控制。功效成分、特征成分、营养成分及卫生学指标的检测方法应根据其产品适用的方法学范围选择国家标准、部颁标准、行业标准以及国际权威分析方法进行测定。

对保健食品应合理地进行稳定性试验设计和研究。通过稳定性试验，考察样品在不同环境条件下（如温度、相对湿度等）的化学、物理及生物学特征随时间增加其变化程度和规律，从而判断样品包装、贮存条件和保质期内的稳定性。产品稳定性重点考察指标，主要包括感官、微生物、崩解时限（溶散时限、溶化性等）、水分、pH值、酸价、过氧化值、列入理化指标中的特征成分等随储存条件和储存时间容易发生变化的指标。

产品非稳定性重点考察指标主要包括鉴别、灰分、污染物（如铅、总砷、总汞等）、真菌毒素、农残（如六六六、滴滴涕等）、国家相关标准及现行规定有用量限制的合成色素和甜味剂等随储存条件和储存时间不易发生变化的指标，以及国家相关标准及现行规定有用量限制的抗氧化

剂指标。

## 一、保健食品的卫生学检验

食品的卫生学检验目的是检查食品中是否含有或被污染了有毒、有害物质，判定是否符合卫生标准的要求，从而保证食用的安全性。保健食品作为食品的一个种类，确定卫生学检验项目的原则有如下几点：

**1. 产品应符合 GB 16740—2014 的各项卫生指标的要求**　铅、总砷、总汞、菌落总数、大肠菌群、霉菌和酵母、金黄色葡萄球菌、沙门氏菌有限量指标，所有保健食品的检验指标都应符合这个标准。

**2. 检验保健食品的食品原料是否符合卫生标准要求**　相当一部分保健食品是在正常食品中（如奶粉、酒类）加入一些特殊成分后构成的，这些正常的食品应符合相应的卫生标准要求。

**3. 保健食品的功效成分应对人体不构成危害**　保健食品与普通食品的最大区别在于前者含有的特殊功效成分，这些成分往往是外来加入的非正常食用物质，其中含有或可能含有对人体构成危害的有毒、有害物质。如鱼油、磷脂中含有过多的过氧化物、低级羧酸类，对人体有一定的毒性作用，对它们的含量应有一定的限制。此外，有些保健食品的功效成分本身具有一定的毒性，如三价铬具有调节血糖的作用，但如被氧化，形成或带有六价铬，则对人体具有毒性，故应检测它们的含量，使其控制在安全范围之内。

## 二、保健食品中金属元素的测定方法

重金属的测定分析方法包括比色法、原子吸收光谱法、极谱法、离子选择性电极法等，但最常用的是原子吸收光谱法，它具有选择性和灵敏度都高的特点。原子吸收光谱法（atomic absorption spectroscopy，AAS），又称原子吸收分光光度法，是一种根据特定物质基态原子蒸气对特征辐射的吸收来对元素进行定量分析的方法。原子吸收光谱仪主要由锐线光源、原子化器（与试液相连）、分光系统、检测系统和电源同步调制系统组成。在测定特定元素含量时，用该元素的锐线光源发射出特征辐射，试液在原子化器中发生雾化并解离为气态基态原子，它吸收通过该区的元素特征辐射使后者减弱，经过色散系统和检测系统后测得吸光度，最后根据吸光度与被测定元素浓度之间的线性关系，进行该元素的定量分析。最常用的分析方法为标准曲线法，即配制一系列不同浓度的标准溶液，在相同测定条件下用空白溶液调整零吸收，根据标准溶液浓度和吸光度绘制"吸光度 – 浓度"的标准曲线，测定试样溶液的吸光度，并用内插法在标准曲线上求得试样中被测定元素的含量。

### （一）食品中总砷的测定方法

其最低检出浓度：银盐法（测定用样品相当 5g）为 0.25mg/kg；砷斑法（测定用样品相当 5g）为 0.25mg/kg；硼氢化物还原比色法（测定用样品相当 5g）为 0.05mg/kg。

**1. 银盐法原理**　样品经消化后，以碘化钾、氯化亚锡将高价砷还原为三价砷，然后与锌粒和酸产生的新生态氢生成砷化氢，经银盐溶液吸收后，形成红色胶态物，与标准系列比较定量。

**2. 砷斑法原理**　样品经消化后，以碘化钾、氯化亚锡将高价砷还原为三价砷，然后与锌粒和酸产生的新生态氢生成砷化氢，再与溴化汞试纸生成黄色至橙色的色斑，与标准砷斑比较定量。同时制备一系列浓度的标准砷斑，与样品比较。

**3. 硼氢化物还原比色法原理**　样品经消化，其中砷以五价形式存在。当溶液氢离子浓度大于 1.0mol/L 时，加入碘化钾 – 硫脲并加热，能将五价砷还原为三价砷。在酸性条件下，硼氢化钾将三价砷还原为负三价，形成砷化氢气体，导入吸收液中呈黄色，黄色深浅与溶液中砷含量成正比。与标准系列比较定量。

### （二）食品中铅的测定方法

石墨炉原子吸收光谱法的最低检出浓度为 5.0mg/kg。火焰原子吸收光谱法的最低检出浓度为 0.1mg/kg。比色法的最低检出浓度为 0.25mg/kg。

### （三）食品中铜的测定方法

最低检出浓度：火焰原子化法为 1.0mg/kg；石墨炉原子化法为 0.1mg/kg；比色法为 2.5mg/kg。

### （四）食品中镉的测定方法

最低检出浓度：火焰原子化法为 5.0μg/kg；石墨炉原子化法为 0.1μg/kg；比色法为 50μg/kg。

### （五）食品中总汞的测定方法

最低检出浓度：冷原子吸收光谱法为压力消解法为 0.4μg/kg；其他消解法 10μg/kg；比色法为 25μg/kg。

## 三、农药残留和真菌毒素的检测方法

保健食品中的农药残留主要包括有机磷类和有机氯类，根据农药的化学特性和毒理学性质，有机氯类主要用色谱法检测，有机磷类测定方法有色谱法和酶抑制法（EIM）。

酶抑制法是由于有机磷农药能抑制乙酰胆碱酯酶（AchE）的活性，使该酶分解乙酰胆碱的速度减慢或停止，再利用一些特定的颜色反应来反映被抑制程度，用目测颜色的变化或分光光度计测定吸光度值，计算出抑制率，就可以判断出样品中农药残留的情况。

保健食品中存在的真菌毒素绝大部分为黄曲霉毒素，其检测方法有薄层色谱法、微柱筛选法、高效液相色谱法。微柱筛选法是指将试样提取液通过由氧化铝与硅镁吸附剂组成的微柱层析管，杂质被氧化铝吸附，黄曲霉毒素被硅镁吸附剂吸附，在 365nm 紫外线下呈蓝紫色荧光，其荧光强度在一定范围内与黄曲霉毒素的含量成正比，以此可测定黄曲霉毒素的总含量。

## 四、食品添加剂的检测方法

为改善保健食品的色、香、味以及防腐和加工的需要，常在保健食品中加入一些化学合成物或天然物质，即食品添加剂。常见的添加剂有防腐剂、甜味剂、抗氧化剂、着色剂，如山梨酸、苯甲酸等。一般靠添加剂与特定试剂在一定条件下发生颜色或沉淀反应以及重量法以判断其有无，用色谱法判断其含量。

## 五、功效成分 / 标志性成分的检测方法

功效成分 / 标志性成分是保健食品的核心成分。若保健食品中只有单一功效成分 / 标志性成分，则规定该成分的含量；若含多组分功效成分 / 标志性成分，则测定提供重要功能的功能原料的功效成分 / 标志性成分含量。基于保健食品功效成分的多样性，欲保证保健食品的质量，首先要有一套完整的质量检测体系，以控制其内在质量。对功效成分清楚的产品，建立其定性、定量

的方法，方法特异性强的可直接定量，若无特异性的定量方法，也应有特异的定性方法，以起到鉴别真伪、确定有效成分的作用。对功效成分不清楚的产品，应建立其主原料的定性、定量方法，以确定产品中功能原料的存在及含量。对无特异性测定方法的产品可用共性成分的测定方法为过渡方法，充分利用现代分析方法，如薄层色谱法、气相色谱法、高效液相色谱法、质谱法等。

《保健食品理化及卫生指标检验与评价技术指导原则（2020 年版）》第二部分提供的检测方法为推荐方法，注册申请人在对产品进行功效成分 / 标志性成分检测时，应选择适合相应产品的检测方法。该部分提供了总皂苷、总黄酮、总蒽醌、总三萜、大豆异黄酮、核苷酸、辅酶 Q10、左旋肉碱、腺苷、D- 甘露醇、洛伐他汀、α- 亚麻酸、γ- 亚麻酸、二十碳五烯酸、二十二碳五烯酸、二十二碳六烯酸、壳聚糖脱乙酰度、大蒜素、芦荟苷、人参皂苷、虫草素、异嗪皮啶、淫羊藿苷、甘草酸、绿原酸、葛根素、前花青素、花青素、番茄红素、茶氨酸、10- 羟基 -2- 葵烯酸、红景天苷和酪醇、五味子醇甲、五味子甲素和乙素、槲皮素、山奈素和异鼠李素、绞股蓝皂苷 XL 和 IX、褪黑素、超氧化物歧化酶（SOD）、脱氢表雄甾酮（DHEA）、免疫球蛋白 IgG、肌醇、盐酸硫胺素、盐酸吡哆醇、烟酸、烟酰胺、吡啶甲酸铬、咖啡因、泛酸钙、维生素 $B_{12}$ 等功效成分 / 标志性成分的检验测定方法。

申请注册检验时，应提供该产品的配方、工艺、产品技术要求、功效成分 / 标志性成分检测方法以及检测方法的适用性、重现性等方法学研究材料。检测方法应科学、适用、重现。注册检验机构对所附材料进行审核，必要时进行有关验证和方法确认，如申报单位提供的方法不适合送检的样品时，注册检验机构不得擅自修改，应将有关情况反馈申报单位，由其进行研究并提供方法后，再对送检样品进行试验，确保试验方法与送检产品技术要求中规定的方法一致。复核检验机构应按照申报单位提交的检验方法进行检验并出具复核检验报告。

保健食品中原料和辅料应符合保健食品原辅料质量要求的有关规定，有适用的国家相关标准、地方标准、行业标准等，其质量应符合相关规定。原辅料质量要求内容有缺项难以或无须制定的，应说明原因。原料若为植物提取物或者原料及辅料加工过程中使用、间接引入有机溶剂时，涉及的有机溶剂应符合《食品安全国家标准 食品添加剂使用标准》（GB 2760）附录 C 中食品工业用加工助剂使用名单规定或有关规定。企业可根据产品质量控制需要，采用本指导原则中第三部分溶剂残留的测定方法将溶剂残留检测列入原料或产品的技术要求。

对违禁成分的检测作为相应保健功能类别产品的功能试验样品注册检验要求，应当符合《保健食品理化及卫生指标检验与评价技术指导原则（2020 年版）》第四部分的规定。

## 第二节　中药保健食品安全性与功能性评价研究

保健食品声称具有保健功能，应当具有科学依据，不得对人体产生急性、亚急性或者慢性危害。首先，保健食品所声称的保健功能应当具有科学依据，要建立在科学研究的基础上，有充足的研究数据和科学共识作为支撑，不能随意声称具有保健功能。其次，保健食品应当保证安全性，不得对人体产生任何健康危害。保证保健食品安全性应该从以下三个方面考虑：①保健食品所使用的原料应当能够保证对人体健康安全无害，符合国家标准和安全要求；②国家规定不可用于保健食品的原料和辅料、禁止使用的物品等不得作为保健食品的原料和辅料；③依法注册的保健食品，注册时应当提交保健食品的研发报告、安全性和保健功能评价等材料及样品，并提供相关证明文件；依法备案的保健食品，备案时应当提交表明产品安全性和保健功能的材料。

在新修订的保健食品原料目录中，已从单一物质的名单扩充为包括原料名称、用量和对应功效的完整目录，以保障产品的安全和保健功能。保健食品的用量是指保证保健食品安全性和具备相应保健功能应当达到的最低和最高限量。功效是指保健食品原料在一定用量下的功效。原料或者用量的改变都有可能导致功效的改变。因此，列入保健食品原料目录的原料及用量和对应的功效只能用于保健食品生产，不能用于其他食品生产。

## 一、保健食品安全性毒理学评价方法

### （一）概述

**1. 保健食品毒理学评价原则**　对保健食品的毒理学评价是确保人群食用安全的前提。《保健食品及其原料安全性毒理学检验与评价技术指导原则（2020 年版）》适用于保健食品及其原料的安全性毒理学的检验与评价。

**2. 受试物资料要求**

（1）应提供受试物的名称、性状、规格、批号、生产日期、保质期、保存条件、申请单位名称、生产企业名称、配方、生产工艺、质量标准、保健功能以及推荐摄入量等信息。

（2）受试物为保健食品原料时，应提供动物和植物类原料的产地和食用部位、微生物类原料的分类学地位和生物学特征、食用条件和方式、食用历史、食用人群等基本信息，以及其他有助于开展安全性评估的相关资料。

（3）原料为从动物、植物、微生物中分离的成分时，还需提供该成分的含量、理化特性和化学结构等资料。

（4）提供受试物的主要成分、功效成分／标志性成分及可能含有有害成分的分析报告。

**3. 受试物的特殊要求**

（1）保健食品应提供包装完整的定型产品。毒理学试验所用样品批号应与功能学试验所用样品批号一致，并且为卫生学试验所用三批样品之一（益生菌、奶制品等产品保质期短于整个试验周期的产品除外）。根据技术审评意见要求补做试验的，若原批号样品已过保质期，可使用新批号的样品开展试验，但应提供新批号样品按产品技术要求检验的全项目检验报告。

（2）由于推荐量较大等原因不适合直接以定型产品进行试验时，可以对送检样品适当处理，如浓缩等。为满足安全倍数要求，可去除部分至全部辅料，如去除辅料后仍未达到安全倍数要求，可部分去除已知安全的食品成分等。应提供受试样品处理过程的说明和相应的证明文件，处理过程应与原保健食品的主要生产工艺步骤保持一致。

**4. 特定产品的毒理学设计要求**

（1）针对产品配方中含有人体必需营养素或已知存在安全问题的物质的产品，如某一过量摄入易产生安全性问题的人体必需营养素（如维生素 A、硒等）或已知存在安全问题物质（如咖啡因等），在按其推荐量设计试验剂量时，如该物质的剂量达到已知的毒性作用剂量，在原有剂量设计的基础上，应考虑增设去除该物质或降低该物质剂量（如降至未观察到有害作用剂量）的受试物剂量组，以便对受试物中其他成分的毒性作用及该物质与其他成分的联合毒性作用做出评价。

（2）推荐量较大的含乙醇的受试物，在按其推荐量设计试验剂量时，如超过动物最大灌胃容量，可以进行浓缩。乙醇浓度低于 15%（V/V）的受试物，浓缩后应将乙醇恢复至受试物定型产品原来的浓度。乙醇浓度高于 15% 的受试物，浓缩后应将乙醇浓度调整至 15%，并将各剂量组的乙醇浓度调整一致。不需要浓缩的受试物，其乙醇浓度高于 15% 时，应将各剂量组的乙醇浓度调整至 15%。在调整受试物的乙醇浓度时，原则上应使用生产该受试物的酒基。

（3）针对适宜人群包括孕妇、乳母或儿童的产品，应特别关注是否存在生殖毒性和发育毒性，必要时还需检测某些神经毒性和免疫毒性指标。

（4）有特殊规定的保健食品，应按相关规定增加相应的试验，如含有益生菌、真菌等，应当按照《保健食品原料用菌种安全性检验与评价技术指导原则》开展相关试验。

**5. 动物实验设计共性问题**

（1）受试物的前处理

①袋泡茶类受试物的提取方法应与产品推荐饮用的方法相同，可用该受试物的水提取物进行试验。如果产品无特殊推荐饮用方法，对水提取物可采用以下提取条件进行：常压、温度80℃～90℃，浸泡时间30min，水量为受试物质量的10倍或以上，提取2次，将提取液合并浓缩至所需浓度，并标明该浓缩液与原料的比例关系。如产品有特殊推荐服用方法（如推荐食用浸泡后的产品），在毒理学试验设计时应予考虑。

②液体受试物需要进行浓缩处理时，应采用不破坏其中有效成分的方法。可使用温度60℃～70℃减压或常压蒸发浓缩、冷冻干燥等方法。液体受试物经浓缩后达到人体推荐量的试验要求，如不能通过灌胃给予的，容许以掺入饲料的方式给予实验动物。

③不易粉碎的固体受试物（如蜜饯类和含胶基的受试物）可采用冷冻干燥后粉碎的方式处理，并在试验报告中详细说明。

④含益生菌或其他微生物的受试物在进行细菌回复突变试验或体外细胞试验时，应将微生物灭活，并说明具体方法。

⑤对人体推荐量较大的受试物，在按其推荐量设计试验剂量时，如超过动物的最大灌胃容量或超过掺入饲料中的限量［10%（w/w）］，可允许去除无安全问题的部分至全部辅料或已知安全的食品成分进行试验，并在试验报告中详细说明。

⑥吸水膨胀率较高的受试物应考虑受试物吸水膨胀后对给予剂量和实验动物的影响，应选择合适的受试物给予方式（灌胃或掺入饲料）。如采用灌胃方式给予，应选择水为溶媒。

（2）受试物的给予方式

①受试物应经口给予。根据受试物的性质及人体推荐摄入量，选择掺入饲料或饮水、灌胃的方式给予受试物。应详细说明受试物配制方法、给予方法和时间。

②灌胃给予受试物时，应根据试验的特点和受试物的理化性质选择适合的溶媒（溶剂、助悬剂或乳化剂），将受试物溶解或悬浮于溶媒中。溶媒一般可选用蒸馏水、纯净水、食用植物油、食用淀粉、明胶、羧甲基纤维素、蔗糖脂肪酸酯等，如使用其他溶媒应说明理由。所选用的溶媒本身应不产生毒性作用；与受试物各成分之间不发生化学反应，且保持其稳定性；无特殊刺激性或气味。

③掺入饲料或饮水方式给予受试物时，应保证受试物的稳定性、均一性及适口性，以不影响动物摄食、饮水量和营养均衡为原则。当受试物在饲料中的加入量超过5%（w/w）时，需考虑动物的营养需要，结合受试物的蛋白质含量将各组饲料蛋白质水平调整一致，并说明具体调整方法。饲料中添加受试物的比例最高不超过10%（w/w）。

（3）实验动物的选择　实验动物应符合相应国家标准的要求，同时结合保健功能（如辅助改善记忆、缓解体力疲劳等）的特点选择适当的实验动物的品系、性别和年龄等。

## （二）毒性试验的主要项目

依据食品安全国家标准 GB 15193 的相关评价程序和方法开展下列试验。

**1. 急性经口毒性试验** 通过测定获得半致死剂量（$LD_{50}$），了解受试物的毒性强度、性质和可能的靶器官，为进一步进行毒性试验的剂量和毒性判定指标的选择提供依据，并根据 $LD_{50}$ 进行毒性分级。

**2. 遗传毒性试验** 对受试物的遗传毒性进行筛选。包括细菌回复突变试验，哺乳动物红细胞微核试验，哺乳动物骨髓细胞染色体畸变试验，小鼠精原细胞或精母细胞染色体畸变试验，体外哺乳类细胞 HGPRT 基因突变试验，体外哺乳类细胞 TK 基因突变试验，体外哺乳类细胞染色体畸变试验，啮齿类动物显性致死试验，体外哺乳类细胞 DNA 损伤修复（非程序性 DNA 合成）试验，果蝇伴性隐性致死试验等。

遗传毒性试验组合：一般应遵循原核细胞与真核细胞、体内试验与体外试验相结合的原则，并包括不同的终点（诱导基因突变、染色体结构和数量变化），推荐下列遗传毒性试验组合：

组合一：细菌回复突变试验；哺乳动物红细胞微核试验或哺乳动物骨髓细胞染色体畸变试验；小鼠精原细胞或精母细胞染色体畸变试验或啮齿类动物显性致死试验。

组合二：细菌回复突变试验；哺乳动物红细胞微核试验或哺乳动物骨髓细胞染色体畸变试验；体外哺乳类细胞染色体畸变试验或体外哺乳类细胞 TK 基因突变试验。

根据受试物的特点也可用其他体外或体内测试替代推荐组合中的一个或多个体外或体内测试。

**3. 28 天经口毒性试验** 在急性毒性试验的基础上，通过短期，进一步了解其毒性作用，并可初步估计最大无作用剂量。

**4. 致畸试验** 了解受试物对胎仔是否具有致畸作用。

**5. 其他毒理学试验** 包括 90 天经口毒性试验、生殖毒性试验、毒物动力学试验、慢性毒性试验、致癌试验、慢性毒性和致癌合并试验等。

### （三）毒性试验的选择

**1. 保健食品原料** 需要开展安全性毒理学检验与评价的保健食品原料，其试验的选择应参照新食品原料毒理学评价有关要求进行。

**2. 保健食品** 一般应进行急性经口毒性试验、三项遗传毒性试验和 28 天经口毒性试验。根据实验结果和目标人群决定是否增加 90 天经口毒性试验、致畸试验和生殖毒性试验、慢性毒性和致癌试验及毒物动力学试验。

以普通食品为原料，仅采用物理粉碎或水提等传统工艺生产、食用方法与传统食用方法相同，且原料推荐食用量为常规用量或符合国家相关食品用量规定的保健食品，原则上可不开展毒性试验。

采用导致物质基础发生重大改变等非传统工艺生产的保健食品，应进行急性经口毒性试验、三项遗传毒性试验、90 天经口毒性试验和致畸试验，必要时开展其他毒性试验。

### （四）试验结果的判定与应用

**1. 急性毒性试验**

（1）原料 如 $LD_{50}$ 小于人的推荐（可能）摄入量的 100 倍，则一般应放弃该受试物作为保健食品原料，不再继续进行其他毒理学试验。

（2）保健食品

①如 $LD_{50}$ 小于人的可能摄入量的 100 倍，则放弃该受试物作为保健食品。如 $LD_{50}$ 大于或等

于 100 倍者，则可考虑进入下一阶段毒理学试验。

②如动物未出现死亡的剂量大于或等于 10g/kg·BW（涵盖人体推荐量的 100 倍），则可进入下一阶段毒理学试验。

③对人的可能摄入量较大和其他一些特殊原料的保健食品，按最大耐受量法给予最大剂量动物未出现死亡，也可进入下一阶段毒理学试验。

**2. 遗传毒性试验**

（1）如三项试验均为阴性，则可继续进行下一步的毒性试验。

（2）如遗传毒性试验组合中两项或以上试验阳性，则表示该受试物很可能具有遗传毒性和致癌作用，一般应放弃该受试物应用于保健食品。

（3）如遗传毒性试验组合中一项试验为阳性，根据其遗传毒性终点、结合受试物的结构分析、化学反应性、生物利用度、代谢动力学、靶器官等资料综合分析，再选两项备选试验（至少一项为体内试验）。如再选的试验均为阴性，则可继续进行下一步的毒性试验；如其中有一项试验阳性，则应放弃该受试物应用于保健食品。

**3. 28 天经口毒性试验**　对只需要进行急性毒性、遗传毒性和 28 天经口毒性试验的受试物，若试验未发现有明显毒性作用，综合其他各项试验结果可做出初步评价；若试验发现有明显毒性作用，尤其是存在剂量 – 反应关系时，应放弃该受试物用于保健食品。

**4. 90 天经口毒性试验**　根据试验所得的未观察到有害作用剂量进行评价，原则：①未观察到有害作用剂量小于或等于人的推荐（可能）摄入量的 100 倍表示毒性较强，应放弃该受试物用于保健食品。②未观察到有害作用剂量大于 100 倍而小于 300 倍者，应进行慢性毒性试验。③未观察到有害作用剂量大于或等于 300 倍者则不必进行慢性毒性试验，可进行安全性评价。

**5. 致畸试验**　根据试验结果评价受试物是否为该实验动物的致畸物。若致畸试验结果阳性则不再继续进行生殖毒性试验和生殖发育毒性试验。在致畸试验中观察到的其他发育毒性，应结合28 天和（或）90 天经口毒性试验结果进行评价，必要时进行生殖毒性试验和生殖发育毒性试验。

**6. 生殖毒性试验和生殖发育毒性试验**　根据试验所得的未观察到有害作用剂量进行评价，原则：①未观察到有害作用剂量小于或等于人的推荐（可能）摄入量的 100 倍表示毒性较强，应放弃该受试物用于保健食品。②未观察到有害作用剂量大于 100 倍而小于 300 倍者，应进行慢性毒性试验。③未观察到有害作用剂量大于或等于 300 倍者则不必进行慢性毒性试验，可进行安全性评价。

**7. 慢性毒性和致癌试验**

（1）根据慢性毒性试验所得的未观察到有害作用剂量进行评价的原则：①未观察到有害作用剂量小于或等于人的推荐（可能）摄入量的 50 倍者，表示毒性较强，应放弃该受试物用于保健食品。②未观察到有害作用剂量大于 50 倍而小于 100 倍者，经安全性评价后，决定该受试物可否用于保健食品。③未观察到有害作用剂量大于或等于 100 倍者，则可考虑允许使用于保健食品。

（2）根据致癌试验所得的肿瘤发生率、潜伏期和多发性等进行致癌试验结果判定的原则（凡符合下列情况之一，可认为致癌试验结果阳性。若存在剂量 – 反应关系，则判断阳性更可靠）：①肿瘤只发生在试验组动物，对照组中无肿瘤发生。②试验组与对照组动物均发生肿瘤，但试验组发生率高。③试验组动物中多发性肿瘤明显，对照组中无多发性肿瘤，或只是少数动物有多发性肿瘤。④试验组与对照组动物肿瘤发生率虽无明显差异，但试验组中发生时间较早。

若致癌试验结果阳性则应放弃将该受试物用于保健食品。

### （五）安全性综合评价时需要考虑的因素

**1. 试验指标的统计学意义、生物学意义和毒理学意义**　对实验中某些指标的异常改变，应根据试验组与对照组指标是否有统计学差异、是否存在剂量–反应关系、同类指标结果的一致性、不同性别结果的一致性、与受试物声称的保健功能的关联以及本实验室的历史性对照值范围等，综合考虑指标差异有无生物学意义，并进一步判断是否具有毒理学意义。此外，如在受试物组发现某种在对照组没有发生的肿瘤，即使与对照组比较无统计学意义，仍要给予关注。

**2. 人体推荐（可能）摄入量较大的受试物**　一方面，若受试物已达掺入饲料的最大加入量（原则上最高不超过饲料的10%），或液体受试物经浓缩后，仍达不到人体推荐（可能）摄入量的规定倍数时，综合其他毒性试验结果和实际人体食用或饮用量进行安全性评价。另一方面，还应考虑给予受试物量过大时，可能影响营养素摄入量及其生物利用率，从而导致某些与受试物无关的毒理学表现。

**3. 时间–毒性效应关系**　对由受试物引起实验动物的毒性效应进行分析评价时，要考虑在同一剂量水平下毒性效应随时间的变化情况。

**4. 人群资料**　由于存在着动物与人之间的物种差异，在评价保健食品及其原料的安全性时，应尽可能收集人群接触受试物后的反应资料。人体的毒物动力学或代谢资料对于将动物试验结果推论到人体具有很重要的参考意义。

**5. 动物毒性试验和体外试验资料**　本程序所列的各项动物毒性试验和体外试验系统是根据目前管理（法规）毒理学规定所得到的重要资料，也是进行安全性评价的主要依据。结合其他来源于计算毒理学、体外试验或体内试验的相关资料，有助于更加全面地解释实验结果，做出科学的评价。

**6. 不确定系数**　即安全系数。将动物毒性试验结果外推到人时，鉴于动物与人的物种和个体之间的生物学差异，不确定系数通常为100，但可根据受试物的原料来源、理化性质、毒性大小、代谢特点、蓄积性、接触的人群范围、保健食品及其原料中的使用量和人的可能摄入量、使用范围及功能等因素来综合确定其安全系数的大小。

**7. 毒物动力学试验的资料**　毒物动力学试验是对化学物质进行毒理学评价的一个重要方面，因为不同化学物质及剂量大小，在毒物动力学或代谢方面的物种差别往往对毒性作用影响很大。在毒性试验中，原则上应尽量使用与人具有相同毒物动力学或代谢模式的动物品系来进行试验。研究受试物在实验动物和人体内吸收、分布、排泄和生物转化方面的差别，对于将动物试验结果外推到人和降低不确定性具有重要意义。

### （六）安全性综合评价须与时俱进

安全性评价的依据不仅仅是安全性毒理学试验的结果，而且与当时的科学水平、技术条件以及社会经济、文化因素有关。因此，随着时间的推移，社会经济的发展、科学技术的进步，当对原料或产品的安全性研究有新的科学认识时，应结合产品上市后人群食用过程中发现的安全问题以及管理机构采取的与安全有关的管理措施，对产品的安全性进行重新评价。

## 二、保健食品功能性评价方法

对保健食品进行功能性评价是保健食品科学研究的核心内容，主要针对保健食品所宣称的生理功效进行动物学甚至是人体实验。食品保健功能的检测及评价应由具备资质的检验机构承担。为进一步加强保健食品保健功能声称管理，堵塞保健食品功能声称被虚假宣传的漏洞，提升消费者对保健食品功能声称的科学认知和准确判定，避免与药品疾病预防和治疗作用混淆，国家主管部门依照《中华人民共和国食品安全法》及《保健食品原料目录与保健功能目录管理办法》，在对不同历史时期批准的保健功能进行梳理汇总的基础上，多次组织医学、药学、食品、营养等领域专家进行多次论证，正在逐步完善保健食品的功能声称管理以及保健食品的功能评价方法。

### （一）保健食品功能评价的基本要求

**1. 对受试样品的要求**

（1）应提供受试物的名称、性状、规格、批号、生产日期、保质期、保存条件、申请单位名称、生产企业名称、配方、生产工艺、质量标准、保健功能以及推荐摄入量等信息。

（2）受试样品应是规格化的定型产品，即符合既定的配方、生产工艺及质量标准。

（3）提供受试样品的安全性毒理学评价的资料以及卫生学检验报告，受试样品必须是已经过食品安全性毒理学评价确认为安全的食品。经过功能性评价的样品与安全性毒理学评价、卫生学检验、违禁物质检测的样品应为同一批次。对于因试验周期无法使用同一批次样品的，应确保违禁物质检测样品同人体试食试验样品为同一批次样品，并提供不同批次的相关说明及确保不同批次之间产品质量一致性的相关证明。

（4）应提供受试物的主要成分、功效成分/标志性成分及可能的有害成分的分析报告。

（5）如需提供受试样品兴奋剂、违禁药物等违禁物质检测报告时，应提交与功能性评价同一批次样品的兴奋剂、违禁药物等违禁物质检测报告。

**2. 对受试样品处理的要求**

（1）受试样品推荐量较大，超过实验动物的灌胃量、掺入饲料的承受量等情况时，可适当减少受试样品中的非功效成分的含量，对某些推荐用量极大（如饮料等）的受试样品，还可去除部分无安全问题的功效成分（如糖等），以满足保健食品功能评价的需要。以非定型产品进行试验时，应当说明理由，并提供受试样品处理过程的详细说明和相应的证明文件，处理过程应与原保健食品产品的主要生产工艺步骤保持一致。

（2）对于含乙醇的受试样品，原则上应使用其定型的产品进行功能实验，其三个剂量组的乙醇含量与定型产品相同。如受试样品的推荐量较大，超过动物最大灌胃量时，允许将其进行浓缩，但最终的浓缩液体应恢复原乙醇含量。如乙醇含量超过15%，允许将其含量降至15%。调整受试样品乙醇含量原则上应使用原产品的酒基。

（3）液体受试样品需要浓缩时，应尽可能选择不破坏其功效成分的方法。一般可选择60～70℃减压或常压蒸发浓缩、冷冻干燥等进行浓缩。浓缩的倍数依具体实验要求而定。

（4）对于以冲泡形式饮用的受试样品（如袋泡剂），可使用其水提取物进行功能实验，提取的方式应与产品推荐饮用的方式相同。如产品无特殊推荐饮用方式，则采用下述提取条件：常压，温度80～90℃，时间30～60min，水量为受试样品体积的10倍以上，提取2次，将其合并后浓缩至所需浓度，并标明该浓缩液与原料的比例关系。

**3. 对合理设置对照组的要求**　保健食品功能评价的各种动物实验至少应设3个剂量组，另设阴性对照组，必要时可设阳性对照组或空白对照组。以载体和功效成分（或原料）组成的受试样品，当载体本身可能具有相同功能时，在动物实验中应将该载体作为对照。以酒为载体生产加工的保健食品，应当以酒基作为对照。

保健食品人体试食对照物品可以用安慰剂，也可以用具有验证保健功能作用的阳性物。

**4. 对给予受试样品时间的要求**　动物实验给予受试样品以及人体试食的时间应根据具体实验而定，原则上为1～3个月，具体实验时间参照各功能的实验方法。如给予受试样品时间与推荐的时间不一致，需详细说明理由。

### （二）保健食品功能评价动物试验的基本要求

**1. 对实验动物、饲料、实验环境的要求**

（1）根据各项实验的具体要求，合理选择实验动物。常用大鼠和小鼠，品系不限，应使用适用于相应功能评价的动物品系，推荐使用近交系动物。

（2）动物的性别、周龄依实验需要进行选择。实验动物的数量要求为小鼠每组 10 ～ 15 只（单一性别），大鼠每组 8 ～ 12 只（单一性别）。

（3）动物及其实验环境应符合国家对实验动物及其实验环境的有关规定。

（4）使用动物饲料时应提供饲料生产商等相关资料。如为定制饲料，应提供基础饲料配方、配制方法，并提供动物饲料检测报告。

**2. 对给予受试样品剂量的要求**　各种动物实验至少应设 3 个剂量组，剂量选择应合理，尽可能找出最低有效剂量。在 3 个剂量组中，其中一个剂量应相当于人体推荐摄入量（折算为每千克体重的剂量）的 5 倍（大鼠）或 10 倍（小鼠），且最高剂量不得超过人体推荐摄入量的 30 倍（特殊情况除外），受试样品的功能实验剂量必须在毒理学评价确定的安全剂量范围之内。

**3. 对受试样品给予方式的要求**　必须经口给予受试样品，首选灌胃。灌胃给予受试物时，应根据试验的特点和受试物的理化性质选择适合的溶媒（溶剂、助悬剂或乳化剂），将受试物溶解或悬浮于溶媒中，一般可选用蒸馏水、纯净水、食用植物油、食用淀粉、明胶、羧甲基纤维素、蔗糖脂肪酸酯等，如使用其他溶媒应说明理由。所选用的溶媒本身应不产生毒性作用，与受试物各成分之间不发生化学反应，且保持其稳定性，无特殊刺激性味道或气味。如无法灌胃则可加入饮水或掺入饲料中给予，并计算受试样品的给予量。

应描述受试物配制方法、给予方式和时间。

### （三）保健食品人体试食试验的基本要求

**1. 基本原则**

（1）原则上受试样品已经通过动物实验证实（没有适宜动物实验评价方法的除外），确定其具有需验证的某种特定的保健功能。

（2）原则上人体试食试验应在动物功能学实验有效的前提下进行。

（3）人体试食试验受试样品必须经过动物毒理学安全性评价，并确认为安全的食品。

（4）给受试者以适当的物质奖励或经济补偿。

**2. 试验前的准备**

（1）拟定计划方案及进度，组织有关专家进行论证，并经伦理委员会参照《保健食品人群食用试验伦理审查工作指导原则》的要求审核、批准后实施。

（2）根据试食试验设计要求、受试样品的性质、期限等，选择一定数量的受试者。试食试验报告中试食组和对照组的有效例数不少于 50 人，且试验的脱离率一般不得超过 20%。

（3）开始试食前要根据受试样品性质，估计试食后可能产生的反应，并提出相应的处理措施。

**3. 对受试者的要求**

（1）选择受试者必须严格遵照自愿的原则，根据所需判定功能的要求进行选择。

（2）确定受试对象后要进行谈话，使受试者充分了解试食试验的目的、内容、安排及有关事项，解答受试者提出的与试验有关的问题，消除可能产生的疑虑。

（3）受试者必须有可靠的病史，以排除可能干扰试验目的的各种因素。

（4）受试者应填写参加试验的知情同意书，并接受知情同意书上确定的陈述："我已获得有关试食试验食物的功能及安全性等有关资料，并了解了试验目的、要求和安排，自愿参加试验，遵守试验的要求和纪律，积极主动配合，如实反映试验过程中的反应，逐日记录活动和生理的重要事件，接受规定的检查。"受试者和主要研究者在知情同意书上签字。志愿者填写知情同意书后应经试食试验负责单位批准。

**4. 对试验实施者的要求**

（1）以人道主义态度对待志愿受试者，以保障受试者的健康为前提。

（2）进行人体试食试验的单位应是具备资质的保健食品功能性检验机构。如需进行与医院共同实施的人体试食试验，医院应配备经过药物临床试验质量管理规范（GCP）等培训的副高级及以上职称医学专业人员负责项目的实施，有满足人体试食试验的质量管理体系，并具备处置人体试食不良反应的部门和能力。检验机构应加强过程监督，与医院共同研究制定保健食品人体试食试验方案，并严格按照经过保健食品人体试食伦理审核的方案执行。

（3）与试验负责人保持密切联系，指导受试者的日常活动，监督检查受试者遵守试验有关规定。

（4）在受试者身上采集各种生物样本，应详细记录采集样本的种类、数量、次数、采集方法和采集日期。

（5）负责人体试食试验的主要研究者应具有副高级及以上职称。

**5. 试验观察指标的确定**

根据受试样品的性质和作用确定观察的指标，一般应包括：

（1）在被确定为受试者之前应进行系统的常规体检（进行心电图、胸片和腹部 B 超检查），试验结束后根据情况决定是否重复心电图、胸片和腹部 B 超检查。

（2）在受试期间应取得下列资料：

①主观感觉（包括体力和精神方面）。

②进食状况。

③生理指标（血压、心率等），症状和体征。

④常规的血液学指标（血红蛋白、红细胞和白细胞计数，必要时做白细胞分类），生化指标（转氨酶、血清总蛋白、白蛋白、尿素、肌酐、血脂、血糖等）。

⑤功效性指标：即与保健功能有关的指标，如有助于抗氧化功能、有助于增强免疫力功能等方面的指标。

## （四）评价保健食品功能时需要考虑的因素

**1. 人的可能摄入量**　除一般人群的摄入量外，还应考虑特殊的和敏感的人群（如儿童、孕妇及高摄入量人群）。

**2. 人体资料**　由于存在着动物与人之间的种属差异，在将动物实验结果外推到人时，应尽可能收集人群服用受试样品后的效应资料，若体外或体内动物实验未观察到或不易观察到食品的保健作用或观察到不同效应，而有大量资料提示对人有保健作用时，在保证安全的前提下，应进行必要的人体试食试验。

**3. 结果重现性与量效关系**　在将本程序所列实验的阳性结果用于评价食品的保健作用时，应考虑结果的重复性和剂量反应关系，并由此找出其最小有作用剂量。

# 第十五章

# 中药化妆品的研究与开发

扫一扫，查阅本章数字资源，含PPT、音视频、图片等

## 第一节　中药化妆品的介绍

中药是中国古老文明传承重要的一部分，历史悠久，而且积累了古人的实践经验。从先秦时代开始，我国就开始利用天然中草药美化皮肤。在一些古代洞穴中的壁画上，还能够发现古人美容化妆留下的痕迹，这也是中药美容历史久远的例证。《黄帝内经》是我国现存最早的一部有关中医药理论的专著，书中多处记载了美容的内容。同时期的经典著作《神农本草经》中也记载了多达 160 种具有美容功效的药物。两晋到隋唐五代时期，诞生了很多记载中药美容、护肤的医药学著作。唐朝是中医药美容发展史上的一个鼎盛时期，化妆品的品种日趋丰富。宋明清时期，传统中药美容的研究内容和范围大有拓展，清代更可以称为中草药美容史上的黄金时期。

人们在实践中发现很多具有补气血、补五脏、强筋骨、悦颜色、祛斑、除皱、防裂、乌须发等美容功效的药物。使用中草药提取物作为美容护肤品的添加剂，具有作用温和、对皮肤的刺激性小、安全性高、疗效显著等特点，所以中药现广泛应用到美白、祛斑、防晒等美容护肤化妆品的制备过程中。

### 一、中药美容与中药化妆品

中药美容是指通过中药的内服或外用来达到防病健身、美化肌肤、延缓皮肤老化及治疗损美性疾病的目的，是一系列用中药调理机体达到自然健美的美容方法。

中药化妆品是指配方中添加了中药、中药提取物或中药活性成分而制成的化妆品。它包括中药肤用化妆品、中药发用化妆品、芳香化妆品和中药牙用化妆品等类型。

中药化妆品研究的主要任务是整理和继承中医药学与化妆品相关的理论、经验与技术，奠定中药化妆品研发的基础，通过进一步整理发掘和深入研究，让这些理论方法更加系统化和科学化，同时结合和应用现代化妆品学的新理论、新工艺、新技术和新设备进行中药美容和中药化妆品新产品研究开发。

### 二、中药化妆品的种类

中药化妆品主要从以下几个方面进行分类。

#### （一）按照化妆品功效宣称进行分类

**1. 具清洁功效的化妆品**　用于除去施用部位表面的污垢及附着物。如洗面奶、沐浴露、洗发剂等。

**2. 具卸妆功效的化妆品**　用于除去施用部位的彩妆等其他化妆品。如卸妆油、卸妆水、卸妆乳等。

**3. 具有滋润功效的化妆品**　用于补充或增强施用部位油脂等成分含量，有助于保持或减少施用部位油脂等成分的流失。如马油、滋润型黄油等。

**4. 具有保湿功效的化妆品**　用于补充或有助于保持施用部位水分含量，有助于减少施用部位的水分流失。如保湿乳液、保湿啫喱等。

**5. 具有美容修饰功效的化妆品**　用于暂时改变施用部位外观状态，达到美化、修饰等作用，清洁卸妆后可恢复原状。如腮红、眼影、口红等。

**6. 具有毛发造型功效的化妆品**　用于头发、胡须表面，美化整体形态及维持相对稳定，清洁卸妆后可恢复原状。如发胶、弹力素等。

**7. 具有芳香功效的化妆品**　具有芳香成分，可增加香味；有助于修饰体味。如香水、香水笔等。

**8. 具有护发功效的化妆品**　有助于改善头发、胡须的梳理性，防止静电，保持或增强毛发的光泽。如护发精油等。

**9. 具有防晒功效的化妆品**　用于保护皮肤（含口唇）免受紫外线所带来的损伤，如防晒霜、防晒乳、防晒喷雾等。

**10. 具有祛斑美白功效的化妆品**　有助于减轻或减缓皮肤色素沉着，达到皮肤美白增白效果，如祛斑霜、美白精华等。另一类是通过物理遮盖形式达到皮肤美白增白效果的中药化妆品。如粉底液、遮瑕膏等。

**11. 具有抗皱功效的化妆品**　有助于减缓皮肤皱纹产生或使皱纹变得不明显。市场上的抗皱类化妆品主要有水剂、精华、乳液、膏霜、凝胶、面膜等形式。

**12. 具有紧致功效的化妆品**　有助于保持或增加皮肤的紧实度、弹性。如紧塑精华素等。

**13. 具有修护功效的化妆品**　有助于为皮肤、毛发提供稳定的生理环境，有助于受到轻微伤害的皮肤、毛发恢复正常状态。如护发素等。

**14. 具有舒缓功效的化妆品**　有助于改善皮肤刺激等状态。如舒缓凝胶等。

**15. 具有祛痘、去黑头功效的化妆品**　有助于减缓粉刺、黑头的发生；有助于粉刺、黑头发生后皮肤的恢复。如祛痘凝胶、去黑头面膜等。

**16. 具有控油功效的化妆品**　有助于减缓皮肤皮脂分泌和沉积，或使皮肤出油现象不明显。如清爽控油保湿露等。

**17. 具有去角质功效的化妆品**　有助于促进皮肤角质的脱落或促进角质更新。如去角质啫喱、磨砂膏等。

**18. 具有爽身、止汗功效的化妆品**　有助于保持皮肤干爽或增强皮肤清凉感。如爽身粉、止汗露等。

**19. 具有染发功效的化妆品**　以改变头发颜色为目的，使用后即时清洗不能恢复头发原有颜色。

**20. 具有烫发功效的化妆品**　用于改变头发弯曲度（弯曲或拉直），并维持相对稳定。

**21. 具有防脱发功效的化妆品**　有助于改善或预防头发脱落。

**22. 具有防断发功效的化妆品**　有助于改善或预防头发断裂、分叉，有助于保持或增强头发韧性。

**23. 具有去屑功效的化妆品**   有助于减少附着于头发、头皮的皮屑。

**24. 具有发色护理功效的化妆品**   有助于在染发后保持头发颜色的稳定。

**25. 具有脱毛功效的化妆品**   用于减少或除去体毛。如脱毛膏。

**26. 具有除臭功效的化妆品**   有助于减轻或消除体臭。除臭化妆品可制成粉状、膏状、乳液状和气溶胶型等多种剂型。

**27. 具有辅助剃须剃毛功效的化妆品**   用于软化、膨胀须发，有助于剃须剃毛时皮肤润滑。如剃须泡沫、剃须啫哩、剃须膏等。

### （二）按照化妆品作用部位分类

**1. 头发用化妆品**   主要指具有染发、烫发、洗发、护发作用的化妆品。

**2. 头部皮肤用化妆品**   主要指对头部的皮肤进行保养的化妆品。如头皮护理精华液等。

**3. 全身皮肤用化妆品**   可用于全身皮肤保养的化妆品。

**4. 躯干部位用化妆品**   仅用于躯干部位，而不用于头部、腋下等部位的化妆品。

**5. 面部用化妆品**   只在面部使用的化妆品，不用于口唇、眼部、须部。

**6. 眼部用化妆品**   用于眼周部位的化妆品，但不包含睫毛、眉毛使用的化妆品。

**7. 口唇用化妆品**   用于口唇部位的化妆品。

**8. 须部用化妆品**   用于包含胡须和须部皮肤的化妆品。

**9. 腋下用化妆品**   用于腋下部位的化妆品。

**10. 眉毛用化妆品**   用于眉毛的化妆品，如眉粉、眉笔等。

**11. 睫毛用化妆品**   用于睫毛的化妆品，如睫毛膏等。

**12. 体毛用化妆品**   仅用于体毛的化妆品，如脱毛膏等。适用范围不包括面部的毛发。

**13. 指（趾）甲用化妆品**   用于指（趾）甲的化妆品，如指甲油、护甲油等。

### （三）按照化妆品产品剂型分类

**1. 膏霜类化妆品**   经过乳化的膏、霜、蜜、脂等化妆品。

**2. 乳液类化妆品**   经过乳化的乳、乳液、奶、奶液等化妆品。

**3. 水剂类化妆品**   不经乳化的露、液、水等化妆品。

**4. 凝胶类化妆品**   不经乳化的啫喱、胶等化妆品。

**5. 油剂类化妆品**   不经乳化的含油脂类液体化妆品。

**6. 粉剂类化妆品**   散粉、颗粒等化妆品。

**7. 块状粉或固体类化妆品**   块状粉、大块固体等化妆品。

**8. 泥类化妆品**   泥状固体等化妆品。

**9. 气雾剂类（不含推进剂）化妆品**   以气雾为形式（不含推进剂）的化妆品。

**10. 气雾剂类（含推进剂）化妆品**   以气雾为形式（含推进剂）的化妆品。

**11. 有机溶剂类化妆品**   含有机溶剂的化妆品。

**12. 蜡基类化妆品**   以蜡为主要基料的化妆品。

**13. 贴、膜类化妆品**   含贴、膜等配合化妆品使用的基材的化妆品。

**14. 冻干类化妆品**   生产工艺包含冻干技术的化妆品。

## （四）按照化妆品使用人群分类

**1. 普通人群使用的化妆品**　若产品不限定适用人群，应对应此项；仅选择此项的产品，使用人群不包括 12 周岁以下人群。

**2. 婴幼儿（出生～3 周岁）使用的化妆品**　适合于出生～3 周岁的婴幼儿使用的化妆品。

**3. 儿童（3～12 周岁前）使用的化妆品**　适合于 3～12 周岁前的儿童使用的化妆品。

**4. 其他人群使用的化妆品**　如适用于孕妇、哺乳期妇女使用的化妆品。

## （五）按照化妆品使用方法分类

**1. 淋洗类化妆品**　在皮肤、头发或黏膜上使用后就除去的产品。

**2. 驻留类化妆品**　停留在皮肤上、头发或黏膜上，保持持久接触的产品。

# 第二节　中药化妆品的申报与审批

中药化妆品新原料及产品具有规范的申报和审批政策。2021 年国家市场监督管理总局令第 35 号公布《化妆品注册备案管理办法》，同年国家药监局先后发布了"关于发布《化妆品新原料注册备案资料管理规定》的公告（2021 年第 31 号）""关于发布《化妆品注册备案资料管理规定》的公告（2021 年第 32 号）"，进一步规范和指导化妆品新原料及化妆品产品的注册与备案工作，这些管理规定自 2021 年 5 月 1 日起正式施行。

## 一、化妆品新原料注册和备案

按照《化妆品新原料注册备案资料管理规定》准备相应的材料，通过化妆品新原料注册备案信息服务平台申请注册或进行备案，信息服务平台中填写、上传的注册和备案资料电子版应当与纸质版保持一致。

### （一）化妆品新原料注册人在新原料注册和备案信息系统进行用户登记所需资料

1. 化妆品新原料注册人、备案人信息。

2. 化妆品新原料注册人、备案人安全风险监测和评价体系概述。

3. 化妆品新原料注册人、备案人为境外的，应当由境内责任人填报信息，同时提交境内责任人授权书及其公证书的原件。

### （二）申请国产化妆品新原料注册和备案时应提交的资料

1. 注册人、备案人和境内责任人的名称、地址、联系方式。

2. 新原料研制报告。

3. 新原料的制备工艺、稳定性及其质量控制标准等研究资料。

4. 新原料安全评估资料。

化妆品新原料注册人、备案人或境内责任人应当根据所申报注册或进行备案新原料的具体情形分类，按照化妆品新原料注册和备案资料要求整理并提交相应的注册和备案资料。

化妆品新原料注册人、备案人或境内责任人应当结合新原料注册和备案资料相关技术信息，编制并提供用于注册和备案信息公开的化妆品新原料技术要求资料，在新原料获得批准或完成备案后，作为批准证书或备案凭证的附件对外公布，供社会公众查询参阅。

## 二、化妆品注册和备案

按照《化妆品注册备案资料管理规定》准备相应的材料。

### （一）资料项目及要求

首次申请特殊化妆品注册或者办理普通化妆品备案时，境内的注册申请人、备案人和境内责任人应当提交以下用户信息相关资料：

1. 注册人备案人信息表及质量安全负责人简历。
2. 注册人备案人质量管理体系概述。
3. 注册人备案人不良反应监测和评价体系概述。
4. 境外注册人、备案人应当提交境内责任人信息表。
5. 境内责任人授权书原件及其公证书原件。
6. 注册人、备案人有自行生产或者委托境外生产企业生产的，应当提交生产企业信息表和质量安全负责人信息，一次性填报已有生产企业及其信息。生产企业为境外的，应当提交境外生产规范证明资料原件。

### （二）注册与备案资料要求

注册人、备案人办理注册或者备案时，应当提交以下资料：

1. 《化妆品注册备案信息表》及相关资料。
2. 产品名称信息。
3. 产品配方。
4. 化妆品注册人、备案人应当遵循风险管理的原则。
5. 产品标签样稿。
6. 产品检验报告。
7. 产品安全评估资料。

以上资料要符合《化妆品注册备案资料管理规定》要求。

## 第三节　中药化妆品的原料与产品质量控制

化妆品应为安全有效的产品，在正常及合理的、可预见的使用条件下，不应该对人体的健康产生危害。化妆品使用的原料必须符合相关的标准，形成的产品必须安全可靠，不能对施用部位产生明显刺激及损伤，并且无感染性。中药化妆品中因为添加了中药成分，赋予了化妆品美白、保湿、抗皱、治疗、保健等多种功效。中药化妆品的原材料选择、配方设计、生产等各方面必须符合《化妆品卫生规范》（2015 年版），严格遵守限用原则。

### 一、中药化妆品的原料

中药化妆品是由中药与各种原辅料经过加热、搅拌及乳化等相关生产程序调配加工制成的复配混合物质。其种类繁多，功能各异。按照化妆品原料的性能及用途，可以将原料分为三大类，即中药原料、基质原料和辅助原料。

中药原料是具有美容、保健、营养等作用的中药，如人参、珍珠、芦荟等。基质原料是中药化妆品制备的主体原料，在各种化妆品的配方中所占比例较大，是起到主要功能作用的原料。辅助原料主要是对化妆品的成形、稳定起到重要的作用，并往往具有赋色、增香以及其他特性的功能，辅助原料虽然在化妆品的配方中所占比例较小，地位却很重要。

### （一）中药原料

常用的美容中药通常分为两大类，即保健型和治疗型。保健型美容中药在古代本草中就有记载，一般会具有诸如"悦泽人面""好颜色""白丽"等功效，现代科学研究发现用于美容的中药材多具有滋泽肌肤、去皱消纹、美白肤色、护发养发等作用。治疗型美容中药具有乌发、祛斑除疤、疗疮疡等特殊的功效。在化妆品中常用的中药有人参、珍珠、芦荟等上百种。

具有美白祛斑功能的中药原料有人参、珍珠、灵芝、甘草、白术、辛夷、藁本等。这些中药原料能够通过减少黑色素的形成和积累、促进细胞中 SOD 数量的增加、增强细胞中 ATP 酶的活力、促进新陈代谢等作用达到美白祛斑的目的。

具有保湿润肤功能的中药原料有人参、灵芝、玫瑰花、蜂蜜、益母草、茯苓、枸杞子、红花、芦荟、泽泻、紫草、檀香、桑叶、天花粉、沙棘、天冬、杏仁、桃仁、川芎、白及、月见草、甘草、白薇、白芍、赤芍、白芷、蜂王浆、覆盆子、玉竹、菟丝子等。此外银耳的保湿润肤功效也很显著，银耳提取物及多糖具有保湿作用，目前市场上有使用银耳的提取物及由银耳多糖制成的面霜和乳液，能够较好地滋润和营养皮肤。

具有防晒功能的中药也很多，但目前应用的还较少。芦荟具有较好的防晒功能。还有一种防晒作用较好的中药材为母菊。母菊花及叶的提取物、花末、花水、花油等都已经成为化妆品的原料。母菊具有防晒的功能，并可以缓解皮肤过敏产生的各种症状，所以能够养护晒伤的肌肤，可以加入到护肤品中。

具有抗衰老抗皱功能的中药原料一般有覆盆子、蜂王浆、菟丝子、玉竹、白芍、赤芍、珍珠、灵芝、玫瑰花、蜂蜜、益母草、枸杞子、三七、檀香、天花粉、沙棘、天冬、杏仁、黄芪、川芎、丹参等。

具有防脱发、乌发功能的中药原料有何首乌、人参、枸杞子、红花、三七、杏仁、桃仁、川芎、黄芪等。其中最有名的乌发中药当属何首乌。

一些中药还具有祛粉刺的作用。如芦荟、桑叶、桃仁、丹参等。另外，射干对粉刺的治疗很有效。射干根的提取物现已成为我国化妆品的原料，具有调节雌激素的作用，可以用于治疗粉刺，如果配合金银花等中药使用，能够溶解角质，加速浅表层的炎症消退，促进毛囊上皮细胞分裂，让粉刺松动并开始驱出，有助于闭合性粉刺向开放性粉刺转变，并能够加速丘疹和结节的消退，达到让粉刺尽快痊愈的目的。

### （二）基质原料

**1. 油质原料**　油质是化妆品的一类重要的原料，通常可以分为两大类，即天然油质原料和合成油质原料。天然油质通常是指植物性油脂及动物性油脂，主要成分是由脂肪酸及甘油所组成的脂肪酸甘油酯。常用的植物油脂有橄榄油、椰子油、蓖麻油等。用于化妆品制备的动物性油脂主要有水貂油、蛋黄油、羊毛脂、卵磷脂等。

**2. 蜡类原料**　蜡类是由高碳脂肪酸及高碳脂肪醇组成的酯。蜡类在化妆品中具有稳定产品、调节黏稠度、降低油腻感等作用。化妆品中主要使用的蜡类有小烛树蜡、巴西棕榈蜡、霍霍巴蜡、木蜡、蜂蜡等。

**3. 烃类原料**　烃类是指由天然的矿物精加工而成的一类碳水化合物，具有300℃以上的高沸点，没有动植物油脂的皂化价及酸价。依据烃类物质的性质和结构，可分为三大类，即脂肪烃、脂环烃和芳香烃。烃类能防止皮肤表面水分的蒸发，从而提高化妆品的保湿性能。一般应用于化妆品的烃类包括固体石蜡、液体石蜡、地蜡、凡士林等。

**4. 合成原料**　是指经各种油脂或原料加工合成后的改性油脂和蜡。合成原料化学组成上与原料油脂相似，但在纯度、化学稳定性、物理性状、微生物稳定性、对皮肤的刺激性、皮肤吸收性等方面都有显著改善和提高，所以在化妆品中使用得更多。常见的合成油脂原料有角鲨烷、聚硅氧烷、羊毛脂衍生物、脂肪醇、脂肪酸、脂肪酸脂等。

**5. 粉质原料**　通常在粉末状化妆品的制备中使用，如香粉、粉饼、爽身粉、腮红、眼影等。粉质原料主要能够起到遮盖滑爽、延展等作用，主要有无机粉质原料和有机粉质原料两大类。滑石粉、硅粉、钛白粉等属于无机粉质原料。有机粉质原料有硬脂酸镁、硬脂酸锌、聚乙烯粉、聚苯乙烯粉、纤维素微珠等。需要注意的是这些粉质原料常含有对皮肤有毒性作用的重金属，应严格控制重金属含量低于国家《化妆品安全技术规范》（2015年版）规定的含量。

**6. 胶质原料**　是一类高分子化合物，可溶于水，在水中可以膨胀成胶体。化妆品中使用胶质原料能够使固体粉质原料黏和成型，所以可以作为胶合剂，同时胶质原料对乳状液或悬状剂能够起到乳化的作用，此外胶质原料还具有增稠或凝胶化作用。

用于化妆品工业的胶质原料主要分为两类，即天然胶质与合成胶质。天然胶质原料主要有淀粉、植物树胶、动物明胶等常用于化妆品制备的原料。天然胶质存在质量不稳定，容易受到环境影响，产量有限，易发霉等缺点。合成的胶质原料主要使用的是聚乙烯醇、聚乙烯吡咯烷酮等，这类化合物性质稳定，对皮肤的刺激性低，且价格低廉，因此现已成为胶体原料的主要来源。合成胶质能够分成半合成的与合成的两种类型。半合成胶质通常有甲基纤维素、乙基纤维素、羧甲基纤维素钠、羟乙基纤维素、瓜耳胶及其衍生物等。合成胶质在化妆品中常用聚乙烯醇、聚乙烯吡咯烷酮、丙烯酸聚合物等。

### （三）辅助原料

**1. 表面活性剂**　表面活性剂同时具有疏水基和亲水基，具有去除污垢、发泡增稠、润湿等作用。表面活性剂广泛应用于清洁类、膏霜类、香波类染发剂、烫发剂、唇膏等化妆品的生产过程中。

**2. 着色剂**　着色剂又称为色素，能够赋予化妆品美丽的颜色。如氧化铁、氧化钛、氧化锌、红花苷、叶绿素、β-胡萝卜素、亚硝基染料、硝基染料、靛蓝染料等。

**3. 赋香剂**　赋香剂主要有天然香料和合成香料两大类。天然香料是从动物或植物中提取的，保持原有动、植物香气特征的香料，一般可分为动物性和植物性香料。植物香料是指从植物的花、果、种子、叶、茎、皮、根或地下茎中提取得到的芳香性油分，又称精油。玫瑰精油、茉莉香精、薄荷油、香茅油、柑橘油以及桉叶油等在化妆品中广泛应用。动物香料是较为珍贵的一类天然香料，香气较为持久。主要使用的动物香料有四种，即麝香、龙涎香、灵猫香和海狸香。麝香有特殊的芳香，应用极其广泛。龙涎香、灵猫香和海狸香都是用于配制高级化妆品的香料。合成香料为化学合成方法制得的有芳香气味的有机化合物。世界上目前存在的合成香料已经达到7000多种，常用主要有400多种。合成香料如果按照其化学结构或者官能团来区分，有烃类、醇类、酸类酯类、酚类醚类、醛类、酮类、内酯类、缩醛类、缩酮类、多环类、杂环类、卤化物类、硫化物类等。

**4.防腐剂**　化妆品特别是液态化妆品容易被微生物所污染。所以各类化妆品中常添加一定量的防腐剂类物质，从而达到抑制微生物繁殖生长的目的。化妆品中经常使用的防腐剂包括对羟基苯甲酸酯类、苯甲酸及其钠盐、苯酚、硝酸苯汞、山梨酸、苯乙醇、苯氯乙醇等。其中山梨酸及其钾盐、对羟基苯甲酸酯类、苯甲酸及其钠盐安全性较高。

**5.抗氧剂**　化妆品中有很多原料来源于动物油、植物油、矿物油，这些油脂中由于含有不饱和键，故容易被氧化并导致产品出现变色变质、变味等现象。抗氧剂加入到化妆品中能够防止产品氧化、酸败、变质，并且可以阻止或延缓产品中不饱和键被氧化。化妆品中常使用的抗氧剂主要有二丁基羟基甲苯、丁基羟基茴香醚、没食子酸丙酯等。

**6.紫外线吸收剂**　在国外最早使用植物油类涂抹身体以起到防晒的作用，在一些地区有人至今仍在使用。化妆品中添加的紫外线吸收剂主要有对氨基苯甲酸类、水杨酸类、肉桂酸类、羟基二苯酮类、氨基酸甲酯等。这些紫外线吸收剂能够防止皮肤晒黑或晒焦，同时具有对皮肤无毒、无害，与其他化妆品原料较好相溶，挥发性低、稳定性强等作用。除了这些紫外线吸收剂外，还有很多天然植物的提取物也具有吸收紫外线的作用，例如芦荟、金丝桃蜡菊、母菊等的提取物能够起到防晒的作用，保持皮肤正常的生理状态。

## 二、含中药化妆品的质量控制

按照《化妆品安全技术规范》（2015版）要求，对化妆品的原料、配方设计、生产、成品等方面制定了相关的标准来控制中药化妆品的质量。

### （一）原料要求

1.化妆品原料应经安全性风险评估，确保在正常、合理及可预见的使用条件下，不得对人体健康产生危害。

2.化妆品原料质量安全要求应符合国家相应规定，并与生产工艺和检测技术所达到的水平相适应。

3.原料技术要求内容包括化妆品原料名称登记号（CAS号和/或EINECS号、INCI名称、拉丁学名等）、使用目的、适用范围、规格、检测方法、可能存在的安全性风险物质及其控制措施等。

4.化妆品原料的包装、储运、使用等过程，均不得对化妆品原料造成污染。直接接触化妆品原料的包装材料应当安全，不得与原料发生化学反应，不得迁移或释放对人体产生危害的有毒有害物质。对有温度、相对湿度或其他特殊要求的化妆品原料应按规定条件储存。

5.化妆品原料应能通过标签追溯到原料的基本信息（包括但不限于原料标准中文名称、INCI名称、CAS号和/或EINECS号）、生产商名称、纯度或含量生产批号或生产日期、保质期等中文标识。属于危险化学品的化妆品原料，其标识应符合国家有关部门的规定。

6.对动植物来源的化妆品原料应明确其来源、使用部位等信息。对动物脏器组织及血液制品或提取物的化妆品原料，应明确其来源、质量规格，不得使用未在原产国获准使用的此类原料。

7.使用化妆品新原料应符合国家有关规定。

### （二）配方设计要求

配方直接关系到产品的质量，应对产品的定位合理设计，注意掌握原料的特性以及相互之间配伍的协调性。谨慎使用限用物质，若技术上无法避免禁用物质作为杂质带入化妆品时，国家有限量规定的应符合其规定，未规定限量的，应进行安全性风险评估，确保在正常、合理及可预见的使用条件下不得对人体健康产生危害。

### （三）生产要求

生产应有规定的工艺操作规程，在生产中按规定操作并作详细记录。生产过程中要特别注意微生物的控制，重点控制原料的细菌总数，保持生产设备、容器、贮罐以及场地的卫生。同时也要控制有害物质的限值。

化妆品中微生物指标应符合表 15-1 中规定的限值。化妆品中有害物质不得超过表 15-2 中规定的限值。

**表 15-1 化妆品中微生物指标限值**

| 微生物指标 | 限值 | 备注 |
|---|---|---|
| 菌落总数<br>（CFU/g 或 CFU/mL） | ≤ 500 | 眼部化妆品、口唇化妆品和儿童化妆品 |
|  | ≤ 1000 | 其他化妆品 |
| 霉菌和酵母菌总数<br>（CFU/g 或 CFU/mL） | ≤ 100 |  |
| 耐热大肠菌群 /g（或 mL） | 不得检出 |  |
| 金黄色葡萄球菌 /g（或 mL） | 不得检出 |  |
| 铜绿假单胞菌 /g（或 mL） | 不得检出 |  |

**表 15-2 化妆品中有害物质限值**

| 有害物质 | 限值（mg/kg） | 备注 |
|---|---|---|
| 汞 | 1 | 含有机汞防腐剂的眼部化妆品除外 |
| 铅 | 10 |  |
| 砷 | 2 |  |
| 镉 | 5 |  |
| 甲醇 | 2000 |  |
| 二噁烷 | 30 |  |
| 石棉 | 不得检出 |  |

### （四）成品检测

成品检测是产品出厂前的最终检验，这样可以对产品质量做较全面的验证，把好出厂关，每批产品应标明批号，检验记录应归档，万一发生质量问题可以追溯。其产品感官指标、理化指标、卫生指标、包装和标志都应符合标准。对于不合格产品应采取措施予以纠正，并查找原因，制定预防措施。不合格产品坚决不允许出厂，确保出厂产品 100% 合格。

## （五）其他方面

含中药化妆品的质量控制不仅体现在原料、生产等方面，还包括产品上市前的许可管理和上市后的监督管理，以保证上市化妆品的质量和安全。国家政府部门制定了相关的法规和标准，如《化妆品安全技术规范》（2015 版）、《化妆品监督管理条例》（2020 年版）、《化妆品卫生监督条例》《化妆品注册备案管理办法》（2020 年版）、《化妆品标识管理规定》《化妆品广告管理办法》《进出口化妆品监督检验管理办法》《化妆品卫生监督条例实施细则》《化妆品产品生产许可证换（发）证实施细则》《化妆品卫生行政许可检验规定》等对化妆品的质量进行监控。

同时国家修订了一系列化妆品的质量标准，其标准化体系已逐步形成。不同化妆品的质量标准规定了产品的形态、气味、理化等感官特征及净含量、水分、灰分、重金属及微生物指标，制定了功效成分的含量限度、化妆品的功效评价方法及产品稳定性考察方法。

# 第四节 中药化妆品的卫生规范与安全性评价

化妆品已成为人们日常生活中的必需品。随着人民生活水平的提高，绿色天然、功效显著的中药化妆品受到广泛关注。在立足国内化妆品市场，积极开拓国际市场，大力发展我国独具优势的中药化妆品产业的同时，《化妆品卫生规范》《化妆品安全技术规范》等相应标准也在逐步完善，为中药化妆品的质量和安全提供必要保证。

## 一、中药化妆品的卫生规范

### （一）一般要求

在正常以及合理的、可预见的使用条件下，化妆品不得对人体健康产生危害。

### （二）原料要求

禁止使用《化妆品卫生规范》中所列出的 α，α，α–三氯甲苯、1，2，3–三氯丙烷等化学物质，毛茛科乌头属、大戟科大戟属等植物为化妆品组分。凡以《化妆品卫生规范》中所列 α–羟基酸及其盐类和酯类等限用物质为化妆品组分的，必须符合表中所作规定，包括使用范围、最大允许使用浓度、其他限制和要求以及标签上必须标印的使用条件和注意事项。化妆品中所用防腐剂必须是《化妆品卫生规范》中所列物质，并必须符合规范中的规定，包括最大允许使用浓度、使用范围和限制条件以及标签上必须标印的使用条件和注意事项。化妆品中所用防晒剂必须是《化妆品卫生规范》中所列物质，并必须符合表中的规定，包括最大允许使用浓度以及标签上必须标印的使用条件和注意事项。化妆品中所用着色剂必须是《化妆品卫生规范》中所列物质，并必须符合表中的规定，包括允许使用范围、其他限制和要求。化妆品中所用染发剂必须是《化妆品卫生规范》中所列物质，并必须符合表中的规定，包括最大允许使用浓度、其他限制和要求以及标签上必须标印的使用条件和注意事项。

### （三）终产品要求

化妆品使用的原料必须符合上述原料要求。化妆品产品必须保证使用安全，不得对使用部位产生明显刺激和损伤，且无感染性。化妆品的微生物学质量应符合表 15-1 中规定的限量。化妆品中有毒物质不得超过表 15-2 中规定的限量。

## 二、化妆品的安全性评价

化妆品在日常生活中是一类长期使用的产品，所以它的安全性极为重要。为了保证化妆品使用的安全性，我国对化妆品的管理有着较完善的法律法规和严格的市场管理规范。

对化妆品的安全性评价，主要依据是由国家食品药品监督管理总局制定的《化妆品安全技术规范》。它从化妆品的一般卫生要求、禁限用原料、检验评价方法等方面，对在我国生产和经营的化妆品做了详细规定。

依据化妆品的原料和产品不同，化妆品安全性评价有不同的毒理学检测项目和要求。国际上，对化妆品原料的毒理学检测通常遵循经济合作与发展组织（OECD）的指南。包括我国在内，各国都有化妆品原料使用清单、限用清单和禁用清单。我国的《化妆品安全技术规范》（CFDA2015 版）规定了化妆品安全性评价的毒理学检测项目、要求和试验方法，适用于化妆品及其原料安全性评价的毒理学检测。

### （一）化妆品安全通用要求

**1. 化妆品的一般要求**

（1）化妆品应经安全性风险评估，确保在正常、合理、可预见的使用条件下，不得对人体健康产生危害。

（2）化妆品生产应符合化妆品生产规范的要求。化妆品的生产过程应科学合理，保证产品安全。

（3）化妆品上市前应进行必要的检验，包括相关理化检验、微生物检验、毒理学试验和人体安全试验等。

（4）化妆品应符合产品质量安全有关要求，经检验合格后方可出厂。

**2. 对原料、配方的要求**　原料、配方是中药化妆品保证安全性的关键。注意掌握原料的特性以及相互之间配伍的协调性。按照要求选择原料，谨慎使用限用物质。

**3. 对微生物指标和有害物质限制的要求**　化妆品中的微生物和有害物质是安全性评价的重要指标，必须符合规定的限值。

**4. 对包装材料的要求**　直接接触化妆品的包装材料应当安全，不得与化妆品发生化学反应，不得迁移或释放对人体产生危害的有毒有害物质。

**5. 对标签的要求**

（1）凡化妆品中所用原料按照《化妆品安全技术规范》需在标签上标印使用条件和注意事项的，应按相应要求标注。

（2）其他要求应符合国家有关法律法规和规章标准要求。

**6. 儿童用化妆品要求**

（1）儿童用化妆品在原料、配方、生产过程、标签、使用方式和质量安全控制等方面除满足正常的化妆品安全性要求外，还应满足儿童化妆品配方设计原则、儿童化妆品安全要求等相关特定的要求，以保证产品的安全性。

（2）儿童用化妆品应在标签中明确适用对象。

## （二）化妆品安全性评价的一般要求

1. 凡属于化妆品新原料，必须进行五个阶段的试验：急性毒性和动物皮肤、黏膜试验阶段；亚慢性毒性和致畸试验阶段；致突变致癌短期生物筛选试验阶段；慢性毒性和致癌试验阶段；人体斑贴试验和试用试验阶段。

2. 凡属于含药物化妆品需进行动物急性毒性试验、皮肤与黏膜试验和人体试验，但是根据化妆品所含成分的性质、使用方式和作用部位等因素，可分别选择其中几项或全部试验项目。

3. 凡属于化妆品新产品需进行动物急性试验、皮肤与黏膜试验及人体试验，但是根据化妆品所含成分的性质、使用方式和使用部位等因素，可分别选择其中几项或全部试验项目。

4. 凡进口化妆品应由进口单位提供安全性评价资料。

## （三）原料的毒理学检测

化妆品的新原料，一般需进行下列毒理学试验：

1. 急性经口和急性经皮毒性试验。

2. 皮肤和急性眼刺激性或腐蚀性试验。

3. 皮肤变态反应试验。

4. 皮肤光毒性和光敏感试验（原料具有紫外线吸收特性需做该项试验）。

5. 致突变试验（至少应包括一项基因突变试验和一项染色体畸变试验）。

6. 致畸试验。

7. 亚慢性经口和经皮毒性试验。

8. 慢性毒性或致癌性结合试验。

9. 毒物代谢及动力学试验。

10. 根据原料的特性和用途，还可考虑其他必要的试验。如果该新原料与已用于化妆品的原料化学结构及特性相似，则可考虑减少某些试验。

试验方法参照《GB7919-1987-化妆品安全性评价程序和方法》《化妆品安全技术规范》（CFDA2015版）、《OECD化学物质测试指南》。

## （四）产品的毒理学检测

**1. 检测项目**　一般情况下，新开发的化妆品产品在投放市场前，应根据产品的用途和类别进行相应的试验，以评价其安全性。

**2. 检测项目的选择原则**　由于化妆品种类繁多，在选择试验项目时应根据实际情况确定。原则上，每天使用的化妆品需进行多次皮肤刺激性试验，进行多次皮肤刺激性试验者则不再进行急性皮肤刺激性试验，间隔1日或数日使用和用后冲洗的化妆品进行急性皮肤刺激性试验，与眼接触可能性小的产品不需进行急性眼刺激性试验。

**3. 普通用途化妆品和特殊用途化妆品的毒理学检测**　我国从管理的角度将化妆品分为普通用途化妆品和特殊用途化妆品，两者的毒理学检测要求是不同的。

（1）普通用途化妆品的毒理学检测　我国规定新开发的普通用途化妆品在投放市场前应根据产品的用途和类别进行下列试验（表15-3），以评价其安全性。从2006年开始，我国对普通化妆品实行备案制度，不再要求进行上市前的许可检验。使用了新原料者则要申请对新原料进行审批。

表 15-3　普通化妆品检测项目

| 检测项目 | 护肤品 | | 彩妆品 | | | 发用品 | | 芳香品 | 指/趾甲用品 |
|---|---|---|---|---|---|---|---|---|---|
| | 一般护肤产品：护肤乳液类、护肤霜膏类、护肤油类、护肤化妆水类、沐浴类¹、爽身类¹ | 面膜类²、洗面类³、眼周围护肤类、易触及眼睛产品 | 一般彩妆产品：粉底类、粉饼类、胭脂类、涂身彩妆类 | 眼部彩妆产品：描眉类⁴、眼睑类、眼影类、眼睫毛类、眼部彩妆卸除剂 | 护唇及唇膏类：唇线笔³、唇膏类、亮唇油类、着色唇膏类 | 一般发用品：发露类、发蜡类、发油类、发乳类、发浆类 | 易触及眼睛发用品：洗发类、润发类（护发素）、发胶类、暂时喷涂发彩 | 香水类、古龙水类、六神 | 维护类¹、涂彩类¹、清洁漂白类 |
| 急性经口毒性试验 | | | | | √ | | | | |
| 急性皮肤刺激性试验 | | | | | | √ | √ | √ | √ |
| 眼刺激性试验 | | √ | | √ | | | √ | | |
| 多次皮肤刺激性实验 | √ | √ | √ | | √ | | | | |

注："√"代表需要进行的试验。1. 不需要进行试验；2. 进行急性皮肤刺激试验，不需进行多次皮肤刺激试验；3. 不需进行急性经口毒性试验；4. 不需进行眼刺激性试验。

（2）特殊用途化妆品的毒理学检测　我国对特殊用途化妆品实施上市前的行政许可检测制度，特殊用途化妆品上市前应根据种类的不同而进行相应的许可检查。一般情况下，应按表15-4所列项目针对各种特殊用途化妆品进行许可检验。

表 15-4　特殊用途化妆品检测项目

| 检测项目 | 祛斑类 | 防晒类 | 育发类 | 染发类 | 烫发类 | 脱毛类 | 除臭类 | 健美和美乳类 |
|---|---|---|---|---|---|---|---|---|
| 急性经口毒性试验 | √ | √ | √ | | | | | √ |
| 急性皮肤刺激性试验 | | | | √ | √ | | | |
| 多次皮肤刺激性试验 | √ | √ | √ | | | | √ | √ |
| 眼刺激性试验 | | | √ | √ | √ | | | |
| 皮肤光毒性试验 | √ | √ | | | | | | |
| 皮肤变态反应试验 | √ | √ | √ | √ | √ | √ | √ | √ |
| 体外哺乳动物细胞染色体畸变试验 | | | | √* | | | | √ |
| 鼠伤寒沙门菌回复突变实验** | | | √ | √* | | | | √ |

| 检测项目 | 祛斑类 | 防晒类 | 育发类 | 染发类 | 烫发类 | 脱毛类 | 除臭类 | 健美和美乳类 |
|---|---|---|---|---|---|---|---|---|
| 人体斑贴试验 | √ | √ | | | | √ | √ | |
| 人体试用试验 | | | √ | | √ | | | √ |

注："√"需要进行实验；* 涂染性、暂时性染发剂该项实验；** 可选用体外哺乳动物细胞基因突变实验。

## （五）人体安全性检验

**1. 人体安全性检验方法总则**

（1）基本内容　本部分规定了化妆品安全性人体检验项目和要求。适用于化妆品产品的人体安全性评价。

（2）化妆品人体检验的基本原则

①化妆品人体检验应符合国际赫尔辛基宣言的基本原则，要求受试者签署知情同意书并采取必要的医学防护措施，最大程度地保护受试者的利益。

②选择适当的受试人群，并具有一定例数。

③进行化妆品人体检验之前应先完成必要的毒理学检验并出具书面证明，毒理学试验不合格的样品不再进行人体检验。

④化妆品人体斑贴试验适用于检验防晒类、祛斑类、除臭类及其他需要类似检验的化妆品。

⑤化妆品人体试用试验适用于检验健美类、美乳类、育发类、脱毛类、驻留类产品卫生安全性检验结果 pH ≤ 3.5 或企业标准中设定 pH ≤ 3.5 的产品及其他需要类似检验的化妆品。

**2. 人体皮肤斑贴试验**

（1）试验范围　化妆品人体斑贴试验适用于检验防晒类、祛斑类、除臭类及其他需要类似检验的化妆品。

（2）试验目的　检测受试物引起人体皮肤不良反应的可能性。

（3）试验设备　斑试器。

（4）试验基本原则

①选择合格的志愿者作为试验对象。

②应用规范的斑试材料进行人体斑贴试验。

③根据化妆品的不同性质，斑贴试验时可选用化妆品产品原物或将其稀释成不同浓度作为受试物，稀释方法参见《化妆品皮肤病诊断标准及处理原则总则》（GB17149.1–1997）。

④人体斑贴试验包括皮肤封闭型斑贴试验及皮肤重复性开放型涂抹试验，一般情况下采用皮肤封闭型斑贴试验，用祛斑类化妆品和粉状防晒类化妆品进行人体皮肤斑贴试验出现刺激性结果或结果难以判断时，应当增加皮肤重复性开放型涂抹试验。

（5）受试者的选择　选择 18 ～ 60 岁符合试验要求的志愿者作为受试对象。不能选择有下列情况者作为受试者。

①近一周使用抗组胺药或近一个月内使用免疫抑制剂者。

②近两个月内受试部位应用任何抗炎药物者。

③受试者患有炎症性皮肤病临床未愈者。

④胰岛素依赖性糖尿病患者。

⑤正在接受治疗的哮喘或其他慢性呼吸系统疾病患者。

⑥在近 6 个月内接受抗癌化疗者。

⑦免疫缺陷或自身免疫性疾病患者。

⑧哺乳期或妊娠妇女。

⑨双侧乳房切除及双侧腋下淋巴结切除者。

⑩在皮肤待试部位由于瘢痕、色素、萎缩、鲜红斑痣或其他瑕疵而影响试验结果的判定者。

⑪参加其他的临床试验者。

⑫体质高度敏感者。

⑬非志愿参加者或不能按试验要求完成规定内容者。

（6）方法

①皮肤封闭型斑贴试验：按受试者入选标准选择参加试验的人员，至少 30 名。选用面积不超过 50mm²、深度约 1mm 的合格斑试器材。将受试物放入斑试器小室内，用量约为 0.020 ~ 0.025g。受试物为化妆品产品原物时，对照孔为空白对照；受试物为稀释后的化妆品时，对照孔内使用该化妆品的稀释剂。将加有受试物的斑试器用低致敏胶带贴敷于受试者的背部或前臂曲侧，用手掌轻压使之均匀地贴敷于皮肤上，持续 24h。分别于去除受试物斑试器后 30min（待压痕消失后）、24h 和 48h 按表 15-5 分级标准观察皮肤反应，并记录观察结果。

**表 15-5　皮肤封闭型斑贴试验皮肤反应分级标准**

| 反应程度 | 评分等级 | 皮肤反应 |
|---|---|---|
| — | 0 | 阴性反应 |
| ± | 1 | 可疑反应，今有微弱红斑 |
| + | 2 | 弱阳性反应（红斑反应）；红斑、浸润、水肿，可有丘疹 |
| ++ | 3 | 强阳性反应（疱疹反应）；红斑、浸润、水肿、丘疹、疱疹；反应可超出受试区 |
| +++ | 4 | 极强阳性反应（疱疹反应）；红斑明显、浸润严重、水肿、融合性疱疹；反应可超出受试区 |

②重复性开放型涂抹试验：按受试者入选标准选择参加试验的人员，至少 30 名。以前臂屈侧为受试部位，面积（3×3）cm²，受试部位应保持干燥，避免接触其他外用制剂。将试验物约 0.050±0.005g（mL）/次、每天 2 次均匀地涂于受试部位，连续 7 天，同时观察皮肤反应，在此过程中如出现 3 分或以上的皮肤反应时，应根据具体情况决定是否继续试验。皮肤反应按表 15-6 进行观察，并记录结果。

**表 15-6　皮肤重复性开放型涂抹试验皮肤反应评判标准表**

| 反应程度 | 评分等级 | 皮肤反应临床表现 |
|---|---|---|
| — | 0 | 阴性反应 |
| ± | 1 | 微弱红斑、皮肤干燥、皱褶 |
| + | 2 | 红斑、水肿、丘疹、风团、脱屑、裂隙 |
| ++ | 3 | 明显红斑、水肿、水疱 |
| +++ | 4 | 重度红斑、水肿、大疱、糜烂、色素沉着或色素减退、痤疮样改变 |

**3. 人体试用试验安全性评价**

（1）**范围**　人体试验安全性评价适用于《化妆品卫生监督条例》中定义的特殊用途化妆品，包括健美类、美乳类、育发类、脱毛类、驻留类产品卫生安全性检验结果 pH ≤ 3.5 或企业标准中设定 pH ≤ 3.5 的产品及其他需要类似检验的化妆品。

（2）**试验目的**　通过一段时间的试用产品来检测受试物引起人体皮肤不良反应的潜在可能性。

（3）**受试者的选择**　同"人体皮肤斑贴试验"的受试者选择。

（4）**皮肤反应分级标准**　分级标准按照表 15-7 确定。

**表 15-7　人体试用试验皮肤反应分级标准**

| 皮肤反应 | 分级 |
|---|---|
| 无反应 | 0 |
| 微弱红斑 | 1 |
| 红斑、浸润、丘疹 | 2 |
| 红斑、水肿、丘疹、水疱 | 3 |
| 红斑、水肿、大疱 | 4 |

（5）**试验方法**

①育发类产品：按受试者入选标准选择自愿受试者至少 30 例，按照化妆品产品标签注明的使用特点和方法让受试者直接使用受试产品。每周 1 次观察或电话随访受试者皮肤反应，按表 15-7 皮肤反应分级标准记录结果，试用时间不得少于 4 周。

②健美类产品：按受试者入选标准选择自愿受试者至少 30 例，按照化妆品产品标签注明的使用特点和方法让受试者直接使用受试产品。每周 1 次观察或电话随访受试者有无皮肤反应或全身性不良反应如厌食腹泻或乏力等，观察涂抹样品部位皮肤反应，按表 15-7 皮肤反应分级标准记录结果，试用时间不得少于 4 周。

③美乳类产品：按受试者入选标准选择正常女性自愿受试者至少 30 例，按照化妆品产品标签注明的使用特点和方法让受试者直接使用受试产品。每周 1 次观察或电话随访受试者有无皮肤反应或全身性不良反应如恶心乏力、月经紊乱及其他不适等，观察涂抹样品部位皮肤反应，按表 15-7 皮肤反应分级标准记录结果。试用时间不得少于 4 周。

④脱毛类产品：按受试者入选标准选择自愿受试者至少 30 例，按照化妆品产品标签注明的使用特点和方法让受试者直接使用受试产品。试用后由负责医生观察局部皮肤反应。按表 15-7 皮肤反应分级标准记录结果。

⑤驻留类产品：卫生安全性检验结果 pH ≤ 3.5 或企业标准中设定 pH ≤ 3.5 的驻留类产品，按受试者入选标准选择自愿受试者至少 30 例，按照化妆品产品标签注明的使用特点和方法让受试者直接使用受试产品。每周 1 次观察或电话随访受试者有无皮肤反应，按表 15-7 皮肤反应分级标准记录结果。试用时间不得少于 4 周。

（6）**结果及检查报告**　报告应包括下列内容：受试物通用信息包括样品编号、名称、生产批号、生产及送检单位、样品物态描述以及检验起止时间等；试验目的、材料和方法、检验结果和结论；检验报告应有检验者、校核人和技术负责人分别签字，并加盖检验单位公章。

### （六）化妆品微生物学检测

化妆品的微生物学检测是评价其安全性的主要手段之一。《化妆品安全技术规范》（CFDA2015 年版）规定了化妆品微生物学检测的基本要求，适用于化妆品样品的采集、保存及供检样品制备。检测的项目包括菌落总数、耐热大肠菌群、金黄色葡萄球菌、铜绿假单胞菌、霉菌和酵母菌。表 15-8 为化妆品微生物检测项目。

表 15-8　化妆品微生物检测项目

| 检测项目 | 护肤品 | 彩妆品[1] | 发用品 | 特殊用途 |
|---|---|---|---|---|
| 菌落总数 | √ | √ | √ | √ |
| 耐热大肠菌群 | √ | √ | √ | √ |
| 金黄色葡萄球菌 | √ | √ | √ | √ |
| 铜绿假单胞菌 | √ | √ | √ | √ |
| 霉菌、酵母菌 | √ | √ | √ | √ |

注：1. 彩妆品：指甲油卸除液除外；"√" 需要进行试验。

### （七）化妆品卫生化学检测

化妆品安全性评价中的卫生化学检测，适用于产品中禁、限用成分的检测。我国的《化妆品安全技术规范》（CFDA2015 年版）中明确规定了化妆品中禁、限用原料的卫生化学检测方法、内容和要求。

我国的《化妆品安全技术规范》（CFDA2015 年版）规定了汞、砷、铅、甲醇、游离氢氧化合物镉、总硒、二硫化硒、甲醛、巯基乙酸、氢醌、苯酚、性激素、氮芥、斑蝥素、补骨脂素类、米诺地尔、$\alpha$ – 羟基酸、维甲酸与异维甲酸、去屑剂、抗生素、甲硝唑、维生素 $D_2$、维生素 $D_3$ 部分防晒剂、防腐剂、氧化型染发剂中染料等物质的检测方法，并规定了化妆品抗 UVA 能力仪器测定的方法。当然，并不是所有的化妆品均需要完成全部这些检测项目，检测项目是根据化妆品的种类来确定的。表 15-9 所列即为各种化妆品需要完成的相应的卫生化学检测项目，主要根据《化妆品安全技术规范》（CFDA2015 年版）及《化妆品行政许可检验管理办法》（国食药监许〔2010〕82 号）要求。除表中所列项目，一些新增的禁用成分也应根据其功能在相对应化妆品类别中作为检测项目。

表 15-9　化妆品卫生化学检测

| 检测项目 | | 一般化妆品 | 特殊用途化妆品 | | | | | | | | |
|---|---|---|---|---|---|---|---|---|---|---|---|
| | | | 防晒类 | 祛斑类 | 育发类 | 染发类 | 烫发类 | 除臭类 | 脱毛类 | 健美类 | 美乳类 |
| 卫生化学指标 | 汞 | √ | √ | √ | √ | √ | √ | √ | √ | √ | √ |
| | 铅 | √ | √ | √ | √ | √ | √ | √ | √ | √ | √ |
| | 砷 | √ | √ | √ | √ | √ | √ | √ | √ | √ | √ |
| | 甲醇 | √[1] | √[1] | √[1] | √[1] | | | | √[1] | | √[1] | |

续表

| 检测项目 | | 一般化妆品 | 特殊用途化妆品 | | | | | | | | |
|---|---|---|---|---|---|---|---|---|---|---|---|
| | | | 防晒类 | 祛斑类 | 育发类 | 染发类 | 烫发类 | 除臭类 | 脱毛类 | 健美类 | 美乳类 |
| 禁用物质、限用物质含量 | 斑蝥、氮芥 | | | | √ | | | | | | |
| | 氧化性染发剂中染料² | | | | | √ | | | | | |
| | 巯基乙酸 | | | | | | √ | | √ | | |
| | 性激素³ | | | | √ | | | | | √ | √ |
| | 甲醛 | | | | | | | √ | | | |
| | 苯酚、氢醌 | | | √ | | | | | | | |
| | 防晒剂⁴ | | √ | | | | | | | | |
| 其他 | pH⁵ | | | √ | | | √ | | √ | | |
| | α-羟基酸⁶ | √ | | √ | | | | | | | |
| | SPF | | √⁷ | | | | | | | | |

注：1. 乙醇、异丙醇含量之和≥10%（w/w）的产品需要测甲醇项目；2. 氧化型染料中间体包括对苯胺、对氨基苯酚、氢醌、甲苯、2，5-二胺、间氨基苯酚、邻苯二胺、间苯二酚和对甲氨基苯酚等；3. 性激素包括雌三醇、雌酮、己烯雌酚、雌二醇、睾丸酮、甲基睾丸酮和黄体酮；4. 防晒剂包括羟苯甲酮、水杨酸盐、水杨酸苯酯，防晒剂（二氧化钛和氧化锌除外）含量≥0.5%（w/w）的其他产品也加测防晒剂项目；5. 宣称含α-羟基酸或不宣称含α-羟基酸，但其总量≥3%（w/w）的产品需要测α-羟基酸项目，同时测pH值。6. α-羟基酸包括酒石酸、乙醇酸、苹果酸、乳酸、柠檬酸；7. 只在防晒产品标有SPF值的测定。

凡外宣称祛痘、除螨、抗粉刺等用途的产品需要测抗生素和甲硝唑项目，宣称去屑用途的产品需要测去屑剂项目，染发类产品为两剂或两剂以上配合使用的产品，应当按剂型分别检测相应项目。

# 附 录

## 附录一 参芍薄膜衣片制备工艺研究

某处方由党参、白芍、赤芍、炙甘草、丹参、远志、鬼箭羽、黄连、酸枣仁、川芎、法半夏共11味药组成，具有益气活血、清热化痰、安神复脉的功效，现拟制备成薄膜衣片。

### （一）处方分析

方中党参、白芍、赤芍、鬼箭羽、法半夏、炙甘草6味药的有效成分以水溶性为主，采用水提工艺，其余药味采取醇提工艺。

### （二）制剂前处理工艺

**1. 水提组提取工艺研究**

（1）吸水量考察　称取处方量党参、白芍、赤芍等水提组饮片，加8倍量水浸泡12h，滤过，量取滤液体积，考察饮片的吸水量（$n=3$），结果发现饮片可吸取自身质量2倍的水分，故在第二次、第三次提取时可以适当减少一定的提取溶剂。

（2）水提工艺正交试验　精密称取处方量水提组饮片，选择加水量、提取时间、提取次数为考察因素，按$L_9(3^4)$正交表进行试验，见附表1。收集提取浓缩液混匀，离心处理（5000 r·min$^{-1}$，10min），经0.45μm微孔滤膜滤过后进行含量测定。以芍药苷、甘草苷及甘草酸质量分数的综合评分为指标，综合评分为芍药苷、甘草苷及甘草酸质量分数的总和，采用统计软件分析。试验结果见附表2。

附表 1　水提组正交因素水平表

| 水平 | A<br>加水倍量 / 倍 | B<br>提取时间 /h | C<br>提取次数 / 次 | D<br>空白列 |
|---|---|---|---|---|
| 1 | 8 | 1 | 1 | |
| 2 | 10 | 1.5 | 2 | |
| 3 | 12 | 2 | 3 | |

附表 2　水提组正交试验结果

| No. | 芍药苷 /mg · g⁻¹ | 甘草苷 /mg · g⁻¹ | 甘草酸 /mg · g⁻¹ | 综合评分 |
|-----|------------------|------------------|------------------|----------|
| 1 | 17.56 | 6.22 | 5.76 | 29.54 |
| 2 | 20.35 | 10.63 | 5.85 | 36.83 |
| 3 | 20.86 | 14.59 | 8.44 | 43.89 |
| 4 | 21.31 | 7.50 | 4.89 | 33.70 |
| 5 | 21.35 | 15.55 | 7.46 | 44.36 |
| 6 | 16.34 | 8.80 | 4.49 | 29.63 |
| 7 | 20.71 | 11.49 | 6.70 | 38.90 |
| 8 | 15.57 | 7.00 | 3.25 | 25.82 |
| 9 | 25.75 | 12.09 | 6.11 | 43.95 |

由直观分析可知，各因素对水提工艺的影响顺序为 C ＞ B ＞ A，最优方案为 $A_2B_2C_3$。方差分析表明因素 B、C 有显著性影响，A 因素则无显著性影响，最佳工艺条件为 $A_1B_3C_3$。

（3）水提验证试验　考虑缩短提取时间能够减少能耗，拟增设一组 $A_1B_2C_3$ 与 $A_1B_3C_3$、$A_2B_2C_3$ 一起进行验证。对于提取数为 3 次的工艺，合并前 2 次提取液，第 3 次单独收集，分别进行含量测定，实验结果见附表 3。结果显示每组试验 3 批样品的指标成分含量测定结果无明显差异，独立样本 $t$ 检验结果表明 $A_1B_3C_3$ 与 $A_1B_2C_3$ 无统计学差异，故选择提取时间较短的 $A_1B_2C_3$；$A_1B_2C_3$ 与 $A_2B_2C_3$ 比较有统计学差异，选择综合评分较高的 $A_2B_2C_3$；比较 $A_2B_2C_3$ 与 $A_2B_2C_2$，二者有统计学差异，故选择煎煮 3 次。综合考虑，最终确定水提工艺组合为 $A_2B_2C_3$，第 1 次加入 10 倍量水提取 1.5h，第 2 次和第 3 次加入 8 倍量水提取 1.5h（由于药材会吸水，所以后续 2 次均只加了 8 倍量水）。

附表 3　水提组正交验证试验

| 组别 | 芍药苷 /mg · g⁻¹ | 甘草苷 /mg · g⁻¹ | 甘草酸 /mg · g⁻¹ | 综合评分 |
|------|------------------|------------------|------------------|----------|
| $A_1B_3C_3$ | 19.30 | 13.45 | 13.02 | 45.77 |
| $A_1B_2C_3$ | 21.06 | 12.56 | 11.70 | 45.32 |
| $A_2B_2C_3$ | 22.88 | 15.17 | 13.54 | 51.59 |
| $A_1B_3C_2$ | 17.89 | 11.40 | 10.36 | 39.65 |
| $A_1B_2C_2$ | 19.41 | 10.30 | 9.32 | 39.03 |
| $A_2B_2C_2$ | 21.65 | 13.05 | 11.15 | 45.85 |

**2. 醇提组提取工艺研究**

（1）溶剂吸收量考察　称取处方量的丹参、黄连、川芎等饮片，加入 6 倍量不同浓度乙醇，密封浸泡 12h，滤过，量取滤液体积，平行操作 3 份，考察饮片的吸收溶剂的倍量。实验结果显示饮片可吸取自身质量 1 倍的溶剂量。

（2）醇提工艺正交试验　对处方中丹参、黄连、川芎等饮片进行乙醇回流提取，设置乙醇浓度、乙醇倍量、提取时间、提取次数 4 个因素，采用 $L_9(3^4)$ 正交表设计试验，因素水平设置见附表 4。测定小檗碱、丹参酮Ⅱ$_A$、丹酚酸 B 的含量，以综合值进行统计分析。实现结果见附表 5。

**附表 4 醇提组正交因素水平表**

| 水平 | A<br>乙醇浓度 | B<br>乙醇倍量 / 倍 | C<br>提取时间 /h | D<br>提取次数 / 次 |
|---|---|---|---|---|
| 1 | 60 | 6 | 1.0 | 1 |
| 2 | 70 | 8 | 1.5 | 2 |
| 3 | 80 | 10 | 2.0 | 3 |

**附表 5 醇提组正交试验结果**

| No. | 小檗碱 /mg · g$^{-1}$ | 丹参酮Ⅱ$_A$/mg · g$^{-1}$ | 丹酚酸 B/mg · g$^{-1}$ | 综合评分 |
|---|---|---|---|---|
| 1 | 21.86 | 0.29 | 34.26 | 55.49 |
| 2 | 41.22 | 0.37 | 50.51 | 88.37 |
| 3 | 48.98 | 0.44 | 51.41 | 100.0 |
| 4 | 44.32 | 0.33 | 47.34 | 87.87 |
| 5 | 33.98 | 0.37 | 38.57 | 74.01 |
| 6 | 43.36 | 0.43 | 47.78 | 91.69 |
| 7 | 40.42 | 0.38 | 41.17 | 82.56 |
| 8 | 48.25 | 0.44 | 45.39 | 95.74 |
| 9 | 28.49 | 0.33 | 34.88 | 64.44 |

直观分析显示，正交表中评分最高的为第 3 号 $A_1B_3C_3D_3$。方差分析显示，A（乙醇浓度）、B（乙醇倍量）、C（提取时间）与 D 因素（提取次数）均有显著性影响，A 因素水平大小为 $A_2 > A_1 > A_3$，B 因素水平大小为 $B_2 > B_3 > B_1$，C 因素水平大小为 $C_3 > C_2 > C_1$，D 因素水平大小为 $D_3 > D_2 > D_1$，故依据方差分析应选择 $A_2B_2C_3D_3$。

（3）醇提验证试验 对 $A_2B_2C_3D_3$、$A_1B_3C_3D_3$ 表进行验证，合并前两次提取液，第三次提取液单独收集，分别测定小檗碱、丹参酮Ⅱ$_A$、丹酚酸 B 含量。实验结果见附表 6。

**附表 6 醇提组正交验证试验**

| 组别 | 小檗碱 /mg · g$^{-1}$ | 丹参酮Ⅱ A/mg · g$^{-1}$ | 丹酚酸 B/mg · g$^{-1}$ | 综合评分 |
|---|---|---|---|---|
| $A_2B_2C_3D_3$ | 46.09 | 0.41 | 46.77 | 99.52 |
| $A_1B_3C_3D_3$ | 43.29 | 0.42 | 43.64 | 94.95 |
| $A_2B_2C_3D_2$ | 42.20 | 0.39 | 44.03 | 92.59 |
| $A_1B_3C_3D_2$ | 40.15 | 0.41 | 42.01 | 90.03 |

统计结果表明，$A_2B_2C_3D_3$ 与 $A_1B_3C_3D_3$ 无统计学差异。根据生产成本，选择使用乙醇浓度较低的，选择 $A_1B_3C_3D_3$。

比较提取 2 次和提取 3 次，即 $A_1B_3C_3D_3$ 和 $A_1B_3C_3D_2$，无显著性差异，故选择提取 2 次，即 $A_1B_3C_3D_2$。最终选择 60% 乙醇，第一次加入 10 倍量，提取 2.0h，第二次加入 9 倍量，提取 2.0h，共提取 2 次。

### （三）制剂成型工艺

**1. 颗粒制剂处方研究**　将两种提取物 60℃下干燥后粉碎过 100 目筛，混合均匀，采用颗粒压片法制备片剂，拟先对制粒辅料进行筛选。采用挤出法制备颗粒，以颗粒得率为指标对辅料的种类、药辅料比进行筛选，实验结果见附表 7。选择辅料淀粉 – 微晶纤维素（1：1），药辅料比为 1：0.75 时具有较高的颗粒得率。

选择硬脂酸镁作为润滑剂，以颗粒休止角为指标对润滑剂用量进行筛选，实验结果见附表 8。颗粒中加入 0.5% 的润滑剂后具有良好的流动性。

附表 7　不同药辅比例处方颗粒得率

| 填充剂种类 | 颗粒得率（%） | | |
|---|---|---|---|
| | 药辅比 1：0.25 | 药辅比 1：0.5 | 药辅比 1：0.75 |
| 淀粉 | — | — | 65 |
| 微晶纤维素 | 67 | 72 | 80 |
| 乳糖 | — | 62 | 79 |
| 淀粉 – 微晶纤维素（1：1） | 66 | 78 | 93 |
| 淀粉 – 乳糖（1：1） | — | 60 | 76 |

附表 8　不同比例润滑剂颗粒休止角

| 加入比例 | 颗粒休止角（°） |
|---|---|
| 0 | 45 |
| 0.25 | 42 |
| 0.5 | 36 |
| 1 | 32 |

**2. 包衣素片硬度考察**　取硬度在 20 ～ 30N、30 ～ 40N、40 ～ 50N、50 ～ 60N 的素片各 50 片，放入包衣锅中，包衣锅转速为 5r/min，转动 10min，观察素片外观。同时，按照药典附录崩解时限检查法对不同硬度的素片的崩解时间进行检查，以片剂外观磨损情况和崩解时间对素片硬度进行筛选，实验结果见附表 9。由结果可知，素片硬度控制在 50N 以上适于包衣。

附表 9　不同硬度素片滚转磨损情况及崩解时间

| 素片硬度 | 外观 | 崩解时间（min） |
|---|---|---|
| 20 ～ 30N | 存在裂片现象 | 5 |
| 30 ～ 40N | 外形完整，但片面掉粉 | 8 |

续表

| 素片硬度 | 外观 | 崩解时间（min） |
|---|---|---|
| 40～50N | 外形完整，但片面粗糙 | 19 |
| 50～60N | 外形完整，片面略有粗糙，相对较为光滑 | 33 |

**3. 包衣增重考察**

以欧巴代包衣液对素片包薄膜衣，分别按照素片增重1%、2%、3%进行包衣。将不同增重的包衣片置于恒湿设备中，于25℃、RH60%±5%条件下放置一定时间，达到吸湿平衡后检测片剂的吸湿率。同时，按照药典附录崩解时限检查法对不同包衣增重的片剂的崩解时间进行检查，以片剂吸湿率和崩解时间对包衣增重进行筛选，实验结果见附表10。由结果可知，包衣增重达到2%即可有效防止片剂吸湿。

**附表10　不同包衣增重片剂的吸湿率及崩解时间**

| 增重（%） | 吸湿率（%） | 崩解时间（min） |
|---|---|---|
| 1 | 2.4 | 36 |
| 2 | 1.5 | 40 |
| 3 | 1.2 | 48 |

参芍薄膜衣片的制备工艺：党参、白芍、赤芍、鬼箭羽、法半夏、炙甘草水提3次，第1次加入10倍量水，第2次和第3次加入8倍量水，每次提取1.5h；丹参、远志、黄连、酸枣仁、川芎以60%乙醇提取两次，第一次加入10倍量，第二次加入9倍量，每次提取2.0h；上述提取物60℃下干燥后粉碎过100目筛，混合均匀；以淀粉–微晶纤维素（1∶1）为稀释辅料，药辅料比为1∶0.75，混合均匀，采用挤出法制颗粒；加入0.5%的硬脂酸镁，混合均匀后压片，控制素片硬度在50～60N；以欧巴代包衣液对素片包薄膜衣，控制增重为2%。

# 附录二　脑得生软胶囊质量标准研究

## 一、处方

三七皂苷提取物16.38g，川芎挥发油12.17g，红花、葛根、山楂总黄酮提取物91.62g。

## 二、制法

以上三七皂苷提取物和红花、葛根、山楂总黄酮提取物，粉碎，过筛，备用；取蜂蜡适量，于70℃水浴加热熔化，加入大豆色拉油内，搅拌混匀，将上述提取物细粉加入油液中，搅拌混匀，调节胶体磨细度在5～15μm，加入药液循环碾磨4～5次，待混悬液稍冷后，加入川芎挥发油研磨2次，充分混匀，滤过，混悬液超声处理60分钟，制得软胶囊内容物；取明胶、甘油、蒸馏水适量，经化胶后制成胶皮，灌封压丸，制成1000粒。

## 三、性状

本品为棕黑色软胶囊，内容物为棕褐色黏稠状的油膏状物；气微香，味微苦。

## 四、鉴别

**川芎挥发油的薄层鉴别**　取本品内容物 1.0g，加甲醇 25mL，超声处理 20 分钟，滤过，滤液蒸干，残渣加甲醇 2mL 溶解，作为供试品溶液。另取阿魏酸对照品，用甲醇制成每 1mL 含 0.5mg 的溶液，作为对照品溶液。同法按处方配比制备不含川芎挥发油的软胶囊，作为阴性对照溶液。照薄层色谱法（通则 0502）试验，吸取上述三种溶液各 5μL，分别点于同一硅胶 G 薄层板上，以甲苯 – 二氯甲烷 – 甲酸（6∶4∶1）为展开剂，展开，取出，晾干，置紫外灯（365nm）下检识。供试品色谱中，在与对照品色谱相应的位置上，显相同颜色的荧光斑点。阴性样品无干扰。色谱图见附图 1。

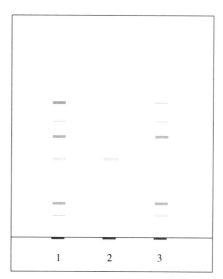

附图 1　川芎挥发油的薄层鉴别色谱图
1– 供试品；2– 阿魏酸对照品；3– 阴性样品

## 五、检查

**1. 装量差异**　取 3 批供试品各 10 粒，按照 2020 年版《中国药典》四部通则 0103 装量差异检查法试验，测定结果符合软胶囊项下规定，结果见附表 11。

附表 11　三批中试产品装量差异试验结果

| 批号 | 装量差异（g，$\overline{\text{X}}$ ±SD，n=10） |
|---|---|
| 071213 | 0.2831±0.0025 |
| 071214 | 0.2849±0.0030 |
| 071215 | 0.2817±0.0028 |

**2. 崩解时限**　按 2020 年版《中国药典》四部通则 0103 崩解时限检查法采用 ZB–2 型崩解仪测定。取本品 6 粒，置于崩解仪中检查，结果在 11 分钟内检成品全部崩解，符合规定。结果见附表 12。

附表 12　三批中试产品崩解时限检查结果

| 批号 | 崩解时间（min） | | | | | | 法定时间（min） |
|---|---|---|---|---|---|---|---|
| | 1 | 2 | 3 | 4 | 5 | 6 | |
| 071213 | 10.5 | 9.9 | 11.0 | 10.7 | 9.9 | 11.0 | |
| 071214 | 9.8 | 10.2 | 9.8 | 9.8 | 9.9 | 11.0 | ≤ 60 |
| 071215 | 9.8 | 9.9 | 10.0 | 10.2 | 10.0 | 10.9 | |

**3. 重金属、砷盐**　按重金属测定法（2020 年版《中国药典》四部通则 0821），测定脑得生软胶囊重金属含量，结果均小于 10ppm，符合相关规定。按砷盐测定法（2020 年版《中国药典》四部通则 0822 第一法），测得脑得生软胶囊砷盐含量，结果均小于 1ppm，符合相关规定，测定结果见附表 13。

附表 13　三批中试产品重金属与砷盐检查结果

| 检查项目 | 批号 071213 | 批号 071214 | 批号 071215 | 平均值 |
|---|---|---|---|---|
| 重金属 ppm | ＜ 10 | ＜ 10 | ＜ 10 | ＜ 10 |
| 砷盐 ppm | ＜ 1 | ＜ 1 | ＜ 1 | ＜ 1 |

**4. 微生物限度**　按 2020 年版《中国药典》四部（制剂通则）胶囊剂项下的要求及微生物计数法（通则 1105）、控制菌检查法（通则 1106）、非无菌药品微生物限度标准（通则 1107）要求对三批中试产品进行试验，结果见附表 14。试验结果表明，三批中试产品微生物限度检查符合规定。

附表 14　三批中试产品微生物限度检查结果

| 批号 | 细菌数 | 霉菌数和酵母菌数 | 平均值 |
|---|---|---|---|
| 071213 | ＜ 10 个 / 克 | ＜ 10 个 / 克 | 未检出 / 克 |
| 071214 | ＜ 10 个 / 克 | ＜ 10 个 / 克 | 未检出 / 克 |
| 071215 | ＜ 10 个 / 克 | ＜ 10 个 / 克 | 未检出 / 克 |

## 六、含量测定

### （一）三七皂苷的含量测定

**1. 色谱条件及系统适应性试验**

①色谱条件：以十八烷基硅烷键合相硅胶为填充剂（4.6mm×250mm，5μm）；流动相：乙腈 – 水，梯度洗脱（0 ～ 20min，乙腈 20%→ 40%；20 ～ 26min，乙腈 40%→ 20%）；ELSD 检测器参数：漂移管温度 40 ℃，载气压力 3.5 kPa；流速：1.0mL/min；柱温：25℃。

②对照品溶液的制备：取三七皂苷 $R_1$、人参皂苷 $Rg_1$、人参皂苷 $Rb_1$ 对照品适量，精密称定，加甲醇制成每 1mL 含三七皂苷 $R_1$ 0.150mg、人参皂苷 $Rg_1$ 0.753mg、人参皂苷 $Rb_1$ 0.755mg 的混合溶液，即得。

③供试品溶液的制备：取装量差异项下的本品内容物 0.11g，置锥形瓶中，加入适量石油醚，搅拌，滤过，滤渣和滤纸挥干石油醚，置 50mL 量瓶中，加入甲醇约 40mL，超声处理（功率 250W，频率 25kHz）20 分钟，放冷，加入甲醇至刻度，摇匀，取续滤液，即得。

④测定法：分别精密吸取对照品溶液和供试品溶液各 20μL，注入液相色谱仪，测定，记录色谱图，即得。

**2. 方法学考察**

①专属性考察：按本品制法，去除处方中三七总皂苷提取物，制成缺三七总皂苷提取物的阴性样品，按供试品溶液制备方法制得阴性供试品溶液。取对照品、供试品及阴性供试品溶液，在同一条件下测定，结果阴性无干扰，表明含量测定方法具有较好的专属性。理论塔板数以三七皂苷 $R_1$、人参皂苷 $Rg_1$、人参皂苷 $Rb_1$ 计均大于 5000。色谱图见附图 2 ～附图 4。

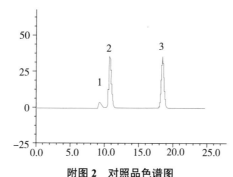

**附图 2 对照品色谱图**
（1– 三七皂苷 $R_1$，2– 人参皂苷 $Rg_1$，3– 人参皂苷 $Rb_1$）

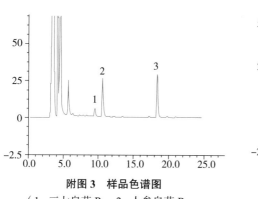

**附图 3 样品色谱图**
（1– 三七皂苷 $R_1$，2– 人参皂苷 $Rg_1$，
3– 人参皂苷 $Rb_1$）

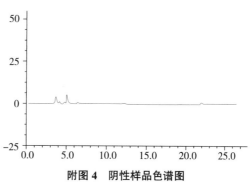

**附图 4 阴性样品色谱图**

②线性关系考察：分别精密吸取对照品溶液 1μL、5μL、10μL、15μL、20μL，注入液相色谱仪进行分析。以峰面积对数为纵坐标，以进样量（μg）对数为横坐标进行线性回归，得到标准曲线方程、相关系数 r 及线性范围，结果见附表 15。

**附表 15 三七皂苷 $R_1$、人参皂苷 $Rg_1$、人参皂苷 $Rb_1$ 的线性回归方程**

| 测定成分 | 回归方程 | 线性范围（μg） | 相关系数（r） |
|---|---|---|---|
| 三七皂苷 $R_1$ | $\lg Y = 1.36 \lg X + 4.862$ | $0.150 \sim 3.00$ | 0.9991 |
| 人参皂苷 $Rg_1$ | $\lg Y = 1.38 \lg X + 4.882$ | $0.753 \sim 15.1$ | 0.9996 |
| 人参皂苷 $Rb_1$ | $\lg Y = 1.42 \lg X + 4.829$ | $0.755 \sim 15.1$ | 0.9995 |

试验结果表明，三七皂苷 $R_1$、人参皂苷 $Rg_1$、人参皂苷 $Rb_1$ 进样量对数与其峰面积对数分别在所测定范围内呈良好的线性关系。

③精密度试验：精密吸取对照品溶液 20μL，连续进样 5 次，测定峰面积。结果三七皂苷 $R_1$、人参皂苷 $Rg_1$、人参皂苷 $Rb_1$ 峰面积的 RSD 分别为 0.1%、0.1%、0.1%（$n=5$）。表明精密度良好。

④稳定性试验：精密吸取同一供试品溶液（批号：071214），分别于 0、2、4、6、8、24h 测定，结果三七皂苷 $R_1$、人参皂苷 $Rg_1$、人参皂苷 $Rb_1$ 峰面积的 RSD 分别为 0.8%、0.8%、0.4%。表明供试品溶液在 24h 内稳定。

⑤重复性试验：取同一批号的脑得生软胶囊（批号：071214），按供试品溶液制备方法制备 6 份供试品溶液，分别进样测定，结果样品中三七皂苷 $R_1$、人参皂苷 $Rg_1$、人参皂苷 $Rb_1$ 含量平均值分别为 2.16mg/ 粒、6.87mg/ 粒、5.93mg/ 粒，RSD（$n=6$）分别为 0.9%、1.5%、0.7%（$n=6$）。表明本方法重复性良好。

⑥回收率试验：精密称定已测知含量的脑得生软胶囊内容物（批号：071214）6 份，每份约 0.11g，精密称定，每份样品分别加入精密称取的三种对照品适量，按供试品溶液制备方法平行制备六份溶液，分别进样测定，计算方法回收率。结果三七皂苷 $R_1$、人参皂苷 $Rg_1$、人参皂苷 $Rb_1$ 的平均回收率分别为 101.11%、102.13%、100.49%，RSD 分别为 2.89%、1.52%、1.55%。结果表明，回收率良好。结果见附表 16。

附表 16　回收率测定结果

| 成分 | 含量（mg） | 加入量（mg） | 测得总含量（mg） | 回收率（%） | 平均回收率（%） | RSD（%） |
|---|---|---|---|---|---|---|
| 三七皂苷 $R_1$ | 0.853 | 0.90 | 1.770 | 101.89 | | |
| | 0.873 | 0.85 | 1.690 | 96.12 | | |
| | 0.846 | 0.89 | 1.771 | 103.93 | 101.11 | 2.89 |
| | 0.865 | 0.86 | 1.752 | 103.14 | | |
| | 0.872 | 0.92 | 1.785 | 99.24 | | |
| | 0.879 | 0.89 | 1.786 | 102.36 | | |
| 人参皂苷 $Rg_1$ | 2.580 | 2.51 | 5.11 | 100.80 | | |
| | 2.576 | 2.56 | 5.14 | 100.16 | | |
| | 2.578 | 2.53 | 5.20 | 103.36 | 102.13 | 1.52 |
| | 2.587 | 2.57 | 5.19 | 101.28 | | |
| | 2.575 | 2.54 | 5.21 | 103.74 | | |
| | 2.584 | 2.51 | 5.19 | 103.42 | | |
| 人参皂苷 $Rb_1$ | 2.286 | 2.21 | 4.51 | 100.63 | | |
| | 2.295 | 2.22 | 4.53 | 100.68 | | |
| | 2.287 | 2.20 | 4.56 | 103.32 | 100.49 | 1.55 |
| | 2.293 | 2.23 | 4.52 | 99.86 | | |
| | 2.289 | 2.25 | 4.51 | 98.71 | | |
| | 2.286 | 2.27 | 4.55 | 99.74 | | |

**3. 样品的含量测定**　取 3 批样品，按含量测定方法测定，测定结果见附表 17。

附表 17　样品含量测定结果（mg/ 粒）

| 批号 | 三七皂苷 $R_1$ | 人参皂苷 $Rg_1$ | 人参皂苷 $Rb_1$ |
|---|---|---|---|
| 071213 | 2.24 | 6.78 | 6.00 |
| 071214 | 2.03 | 6.92 | 5.85 |
| 071215 | 2.20 | 6.90 | 5.94 |

### （二）葛根素和羟基红花黄色素 A 的含量测定

**1. 色谱条件及系统适应性试验**

①色谱条件：以十八烷基硅烷键合相硅胶为填充剂（4.6mm×250mm，5μm）；流动相：0.2%（v/v）磷酸水溶液：甲醇：乙腈（81：16：3）；检测波长：250nm（葛根素）、403nm（羟基红花黄色素 A）；流速：1.2mL/min；柱温：25℃。

②对照品溶液制备：分别取葛根素、羟基红花黄色素 A 对照品适量，精密称定，加 40% 的乙醇分别制成每 1mL 含葛根素 0.081mg、羟基红花黄色素 A 0.0441mg 的对照品溶液，即得。

③供试品溶液的制备：取装量差异项下本品内容物 0.15g，置锥形瓶中，加入适量石油醚，搅拌，滤过，滤渣和滤纸挥干石油醚，置 50mL 量瓶中，加入 40% 乙醇溶液 40mL，超声处理（功率 250W，频率 25kHz）20 分钟，放冷，加 40% 乙醇溶液至刻度，摇匀，取续滤液，即得。

④测定法：分别精密吸取对照品溶液和供试品溶液各 10μL，注入液相色谱仪，测定，记录色谱图，即得。

**2. 方法学考察**

①专属性考察：按本品制法，分别去除处方中葛根、山楂原料药制得的提取物，制成缺葛根、山楂的阴性样品，按供试品溶液制备方法制得阴性供试品溶液。取对照品、供试品及阴性供试品溶液，在同一条件下测定，结果阴性无干扰，表明含量测定方法具有较好的专属性。色谱图见附图 5。

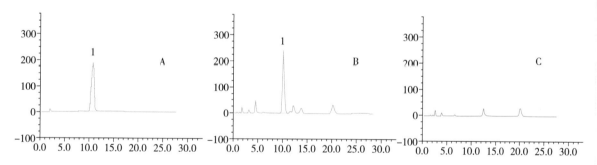

A.对照品；B.样品；C.阴性对照品；1.葛根素
高效液相色谱图（葛根素）

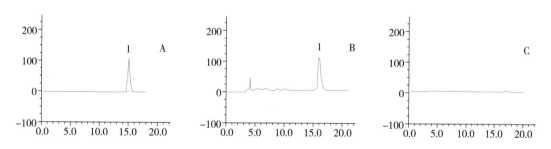

A.对照品；B.样品；C.阴性对照品；1.羟基红花黄色素 A
高效液相色谱图（羟基红花黄色素 A）

**附图 5　葛根素和羟基红花黄色素 A 高效液相色谱图**

②线性关系考察：分别吸取浓度为 0.0324mg/mL、0.0648mg/mL、0.0972mg/mL、0.1296mg/mL、0.1620mg/mL 葛根素对照品溶液各 10μL 及浓度为 0.0073mg/mL、0.0146mg/mL、0.0292mg/mL、0.0584mg/mL、0.0876mg/mL、0.1168mg/mL 羟基红花黄色素 A 对照品溶液各 10μL，注入液相色

谱仪进行分析。以峰面积为纵坐标，进样量（μg）为横坐标，进行线性回归，得到标准曲线方程，线性系数 r 及线性范围，结果见附表 18。

附表 18　标准曲线

| 名称 | 回归方程 | 线性范围（μg） | 相关系数 |
|---|---|---|---|
| 葛根素 | $Y=33290X-83.34$ | $0.3240 \sim 1.6200$ | 0.9999 |
| 羟基红花黄色素 A | $Y=20546X-68.52$ | $0.0703 \sim 1.1680$ | 0.9999 |

③稳定性试验：精密吸取同一供试品溶液（批号：071214），分别于 0、2、4、6、8、10、12h 测定，结果葛根素峰面积的 RSD 为 1.400%（$n=7$），羟基红花黄色素 A 峰面积的 RSD 为 0.41%（$n=7$），表明供试品溶液在 12 小时内稳定。

④精密度试验：精密吸取葛根素和羟基红花黄色素 A 对照品溶液各 10μL，连续进样 6 次，测定峰面积。结果葛根素峰面积的 RSD 为 1.00%（$n=6$），羟基红花黄色素 A 峰面积的 RSD 为 0.90%（$n=6$）。表明精密度良好。

⑤重复性试验：取同一批号的脑得生软胶囊（批号：071214），按供试品溶液制备方法制备 6 份供试品溶液，分别进样测定，结果样品中葛根素和羟基红花黄色素 A 含量的 RSD 分别为 0.80%、1.20%（$n=6$）。表明本方法重复性良好。

⑥回收率试验：精密称定已测知含量的脑得生软胶囊内容物（批号：071214）各 6 份，每份约 0.11g，精密称定，每份样品分别加入精密称取的葛根素和羟基红花黄色素 A 对照品适量，按供试品溶液制备方法分别平行制备六份溶液，分别进样测定，计算方法回收率。结果葛根素和羟基红花黄色素 A 的平均回收率分别为 101.30%、99.80%，RSD 分别为 1.10%、1.30%。结果表明，回收率良好。结果见附表 19。

附表 19　回收率测定结果

| 成分 | 含量（mg） | 加入量（mg） | 测得总含量（mg） | 回收率（%） | 平均回收率（%） | RSD（%） |
|---|---|---|---|---|---|---|
| 葛根素 | 3.27 | 3.25 | 6.52 | 100.00 | | |
| | 3.22 | 3.25 | 6.48 | 100.03 | | |
| | 3.26 | 3.25 | 6.56 | 101.54 | 101.30 | 1.10 |
| | 3.22 | 3.25 | 6.57 | 103.08 | | |
| | 3.29 | 3.25 | 6.59 | 101.54 | | |
| | 3.23 | 3.25 | 6.51 | 100.92 | | |
| 羟基红花黄色素 A | 0.90 | 0.92 | 1.80 | 97.83 | | |
| | 0.90 | 0.92 | 1.81 | 98.91 | | |
| | 0.90 | 0.92 | 1.83 | 101.09 | 99.80 | 1.30 |
| | 0.90 | 0.92 | 1.83 | 101.09 | | |
| | 0.90 | 0.92 | 1.82 | 100.00 | | |
| | 0.89 | 0.92 | 1.81 | 100.00 | | |

**3. 样品的含量测定**　取 3 批样品，按含量测定方法测定，测定结果见附表 20。

附表 20　样品含量测定结果（mg/ 粒）

| 批号 | 葛根素含量 | 羟基红花黄色素 A 含量 |
|------|-----------|------------------------|
| 071213 | 16.64 | 0.45 |
| 071214 | 16.59 | 0.46 |
| 071215 | 16.18 | 0.47 |

### （三）含量限度

本品每粒含三七提取物以三七皂苷 $R_1$（$C_{47}H_{80}O_{18}$）计不得少于 1.73mg；人参皂苷 $Rg_1$（$C_{42}H_{72}O_{14}$）与人参皂苷 $Rb_1$（$C_{64}H_{92}O_{23}$）的总量计，不得少于 10.24mg；含葛根、红花、山楂总黄酮提取物以葛根素（$C_{21}H_{20}O_9$）计，不得少于 13.18mg，以羟基红花黄色素 A（$C_{27}H_{30}O_{15}$）计，不得少于 0.37mg。

### 七、功能与主治

活血化瘀，通经活络。用于瘀血阻络所致的眩晕、中风，症见肢体不用、言语不利及头晕目眩；脑动脉硬化、缺血性中风及脑出血后遗症见上述证候者。

### 八、用法与用量

口服。一次 2 粒，一日 3 次。

### 九、规格

每粒 0.3g。

### 十、贮藏

密封，置干燥阴凉处。

# 主要参考书目

［1］傅超美，张永萍.中药新药研发学［M］.北京：中国中医药出版社，2017.

［2］李江.中药新药开发学［M］.北京：中国中医药出版社，2017.

［3］王利胜.中药新药研制与开发［M］.北京：科学出版社，2016.

［4］《药品注册管理办法》（局令第27号）.北京：2020年3月30日发布，2020年7月1日施行.

［5］《中药注册分类及申报资料要求》（局令第68号）.北京：2020年9月28日发布、执行.

［6］《保健食品注册与备案管理办法》（2020年修订版）（局令第31号）.北京：2020年11月3日发布、执行.

［7］张铁军，刘昌孝.新形势下中药新药研发的思路与策略［J］.中草药，2021，52（1）：1-8.

全国中医药行业高等教育"十四五"规划教材

全国高等中医药院校规划教材（第十一版）

# 教材目录（第一批）

注：凡标☆号者为"核心示范教材"。

## （一）中医学类专业

| 序号 | 书 名 | 主 编 | | 主编所在单位 | |
|---|---|---|---|---|---|
| 1 | 中国医学史 | 郭宏伟 | 徐江雁 | 黑龙江中医药大学 | 河南中医药大学 |
| 2 | 医古文 | 王育林 | 李亚军 | 北京中医药大学 | 陕西中医药大学 |
| 3 | 大学语文 | 黄作阵 | | 北京中医药大学 | |
| 4 | 中医基础理论☆ | 郑洪新 | 杨 柱 | 辽宁中医药大学 | 贵州中医药大学 |
| 5 | 中医诊断学☆ | 李灿东 | 方朝义 | 福建中医药大学 | 河北中医学院 |
| 6 | 中药学☆ | 钟赣生 | 杨柏灿 | 北京中医药大学 | 上海中医药大学 |
| 7 | 方剂学☆ | 李 冀 | 左铮云 | 黑龙江中医药大学 | 江西中医药大学 |
| 8 | 内经选读☆ | 翟双庆 | 黎敬波 | 北京中医药大学 | 广州中医药大学 |
| 9 | 伤寒论选读☆ | 王庆国 | 周春祥 | 北京中医药大学 | 南京中医药大学 |
| 10 | 金匮要略☆ | 范永升 | 姜德友 | 浙江中医药大学 | 黑龙江中医药大学 |
| 11 | 温病学☆ | 谷晓红 | 马 健 | 北京中医药大学 | 南京中医药大学 |
| 12 | 中医内科学☆ | 吴勉华 | 石 岩 | 南京中医药大学 | 辽宁中医药大学 |
| 13 | 中医外科学☆ | 陈红风 | | 上海中医药大学 | |
| 14 | 中医妇科学☆ | 冯晓玲 | 张婷婷 | 黑龙江中医药大学 | 上海中医药大学 |
| 15 | 中医儿科学☆ | 赵 霞 | 李新民 | 南京中医药大学 | 天津中医药大学 |
| 16 | 中医骨伤科学☆ | 黄桂成 | 王拥军 | 南京中医药大学 | 上海中医药大学 |
| 17 | 中医眼科学 | 彭清华 | | 湖南中医药大学 | |
| 18 | 中医耳鼻咽喉科学 | 刘 蓬 | | 广州中医药大学 | |
| 19 | 中医急诊学☆ | 刘清泉 | 方邦江 | 首都医科大学 | 上海中医药大学 |
| 20 | 中医各家学说☆ | 尚 力 | 戴 铭 | 上海中医药大学 | 广西中医药大学 |
| 21 | 针灸学☆ | 梁繁荣 | 王 华 | 成都中医药大学 | 湖北中医药大学 |
| 22 | 推拿学☆ | 房 敏 | 王金贵 | 上海中医药大学 | 天津中医药大学 |
| 23 | 中医养生学 | 马烈光 | 章德林 | 成都中医药大学 | 江西中医药大学 |
| 24 | 中医药膳学 | 谢梦洲 | 朱天民 | 湖南中医药大学 | 成都中医药大学 |
| 25 | 中医食疗学 | 施洪飞 | 方 泓 | 南京中医药大学 | 上海中医药大学 |
| 26 | 中医气功学 | 章文春 | 魏玉龙 | 江西中医药大学 | 北京中医药大学 |
| 27 | 细胞生物学 | 赵宗江 | 高碧珍 | 北京中医药大学 | 福建中医药大学 |

| 序号 | 书名 | 主编 | | 主编所在单位 | |
|---|---|---|---|---|---|
| 28 | 人体解剖学 | 邵水金 | | 上海中医药大学 | |
| 29 | 组织学与胚胎学 | 周忠光 | 汪涛 | 黑龙江中医药大学 | 天津中医药大学 |
| 30 | 生物化学 | 唐炳华 | | 北京中医药大学 | |
| 31 | 生理学 | 赵铁建 | 朱大诚 | 广西中医药大学 | 江西中医药大学 |
| 32 | 病理学 | 刘春英 | 高维娟 | 辽宁中医药大学 | 河北中医学院 |
| 33 | 免疫学基础与病原生物学 | 袁嘉丽 | 刘永琦 | 云南中医药大学 | 甘肃中医药大学 |
| 34 | 预防医学 | 史周华 | | 山东中医药大学 | |
| 35 | 药理学 | 张硕峰 | 方晓艳 | 北京中医药大学 | 河南中医药大学 |
| 36 | 诊断学 | 詹华奎 | | 成都中医药大学 | |
| 37 | 医学影像学 | 侯键 | 许茂盛 | 成都中医药大学 | 浙江中医药大学 |
| 38 | 内科学 | 潘涛 | 戴爱国 | 南京中医药大学 | 湖南中医药大学 |
| 39 | 外科学 | 谢建兴 | | 广州中医药大学 | |
| 40 | 中西医文献检索 | 林丹红 | 孙玲 | 福建中医药大学 | 湖北中医药大学 |
| 41 | 中医疫病学 | 张伯礼 | 吕文亮 | 天津中医药大学 | 湖北中医药大学 |
| 42 | 中医文化学 | 张其成 | 臧守虎 | 北京中医药大学 | 山东中医药大学 |

## （二）针灸推拿学专业

| 序号 | 书名 | 主编 | | 主编所在单位 | |
|---|---|---|---|---|---|
| 43 | 局部解剖学 | 姜国华 | 李义凯 | 黑龙江中医药大学 | 南方医科大学 |
| 44 | 经络腧穴学☆ | 沈雪勇 | 刘存志 | 上海中医药大学 | 北京中医药大学 |
| 45 | 刺法灸法学☆ | 王富春 | 岳增辉 | 长春中医药大学 | 湖南中医药大学 |
| 46 | 针灸治疗学☆ | 高树中 | 冀来喜 | 山东中医药大学 | 山西中医药大学 |
| 47 | 各家针灸学说 | 高希言 | 王威 | 河南中医药大学 | 辽宁中医药大学 |
| 48 | 针灸医籍选读 | 常小荣 | 张建斌 | 湖南中医药大学 | 南京中医药大学 |
| 49 | 实验针灸学 | 郭义 | | 天津中医药大学 | |
| 50 | 推拿手法学☆ | 周运峰 | | 河南中医药大学 | |
| 51 | 推拿功法学☆ | 吕立江 | | 浙江中医药大学 | |
| 52 | 推拿治疗学☆ | 井夫杰 | 杨永刚 | 山东中医药大学 | 长春中医药大学 |
| 53 | 小儿推拿学 | 刘明军 | 邰先桃 | 长春中医药大学 | 云南中医药大学 |

## （三）中西医临床医学专业

| 序号 | 书名 | 主编 | | 主编所在单位 | |
|---|---|---|---|---|---|
| 54 | 中外医学史 | 王振国 | 徐建云 | 山东中医药大学 | 南京中医药大学 |
| 55 | 中西医结合内科学 | 陈志强 | 杨文明 | 河北中医学院 | 安徽中医药大学 |
| 56 | 中西医结合外科学 | 何清湖 | | 湖南中医药大学 | |
| 57 | 中西医结合妇产科学 | 杜惠兰 | | 河北中医学院 | |
| 58 | 中西医结合儿科学 | 王雪峰 | 郑健 | 辽宁中医药大学 | 福建中医药大学 |
| 59 | 中西医结合骨伤科学 | 詹红生 | 刘军 | 上海中医药大学 | 广州中医药大学 |
| 60 | 中西医结合眼科学 | 段俊国 | 毕宏生 | 成都中医药大学 | 山东中医药大学 |
| 61 | 中西医结合耳鼻咽喉科学 | 张勤修 | 陈文勇 | 成都中医药大学 | 广州中医药大学 |
| 62 | 中西医结合口腔科学 | 谭劲 | | 湖南中医药大学 | |

## （四）中药学类专业

| 序号 | 书 名 | 主 编 | | 主编所在单位 | |
|---|---|---|---|---|---|
| 63 | 中医学基础 | 陈 晶 | 程海波 | 黑龙江中医药大学 | 南京中医药大学 |
| 64 | 高等数学 | 李秀昌 | 邵建华 | 长春中医药大学 | 上海中医药大学 |
| 65 | 中医药统计学 | 何 雁 | | 江西中医药大学 | |
| 66 | 物理学 | 章新友 | 侯俊玲 | 江西中医药大学 | 北京中医药大学 |
| 67 | 无机化学 | 杨怀霞 | 吴培云 | 河南中医药大学 | 安徽中医药大学 |
| 68 | 有机化学 | 林 辉 | | 广州中医药大学 | |
| 69 | 分析化学（上）（化学分析） | 张 凌 | | 江西中医药大学 | |
| 70 | 分析化学（下）（仪器分析） | 王淑美 | | 广东药科大学 | |
| 71 | 物理化学 | 刘 雄 | 王颖莉 | 甘肃中医药大学 | 山西中医药大学 |
| 72 | 临床中药学☆ | 周祯祥 | 唐德才 | 湖北中医药大学 | 南京中医药大学 |
| 73 | 方剂学 | 贾 波 | 许二平 | 成都中医药大学 | 河南中医药大学 |
| 74 | 中药药剂学☆ | 杨 明 | | 江西中医药大学 | |
| 75 | 中药鉴定学☆ | 康廷国 | 闫永红 | 辽宁中医药大学 | 北京中医药大学 |
| 76 | 中药药理学☆ | 彭 成 | | 成都中医药大学 | |
| 77 | 中药拉丁语 | 李 峰 | 马 琳 | 山东中医药大学 | 天津中医药大学 |
| 78 | 药用植物学☆ | 刘春生 | 谷 巍 | 北京中医药大学 | 南京中医药大学 |
| 79 | 中药炮制学☆ | 钟凌云 | | 江西中医药大学 | |
| 80 | 中药分析学☆ | 梁生旺 | 张 彤 | 广东药科大学 | 上海中医药大学 |
| 81 | 中药化学☆ | 匡海学 | 冯卫生 | 黑龙江中医药大学 | 河南中医药大学 |
| 82 | 中药制药工程原理与设备 | 周长征 | | 山东中医药大学 | |
| 83 | 药事管理学☆ | 刘红宁 | | 江西中医药大学 | |
| 84 | 本草典籍选读 | 彭代银 | 陈仁寿 | 安徽中医药大学 | 南京中医药大学 |
| 85 | 中药制药分离工程 | 朱卫丰 | | 江西中医药大学 | |
| 86 | 中药制药设备与车间设计 | 李 正 | | 天津中医药大学 | |
| 87 | 药用植物栽培学 | 张永清 | | 山东中医药大学 | |
| 88 | 中药资源学 | 马云桐 | | 成都中医药大学 | |
| 89 | 中药产品与开发 | 孟宪生 | | 辽宁中医药大学 | |
| 90 | 中药加工与炮制学 | 王秋红 | | 广东药科大学 | |
| 91 | 人体形态学 | 武煜明 | 游言文 | 云南中医药大学 | 河南中医药大学 |
| 92 | 生理学基础 | 于远望 | | 陕西中医药大学 | |
| 93 | 病理学基础 | 王 谦 | | 北京中医药大学 | |

## （五）护理学专业

| 序号 | 书 名 | 主 编 | | 主编所在单位 | |
|---|---|---|---|---|---|
| 94 | 中医护理学基础 | 徐桂华 | 胡 慧 | 南京中医药大学 | 湖北中医药大学 |
| 95 | 护理学导论 | 穆 欣 | 马小琴 | 黑龙江中医药大学 | 浙江中医药大学 |
| 96 | 护理学基础 | 杨巧菊 | | 河南中医药大学 | |
| 97 | 护理专业英语 | 刘红霞 | 刘 娅 | 北京中医药大学 | 湖北中医药大学 |
| 98 | 护理美学 | 余雨枫 | | 成都中医药大学 | |
| 99 | 健康评估 | 阚丽君 | 张玉芳 | 黑龙江中医药大学 | 山东中医药大学 |

| 序号 | 书 名 | 主 编 | 主编所在单位 | |
|------|-------|-------|--------------|---|
| 100 | 护理心理学 | 郝玉芳 | 北京中医药大学 | |
| 101 | 护理伦理学 | 崔瑞兰 | 山东中医药大学 | |
| 102 | 内科护理学 | 陈 燕 孙志岭 | 湖南中医药大学 | 南京中医药大学 |
| 103 | 外科护理学 | 陆静波 蔡恩丽 | 上海中医药大学 | 云南中医药大学 |
| 104 | 妇产科护理学 | 冯 进 王丽芹 | 湖南中医药大学 | 黑龙江中医药大学 |
| 105 | 儿科护理学 | 肖洪玲 陈偶英 | 安徽中医药大学 | 湖南中医药大学 |
| 106 | 五官科护理学 | 喻京生 | 湖南中医药大学 | |
| 107 | 老年护理学 | 王 燕 高 静 | 天津中医药大学 | 成都中医药大学 |
| 108 | 急救护理学 | 吕 静 卢根娣 | 长春中医药大学 | 上海中医药大学 |
| 109 | 康复护理学 | 陈锦秀 汤继芹 | 福建中医药大学 | 山东中医药大学 |
| 110 | 社区护理学 | 沈翠珍 王诗源 | 浙江中医药大学 | 山东中医药大学 |
| 111 | 中医临床护理学 | 裘秀月 刘建军 | 浙江中医药大学 | 江西中医药大学 |
| 112 | 护理管理学 | 全小明 柏亚妹 | 广州中医药大学 | 南京中医药大学 |
| 113 | 医学营养学 | 聂 宏 李艳玲 | 黑龙江中医药大学 | 天津中医药大学 |

## （六）公共课

| 序号 | 书 名 | 主 编 | 主编所在单位 | |
|------|-------|-------|--------------|---|
| 114 | 中医学概论 | 储全根 胡志希 | 安徽中医药大学 | 湖南中医药大学 |
| 115 | 传统体育 | 吴志坤 邵玉萍 | 上海中医药大学 | 湖北中医药大学 |
| 116 | 科研思路与方法 | 刘 涛 商洪才 | 南京中医药大学 | 北京中医药大学 |

## （七）中医骨伤科学专业

| 序号 | 书 名 | 主 编 | 主编所在单位 | |
|------|-------|-------|--------------|---|
| 117 | 中医骨伤科学基础 | 李 楠 李 刚 | 福建中医药大学 | 山东中医药大学 |
| 118 | 骨伤解剖学 | 侯德才 姜国华 | 辽宁中医药大学 | 黑龙江中医药大学 |
| 119 | 骨伤影像学 | 栾金红 郭会利 | 黑龙江中医药大学 | 河南中医药大学洛阳平乐正骨学院 |
| 120 | 中医正骨学 | 冷向阳 马 勇 | 长春中医药大学 | 南京中医药大学 |
| 121 | 中医筋伤学 | 周红海 于 栋 | 广西中医药大学 | 北京中医药大学 |
| 122 | 中医骨病学 | 徐展望 郑福增 | 山东中医药大学 | 河南中医药大学 |
| 123 | 创伤急救学 | 毕荣修 李无阴 | 山东中医药大学 | 河南中医药大学洛阳平乐正骨学院 |
| 124 | 骨伤手术学 | 童培建 曾意荣 | 浙江中医药大学 | 广州中医药大学 |

## （八）中医养生学专业

| 序号 | 书 名 | 主 编 | 主编所在单位 | |
|------|-------|-------|--------------|---|
| 125 | 中医养生文献学 | 蒋力生 王 平 | 江西中医药大学 | 湖北中医药大学 |
| 126 | 中医治未病学概论 | 陈涤平 | 南京中医药大学 | |